AF276782

Reanimación Cardiopulmonar en Pediatría

Reanimación Cardiopulmonar en Pediatría

Manual del Programa de Reanimación Avanzada Pediátrica (PRAP)

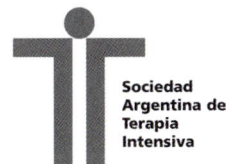

Sociedad Argentina de Terapia Intensiva

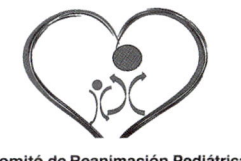

Comité de Reanimación Pediátrica

DIRECTORES

Ramiro Eugenio Gilardino

Médico Especialista en Medicina Crítica y Terapia Intensiva, Universidad de Buenos Aires (UBA) y Sociedad Argentina de Terapia Intensiva (SATI)
Magíster en Gestión y Economía de la Salud, Universidad ISALUD, y en Salud Pública Global, *The London School of Hygiene & Tropical Medicine, University of London*
Docente Autorizado, Escuela de Salud Pública, Facultad de Medicina, UBA
Instructor de Simulación Clínica, Centro Internacional de Simulación y Alto Rendimiento Clínico (CISARC), Universidad de Manresa, Barcelona, España
Instructor de Soporte Vital Cardíaco Avanzado (ACLS), Soporte Vital Avanzado Pediátrico (PALS), *American Heart Association* (AHA), y Fundamentos de Cuidados Críticos en Adultos (FCCS), *Society of Critical Care Management* (SCCM)
Miembro Fundador y ex Director del Comité PALS y del Centro de Entrenamiento, AHA-SATI
Asesor de los Comités de Reanimación Cardiocerebral y Reanimación Pediátrica, SATI
Ex Jefe de Trabajos Prácticos, Curso Superior, Carrera de Médico Especialista en Medicina Crítica y Terapia Intensiva, Sede Hospital General de Agudos Juan A. Fernández, SATI
Director de Publicaciones de la SATI

Gladys A. Palacio

Médica Especialista en Pediatría, Ministerio de Salud de la Nación
Especialista en Terapia Intensiva Infantil, Sociedad Argentina de Terapia Intensiva (SATI)
Profesora en Medicina, Universidad del Salvador, Argentina
Diplomada Universitaria en simulación clínica, Universidad Nacional del Nordeste, Corrientes, Argentina
Instructora de Soporte Vital Avanzado Pediátrico (PALS), *American Heart Association* (AHA)
Miembro Fundador y ex Secretaria del Comité PALS-SATI
Miembro Fundador y ex Directora del Comité de Shock Pediátrico, SATI
Miembro del Comité de Simulación de la Sociedad Latinoamericana de Cuidados Críticos Pediátricos (SLACIP)
Miembro del Comité de Shock de SLACIP
Miembro del equipo de simulación de la Sociedad Argentina de Pediatría (SAP)
Ex Jefa de Trabajos Prácticos, Carrera de Médico Especialista en Terapia Intensiva, Facultad de Medicina, Universidad de Buenos Aires (UBA)
Ex Coordinadora de Residencias básicas y posbásicas de Terapia Intensiva Infantil, Hospital de Niños Dr. Ricardo Gutiérrez, Ciudad Autónoma de Buenos Aires (CABA), Argentina

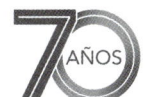

70 AÑOS

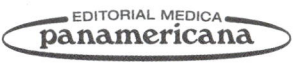

EDITORIAL MEDICA panamericana

Desde 1953 formando Profesionales de la Salud

Buenos Aires - Bogotá - Madrid - México
www.medicapanamericana.com

ISBN: 978-950-06-9734-7 - Libro + Versión electrónica
ISBN: 978-950-06-9733-0 - Versión electrónica

Sociedad Argentina de Terapia Intensiva
Reanimación Cardiopulmonar en Pediatría : Manual
del Programa de Reanimación Avanzada Pediátrica PRAP /
Dirigido por Ramiro Eugenio Gilardino; Gladys Palacio. -
1a ed. - Ciudad Autónoma de Buenos Aires: Médica
Panamericana, 2024.
272 p.; 25 x 17 cm.

ISBN 978-950-06-9734-7

1. Pediatría. 2. Terapia Intensiva. I. Gilardino, Ramiro Eugenio,
dir. II. Palacio, Gladys, dir. III. Título.
CDD 618.920028

Hecho el depósito que dispone la ley 11.723.
TODOS LOS DERECHOS RESERVADOS. Este libro o cualquiera
de sus partes no podrán ser reproducidos ni archivados en
sistemas recuperables, ni transmitidos en ninguna forma o
por ningún medio, ya sean mecánicos, electrónicos, fotoco-
piadoras, grabaciones o cualquier otro, sin el permiso previo
de Editorial Médica Panamericana S. A. C. F. Queda expresamente prohibida la extracción, el almacenamiento y la puesta a disposición de los usuarios de todo o parte del contenido
de la presente obra a los efectos de minería de textos y datos,
todo ellos de conformidad con la Ley 11.723 y normativa
complementaria en materia de derechos de autor. Queda
expresamente prohibido el ejercicio del derecho de transfor-
mación y la realización de obras derivadas sobre la presente
obra, en todo o en parte, mediante el uso de programas de
inteligencia artificial sin el permiso expreso de los titulares
de derechos.

© 2025. EDITORIAL MÉDICA PANAMERICANA S.A.C.F.
    Av. Maipú 1300, CP C1006ACT, Ciudad Autónoma
    de Buenos Aires, Argentina
    Esta edición se terminó de imprimir en Arcángel
    Maggio
    Lafayette 1695 (C1286AEC), Ciudad de Buenos Aires,
    Argentina

IMPRESO EN LA ARGENTINA

Los editores han hecho todos los esfuerzos para localizar a
los poseedores del copyright del material fuente utilizado. Si
inadvertidamente hubieran omitido alguno, con gusto harán
los arreglos necesarios en la primera oportunidad que se les
presente para tal fin.

Gracias por comprar el original.
Este libro es el fruto del esfuerzo de profesionales que,
con su dedicación en el arte y la ciencia de curar o
enseñar, han encontrado tiempo para escribir esta obra.
Respetar la propiedad intelectual es evitar reproducir,
descargar, distribuir o compartir estos contenidos
a través de cualquier medio sin el permiso del autor
y del editor.

Las ciencias de la salud están en permanente cambio. A
medida que las nuevas investigaciones y la experiencia
clínica amplían nuestro conocimiento, se requieren
modificaciones en las modalidades terapéuticas y en los
tratamientos farmacológicos. Los autores de esta obra
han verificado toda la información con fuentes confiables
para asegurarse de que ésta sea completa y acorde con los
estándares aceptados en el momento de la publicación. Sin
embargo, en vista de la posibilidad de un error humano o
de cambios en las ciencias de la salud, ni los autores, ni la
editorial o cualquier otra persona implicada en la preparación
o la publicación de este trabajo, garantizan que la totalidad de
la información aquí contenida sea exacta o completa y no se
responsabilizan por errores u omisiones o por los resultados
obtenidos del uso de esta información. Se aconseja a los
lectores confirmarla con otras fuentes. Por ejemplo, y en
particular, se recomienda a los lectores revisar el prospecto
de cada fármaco que planean administrar para cerciorarse
de que la información contenida en este libro sea correcta y
que no se hayan producido cambios en las dosis sugeridas
o en las contraindicaciones para su administración. Esta
recomendación cobra especial importancia con relación a
fármacos nuevos o de uso infrecuente.

Ilustración de tapa: Reanimación durante una emergencia
médica con un maniquí de adolescente.

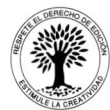

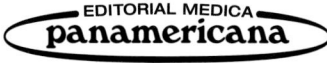

EDITORIAL MÉDICA
panamericana

Visite nuestra página web:
http://www.medicapanamericana.com

ARGENTINA
Av. Maipú 1300, CP C1006ACT,
Ciudad Autónoma de Buenos Aires.
e-mail: info@medicapanamericana.com

COLOMBIA
Carrera 7a A Nº 69-19 - Bogotá D.C., Colombia
Tel.: (57-1) 345-4508 / 314-5014 /
Fax: (57-1) 314-5015 / 345-0019
e-mail: infomp@medicapanamericana.com.co

ESPAÑA
Calle Sauceda 10, 5a planta (28050) - Madrid, España
Tel.: (34-91) 1317800 / Fax: (34-91) 4570919
e-mail: info@medicapanamericana.es

MÉXICO
Av. Miguel de Cervantes Saavedra Nº 233 piso 8,
Oficina 801
Colonia Granada, Delegación Miguel Hidalgo -
C.P. 11520 - México, Distrito Federal
Tel.: (52-55) 5250-0664 / 5262-9470 /
Fax: (52-55) 2624-2827
e-mail: infomp@medicapanamericana.com.mx

COORDINACIÓN EDITORIAL

Mónica Graciela Garea

Médica Especialista en Pediatría, Ministerio de Salud de la Nación (MSN)
Especialista en Terapia Intensiva Pediátrica, Universidad de Buenos Aires (UBA) y Sociedad Argentina de Terapia Intensiva (SATI)
Especialista en Economía y Gestión de la Salud, Universidad ISALUD
Instructora de Soporte Vital Avanzado Pediátrico (PALS), *Pediatric Emergency Assesment, Recognition and Stabilization* (PEARS), *American Heart Association* (AHA)
Miembro Fundador del Comité de Soporte Vital Avanzado Pediátrico (PALS)-SATI
Ex Coordinadora del Centro de Entrenamiento AHA, SATI
Vicepresidenta del Consejo Argentino de Reanimación
Jefa del Comité de Calidad y Seguridad del Paciente, Complejo Médico Policial Churruca-Visca, Ciudad Autónoma de Buenos Aires (CABA)
Médica de Planta, Unidad de Cuidados Intensivos (UCI), Hospital de Niños Dr. Ricardo Gutiérrez, CABA, Argentina

EDITORES DE SECCIÓN

Marcela Verónica Cuartas

Médica Especialista en Pediatría, Ministerio de Salud de la Provincia de Buenos Aires (MSPBA)
Especialista en Terapia Intensiva Pediátrica, Sociedad Argentina de Terapia Intensiva (SATI) y Universidad de Buenos Aires (UBA)
Instructora de Reanimación Cardiopulmonar (RCP) Pediátrica, SATI
Ex Directora del Comité de Reanimación Pediátrica, SATI
Médica Interna, Unidad de Cuidados Intensivos Pediátricos (UCIP), Hospital de Alta Complejidad en Red El Cruce, Florencio Varela, Provincia de Buenos Aires, Argentina

Gustavo Ariel González

Médico Especialista en Pediatría, Ministerio de Salud de la Nación (MSN)
Especialista en Terapia Intensiva Pediátrica, Sociedad Argentina de Terapia Intensiva (SATI)
Especialista en Evacuación y Trasporte Aeromédico, Instituto Nacional de Medicina Aeronáutica y Espacial (INMAE) y Universidad de Buenos Aires (UBA)
Especialista en Medicina Legal, Universidad de San Martín, Provincia de Buenos Aires
Diplomado en Ultrasonografía Crítica Pediátrica y Neonatal, Asociación Argentina de Ultrasonografía Crítica
Instructor de Reanimación Cardiopulmonar (RCP) Pediátrica, SATI
Miembro Fundador del Comité de Soporte Vital Avanzado Pediátrico (PALS), SATI
Ex Director del Capítulo de Terapia Intensiva Pediátrica, SATI
Miembro del Comité de Sepsis, Sociedad Latinoamericana de Cuidados Intensivos Pediátricos (SLACIP)
Médico de Planta, Unidad de Cuidados Intensivos (UCI), Hospital de Niños Dr. Ricardo Gutiérrez, Ciudad Autónoma de Buenos Aires (CABA)
Jefe de Unidad de Cuidados Intensivos Pediátricos (UCIP), Complejo Médico Policial Churruca-Visca, CABA, Argentina

Norma Beatriz Raúl

Médica Especialista en Terapia Intensiva Pediátrica, Sociedad Argentina de Terapia Intensiva (SATI)
Profesora de Medicina, Universidad del Este (UDE)
Instructora de Reanimación Cardiopulmonar (RCP) Pediátrica, SATI
Ex Directora del Comité de Reanimación Pediátrica, SATI
Miembro del Comité de Reanimación Cardiopulmonar (RCP), Sociedad Latinoamericana de Cuidados Intensivos Pediátricos (SLACIP)
Miembro del Comité de Simulación, SLACIP
Vicepresidente de la Sociedad Argentina de Simulación Clínica y Seguridad del Paciente (SASIM)
Instructora de *Prehospital Trauma Life Support* (PHTLS) y *Advanced Medical Life Support* (AMLS), de la *National Association of Emergency Medical Technicians* (NAEMT), Universidad Nacional Arturo Jauretche
Coordinadora del Centro de Entrenamiento en Simulación Clínica, Hospital de Alta Complejidad en Red El Cruce, Florencio Varela, Provincia de Buenos Aires
Jefa de Trabajos Prácticos, Instituto de Ciencias de la Salud, Universidad Nacional Arturo Jauretche, Florencio Varela, Provincia de Buenos Aires, Argentina

Colaboradores

Virginia Alejandra Altuna

Médica Especialista en Terapia Intensiva
Pediátrica
Médica Interna, Unidad de Cuidados Intensivos
(UCI), Hospital de Niños Dr. Ricardo Gutiérrez,
Ciudad Autónoma de Buenos Aires (CABA),
Argentina
Docente del Curso Superior, Carrera de Médico
Especialista en Terapia Intensiva Pediátrica,
Universidad de Buenos Aires (UBA) y Sociedad
Argentina de Terapia Intensiva (SATI)

Cristian Rodrigo Barbaro

Médico Especialista en Terapia Intensiva
Pediátrica
Médico de Planta, Unidad de Cuidados Intensivos
Pediátricos (UCIP), Hospital Zonal San Carlos de
Bariloche, Bariloche, Río Negro, Argentina
Profesor de Emergentología, Universidad
Nacional de Río Negro
Instructor de Soporte Vital Avanzado Pediátrico
(PALS), *American Heart Association* (AHA)

Laura Alejandra Barry

Médica Especialista en Anestesia, Analgesia y
Reanimación
Especialista en Auditoría Médica
Médica Anestesióloga, Departamento
Quirúrgico, Sanatorio de la Trinidad Palermo,
Ciudad Autónoma de Buenos Aires (CABA),
Argentina
Directora del Taller de Arritmias y Eventos
Perioperatorios, Asociación de Anestesia,
Analgesia y Reanimación de Buenos Aires
Subdirectora de la Tecnicatura Universitaria en
Anestesia, Universidad de Buenos Aires (UBA)
Instructora Soporte Vital Cardíaco Básico (BLS)
y Soporte Vital Cardíaco Avanzado (ACLS),
American Heart Association (AHA)

María Fernanda Boccadoro

Médica Especialista en Terapia Intensiva
Pediátrica
Jefa de Sección Pediatría, Clínica CIAREC,
Ciudad Autónoma de Buenos Aires (CABA),
Argentina
Instructora de Reanimación Cardiopulmonar
(RCP) Pediátrica, Sociedad Argentina de Terapia
Intensiva (SATI)

Marisa Alejandra Cabeza

Médica Especialista en Terapia Intensiva
Pediátrica
Jefa de Servicio, Internación Clínico Quirúrgica,
Hospital de Niños Víctor J. Vilela, Rosario, Santa
Fe, Argentina
Docente de la Carrera de Médico Especialista en
Pediatría, Universidad Nacional de Rosario
Instructora de Reanimación Cardiopulmonar
(RCP) Pediátrica, Sociedad Argentina de Terapia
Intensiva (SATI)

Ángel Carrillo Álvarez

Doctor en Medicina y Cirugía
Médico Pediatra Intensivista
Ex Jefe de Servicio de Cuidados Intensivos
Pediátricos, Hospital General Universitario
Gregorio Marañón, Madrid, España
Instituto de Investigación Sanitaria, Hospital
General Universitario Gregorio Marañón,
Facultad de Medicina, Universidad Complutense
de Madrid

Myriam Beatriz Carbone

Médica Especialista en Pediatría
Médica Interna de Emergencias Pediátricas,
Departamento de Urgencias, Hospital de Niños
Dr. Debilio Blanco Villegas, Tandil, Buenos Aires,
Argentina
Instructora de Reanimación Cardiopulmonar
(RCP) Pediátrica, Sociedad Argentina de Terapia
Intensiva (SATI)
Ayudante honoraria de Pediatría, Carrera de
Medicina, Universidad de Buenos Aires (UBA)

José A. Cortés

Profesor Adjunto de Pediatría
Servicio de Cuidados Intensivos Pediátricos,
University of Texas MD Anderson Cancer Center,
Texas, Estados Unidos

Marcela Verónica Cuartas

Médica Especialista en Pediatría, Ministerio de
Salud de la Provincia de Buenos Aires (MSPBA)
Especialista en Terapia Intensiva Pediátrica,
Sociedad Argentina de Terapia Intensiva (SATI) y
Universidad de Buenos Aires (UBA)
Instructora de Reanimación Cardiopulmonar
(RCP) Pediátrica, SATI
Ex Directora del Comité de Reanimación
Pediátrica, SATI
Médica Interna, Unidad de Cuidados Intensivos
Pediátricos (UCIP), Hospital de Alta Complejidad
en Red El Cruce, Florencio Varela, Provincia de
Buenos Aires, Argentina

Mariana Julieta Cyunel

Médica Especialista en Terapia Intensiva
Pediátrica
Médica Interna, Unidad de Cuidados Intensivos
(UCI), Hospital de Niños Dr. Ricardo Gutiérrez,
Ciudad Autónoma de Buenos Aires (CABA),
Argentina
Miembro del Comité de Shock, Sociedad
Latinoamericana de Cuidados Intensivos
Pediátricos (SLACIP)
Ex Directora del Comité *Pediatric Advances Life
Support* (PALS), Sociedad Argentina de Terapia
Intensiva (SATI)
Instructora de Reanimación Pediátrica, SATI

Jimena del Castillo Peral

Doctora en Medicina
Médica Pediatra Intensivista
Médica Adjunta de Unidad de Cuidados
Intensivos (UCI) Pediátrica, Hospital Materno-
Infantil Gregorio Marañón, Madrid, España
Profesora Colaboradora, Facultad de Medicina,
Universidad Complutense de Madrid

Rafael Alfredo Fraire

Médico Especialista en Terapia Intensiva
Pediátrica
Médico de Planta, Unidad de Cuidados Intensivos
Pediátricos (UCIP), Hospital Universitario
Austral, Pilar, Buenos Aires, Argentina
Docente del Curso Superior, Carrera de Médico
Especialista en Terapia Intensiva Pediátrica,
Universidad de Buenos Aires (UBA) y Sociedad
Argentina de Terapia Intensiva (SATI)
Docente de Pediatría, Carrera de Medicina,
Universidad Austral, Pilar, Buenos Aires,
Argentina

Mónica Craciela Garea

Médica Especialista en Pediatría, Ministerio de
Salud de la Nación (MSN)
Especialista en Terapia Intensiva Pediátrica,
Universidad de Buenos Aires (UBA) y Sociedad
Argentina de Terapia Intensiva (SATI)
Especialista en Economía y Gestión de la Salud,
Universidad ISALUD
Instructora de Soporte Vital Avanzado Pediátrico
(PALS), *Pediatric Emergency Assesment,
Recognition and Stabilization* (PEARS), *American
Heart Association* (AHA)
Miembro Fundador del Comité de Soporte Vital
Avanzado Pediátrico (PALS)-SATI
Ex Coordinadora del Centro de Entrenamiento
AHA, SATI
Vicepresidenta del Consejo Argentino de
Reanimación
Jefa del Comité de Calidad y Seguridad del
Paciente, Complejo Médico Policial Churruca-
Visca, Ciudad Autónoma de Buenos Aires (CABA)
Médica de Planta, Unidad de Cuidados Intensivos
(UCI), Hospital de Niños Dr. Ricardo Gutiérrez,
CABA, Argentina

Ramiro Eugenio Gilardino

Médico Especialista en Medicina Crítica y Terapia
Intensiva, Universidad de Buenos Aires (UBA) y
Sociedad Argentina de Terapia Intensiva (SATI)
Magíster en Gestión y Economía de la Salud,
Universidad ISALUD, y en Salud Pública Global,
*The London School of Hygiene & Tropical
Medicine, University of London*
Docente Autorizado, Escuela de Salud Pública,
Facultad de Medicina, UBA
Instructor de Simulación Clínica, Centro
Internacional de Simulación y Alto Rendimiento
Clínico (CISARC), Universidad de Manresa,
Barcelona, España
Instructor de Soporte Vital Cardíaco Avanzado
(ACLS), Soporte Vital Avanzado Pediátrico
(PALS), *American Heart Association* (AHA), y
Fundamentos de Cuidados Críticos en Adultos
(FCCS), *Society of Critical Care Management*
(SCCM)
Miembro Fundador y ex Director del Comité
PALS y del Centro de Entrenamiento, AHA-SATI
Asesor de los Comités de Reanimación
Cardiocerebral y Reanimación Pediátrica, SATI
Ex Jefe de Trabajos Prácticos, Curso Superior,
Carrera de Médico Especialista en Medicina
Crítica y Terapia Intensiva, Sede Hospital General
de Agudos Juan A. Fernández y SATI
Director de Publicaciones de la SATI

Patricia Cristina González

Licenciada en Kinesiología
Kinesióloga Interna, Unidad de Cuidados
Intensivos, Hospital de Niños Dr. Ricardo
Gutiérrez, Ciudad Autónoma de Buenos Aires
(CABA)
Instructora de Reanimación Cardiopulmonar
(RCP) Pediátrica, Sociedad Argentina de Terapia
Intensiva (SATI)

Gustavo Ariel González

Médico Especialista en Pediatría, Ministerio de
Salud de la Nación (MSN)
Especialista en Terapia Intensiva Pediátrica,
Sociedad Argentina de Terapia Intensiva (SATI)
Especialista en Evacuación y Trasporte
Aeromédico, Instituto Nacional de Medicina
Aeronáutica y Espacial (INMAE) y Universidad de
Buenos Aires (UBA)
Especialista en Medicina Legal, Universidad de
San Martín, Provincia de Buenos Aires
Diplomado en Ultrasonografía Crítica
Pediátrica y Neonatal, Asociación Argentina de
Ultrasonografía Crítica
Instructor de Reanimación Cardiopulmonar
(RCP) Pediátrica, SATI
Miembro Fundador del Comité de Soporte Vital
Avanzado Pediátrico (PALS), SATI
Ex Director del Capítulo de Terapia Intensiva
Pediátrica, SATI
Miembro del Comité de Sepsis, Sociedad
Latinoamericana de Cuidados Intensivos
Pediátricos (SLACIP)
Médico de Planta, Unidad de Cuidados Intensivos
(UCI), Hospital de Niños Dr. Ricardo Gutiérrez,
Ciudad Autónoma de Buenos Aires (CABA)
Jefe de Unidad de Cuidados Intensivos
Pediátricos (UCIP), Complejo Médico Policial
Churruca-Visca, CABA, Argentina

Jesús López-Herce Cid

Doctor en Medicina
Médico Pediatra Intensivista
Jefe de Servicio, Unidad de Cuidados Intensivos
(UCI) Pediátrica, Hospital Materno-Infantil
Gregorio Marañón, Madrid, España
Profesor Titular de Pediatría, Facultad de
Medicina, Universidad Complutense de Madrid

José Alberto Lozano

Licenciado en Enfermería, Especialista en
Enfermería Crítica y Terapia Intensiva
Director del Curso Superior de Enfermería
Crítica y Terapia Intensiva, Sociedad Argentina de
Terapia Intensiva (SATI)
Instructor de Soporte Vital Cardíaco Avanzado
(ACLS), Soporte Vital Básico (BLS), Soporte Vital
Avanzado Pediátrico (PALS), *American Heart
Association* (AHA)
Ex Director del Comité de ACLS, SATI
Secretario del Comité de Reanimación
Pediátrica, SATI

Dinah Magnante

Abogada, Magíster en Ética Biomédica
Asesora del Comité de Trasplante y Procuración,
Sociedad Argentina de Terapia Intensiva (SATI)

Ezequiel Martínez del Valle

Médico Especialista en Terapia Intensiva
Pediátrica
Médico de *Staff* Internación Pediátrica, Sanatorio
Finochietto, Ciudad Autónoma de Buenos Aires
(CABA), Argentina
Miembro del Comité de Recuperación
Cardiovascular Infantil, Sociedad Argentina de
Terapia Intensiva (SATI)

Rodrigo E. Mejía

Profesor de Pediatría
Servicio de Cuidados Intensivos Pediátricos,
University of Texas MD Anderson Cancer Center,
Texas
*Pediatric Fundamentals Critical Care Support
Steering Committee, Society of Critical Care
Medicine*
*Fellow, American College of Critical Care
Medicine*, Estados Unidos

Claudia Luciana Morresi

Médica Especialista en Terapia Intensiva
Pediátrica
Jefa del Servicio de Pediatría, Sanatorio San
Carlos, Bariloche, Río Negro, Argentina
Instructora de Reanimación Cardiopulmonar
(RCP) Pediátrica, Sociedad Argentina de Terapia
Intensiva (SATI)

Hernán Esteban Oddone

Médico Especialista en Terapia Intensiva Pediátrica
Jefe de Clínica, Unidad de Cuidados Intensivos
(UCI) Pediátrica, Hospital de Niños Víctor J.
Vilella, Rosario, Santa Fe, Argentina
Docente de la Carrera de Médico Especialista en
Pediatría, Universidad Nacional de Rosario
Instructor de Reanimación Cardiopulmonar
(RCP) Pediátrica, Sociedad Argentina de Terapia
Intensiva (SATI)

Gladys A. Palacio

Médica Especialista en Pediatría, Ministerio de
Salud de la Nación

Especialista en Terapia Intensiva Infantil,
Sociedad Argentina de Terapia Intensiva (SATI)
Profesora en Medicina, Universidad del Salvador,
Argentina
Diplomada Universitaria en Simulación Clínica,
Universidad Nacional del Nordeste, Corrientes,
Argentina
Instructora de Soporte Vital Avanzado Pediátrico
(PALS), *American Heart Association* (AHA)
Miembro Fundador y ex Secretaria del Comité
PALS-SATI
Miembro Fundador y ex Directora del Comité de
Shock Pediátrico, SATI
Miembro del Comité de Simulación, Sociedad
Latinoamericana de Cuidados Críticos
Pediátricos (SLACIP)
Miembro del Comité de shock, SLACIP
Miembro del equipo de Simulación, Sociedad
Argentina de Pediatría (SAP)
Ex Jefa de Trabajos Prácticos, Carrera de Médico
Especialista en Terapia Intensiva Pediátrica,
Facultad de Medicina, Universidad de Buenos
Aires (UBA)
Ex Coordinadora de las Residencias básica y
posbásica de Terapia Intensiva Infantil, Hospital
de Niños Dr. Ricardo Gutiérrez, Ciudad Autónoma
de Buenos Aires (CABA), Argentina

Soraya Romina Palletti

Médica Especialista en Terapia Intensiva
Pediátrica
Médica Especialista en Emergentología y
Desastres
Médica Interna, Unidad de Cuidados Intensivos
Pediátricos (UCIP), Hospital General de Agudos
Carlos G. Durand, Ciudad Autónoma de Buenos
Aires (CABA), Argentina
Docente de la Cátedra Libre de Formación y
Entrenamiento Simulado de Emergencias y
Catástrofes, Universidad de Buenos Aires
(UBA)
Docente del Laboratorio de Simulación Clínica
y Jefa de Trabajos Prácticos de Práctica Final
Obligatoria de Medicina, Universidad Barceló
Jefa de Trabajos Prácticos, Curso Superior,
Carrera de Médico Especialista en Terapia
Intensiva Pediátrica, UBA y Sociedad Argentina
de Terapia Intensiva (SATI)
Instructora de Soporte Vital Avanzado Pediátrico
(PALS) y *Pediatric Emergency Assesment,
Recognition and Stabilization* (PEARS), *American
Heart Association* (AHA)

Mauricio Ariel Paradelo

Médico Especialista en Terapia Intensiva
Pediátrica
Jefe de Unidad de Cuidados Intensivos
Pediátricos (UCIP), Sanatorio de la Mujer,
Rosario, Santa Fe, Argentina
Médico de Planta, Unidad de Cuidados
Intensivos (UCI), Hospital de Niños Víctor J.
Vilela, Rosario
Instructor de Reanimación Cardiopulmonar
(RCP) Pediátrica, Sociedad Argentina de Terapia
Intensiva (SATI)

Noemí Claudia Pedraza

Médica Especialista en Terapia Intensiva Pediátrica
Jefa de Unidad de Cuidados Intensivos Cardiovascular, Hospital de Niños Sor María Ludovica, La Plata, Buenos Aires, Argentina
Miembro del Comité de Recuperación Cardiovascular Pediátrica y Neonatal, Sociedad Argentina de Terapia Intensiva (SATI)

Rossana M. Poterala

Médica Especialista en Terapia Intensiva Pediátrica
Médica de Planta, Unidad de Cuidados Intensivos (UCI), Hospital de Niños Dr. Ricardo Gutiérrez, Ciudad Autónoma de Buenos Aires (CABA), Argentina
Docente del Curso Superior, Carrera de Médico Especialista en Terapia Intensiva Pediátrica, Universidad de Buenos Aires (UBA) y Sociedad Argentina de Terapia Intensiva (SATI)

Norma Beatriz Raúl

Médica Especialista en Terapia Intensiva Pediátrica, Sociedad Argentina de Terapia Intensiva (SATI)
Profesora de Medicina, Universidad del Este (UDE)
Instructora de Reanimación Cardiopulmonar (RCP) Pediátrica, SATI
Ex Directora del Comité de Reanimación Pediátrica, SATI
Miembro del Comité de Reanimación Cardiopulmonar (RCP), Sociedad Latinoamericana de Cuidados Intensivos Pediátricos (SLACIP)
Miembro del Comité de Simulación, Sociedad Latinoamericana de Cuidados Intensivos Pediátricos (SLACIP)
Vicepresidente de la Sociedad Argentina de Simulación Clínica y Seguridad del Paciente (SASIM)
Instructora de *Prehospital Trauma Life Support* (PHTLS) y *Advanced Medical Life Support* (AMLS), de la *National Association of Emergency Medical Technicians* (NAEMT), Universidad Nacional Arturo Jauretche
Coordinadora del Centro de Entrenamiento en Simulación Clínica, Hospital de Alta Complejidad en Red El Cruce, Florencio Varela, Provincia de Buenos Aires
Jefa de Trabajos Prácticos, Instituto de Ciencias de la Salud, Universidad Nacional Arturo Jauretche, Florencio Varela, Provincia de Buenos Aires, Argentina

Nicolás Alejandro Rizza

Médico Especialista en Anestesia, Analgesia y Reanimación
Magíster en Anestesiología Infantil, Universidad Francisco de Vitoria, Madrid, España
Médico de Planta, Servicio de Anestesiología, Hospital General de Niños Pedro de Elizalde, Ciudad Autónoma de Buenos Aires (CABA), Argentina
Instructor de Soporte Vital Básico (BLS), Soporte Vital Cardíaco Avanzado (ACLS) y Soporte Vital Avanzado Pediátrico (PALS), *American Heart Association* (AHA)
Docente del Centro de Investigación y Formación en Anestesiología, Asociación de Anestesia, Analgesia y Reanimación de Buenos Aires

Patricia Isabel Rodríguez

Médica Especialista en Terapia Intensiva Pediátrica
Médica Especialista en Emergentología y Desastres
Médica de Planta, Unidad de Cuidados Intensivos (UCI), Hospital de Niños Víctor J. Vilela, Rosario, Santa Fe, Argentina
Instructora de Reanimación Cardiopulmonar (RCP) Pediátrica, Sociedad Argentina de Terapia Intensiva (SATI)
Instructora de Simulación Clínica, Comité de Simulación, Hospital de Niños Víctor J. Vilela, Rosario

Anabel Rodríguez

Médica Especialista en Pediatría
Médica de Planta, Servicio de Pediatría, Hospital Zonal Ramón Carrillo, Bariloche, Río Negro, Argentina
Jefa de Trabajos Prácticos, Escuela de Medicina, Universidad Nacional de Río Negro
Instructora de Soporte Vital Avanzado Pediátrico (PALS), *American Heart Association* (AHA)

Gustavo Sciolla Fantasia

Médico Especialista en Terapia Intensiva Pediátrica
Jefe de Unidad de Cuidados Intensivos (UCI), Hospital de Niños Zona Norte, Rosario, Santa Fe, Argentina
Instructor de la Carrera de Especialista en Pediatría, Universidad Nacional de Rosario
Instructor de Reanimación Cardiopulmonar (RCP) Pediátrica, Sociedad Argentina de Terapia Intensiva (SATI)

Silvio Fabio Torres

Médico Especialista en Terapia Intensiva Pediátrica
Médico Coordinador de Unidad de Cuidados Intensivos Pediátricos (UCIP), Hospital Universitario Austral, Pilar, Buenos Aires, Argentina
Instructor Senior de Pediatría, Departamento Materno Infantil, Universidad Austral
Docente del Curso Superior, Carrera de Médico Especialista en Terapia Intensiva Pediátrica, Universidad de Buenos Aires (UBA) y Sociedad Argentina de Terapia Intensiva (SATI)

Prólogo 1

Es un gran honor presentar este *Manual de Reanimación Cardiopulmonar en Pediatría*, proyecto editorial del Comité de Reanimación Pediátrica de la Sociedad Argentina de Terapia Intensiva (SATI), liderado por los Dres. Ramiro Gilardino y Gladys Palacio.

Hace más de dos décadas que este grupo de intensivistas provenientes de diferentes disciplinas (Medicina, Enfermería, Kinesiología respiratoria) enseñan reanimación cardiopulmonar (RCP) a lo largo y ancho de la Argentina. Han formado a médicos, enfermeros, residentes médicos, estudiantes avanzados de Medicina y otros profesionales de la salud en los cursos impartidos. Llevaron a sus alumnos el conocimiento teórico y las habilidades prácticas a través de la simulación. Este gran trabajo de difusión del conocimiento es una enorme contribución a la calidad y seguridad en la atención del paciente crítico pediátrico.

La SATI es pionera en educación médica continua y aprendizaje a través de la simulación. Hoy, tales desarrollos educativos se ven coronados por este Manual, perteneciente al Programa de Reanimación Avanzada Pediátrica de la sociedad.

En esta obra se desarrollan la RCP básica y avanzada, las entidades nosológicas que llevan a un paro cardíaco y su adecuado tratamiento, para anticiparse y prevenirlo. También se incluyen otros temas tan actuales como el aprendizaje a través de la simulación, el trabajo en equipo y la ética del final de la vida.

Sin duda, este Manual será un gran aporte a la calidad de atención y a la seguridad de los pacientes pediátricos, llevando a mejores resultados clínicos y a la excelencia profesional.

Dra. María Cristina Orlandi
Especialista en Medicina Interna, Terapia Intensiva
Presidente de la Sociedad Argentina de Terapia Intensiva (SATI)
Instructora de ACLS (AHA), FCCS y FDM SCCM
Ex Directora del Comité de Reanimación y Recuperación Cardiocerebral de la SATI
Jefa de Unidad de Terapia Intensiva (UTI), Hospital de General Roca, Río Negro, Argentina

Prólogo 2

Hay hechos en la vida que marcan no solo la ruta profesional, sino también aquello que acompaña el camino. Uno de ellos es la pasión por la Reanimación Cardiopulmonar (RCP) y que su conocimiento esté al alcance de todos. Hace un tiempo se dieron los primeros pasos para producir los llamados Consensos o Guías basadas en Evidencia Científica; en consecuencia, los textos comenzaron a cambiar rápidamente ya que la ciencia se iba modificando en plazos cada vez más cortos. Todo ello significaba capacidad de adaptación y adecuación a la "nueva ciencia" y entonces se comenzaron a escribir los "gaps" de la aplicación de cada documento. Hoy cada región o zona en el mundo escribe, se ha globalizado la capacidad de generación y difusión de ciencia. Latinoamérica ha generado personalidad y ciencia; con caminos de discusión y desarrollo en este proyecto, el Comité de Reanimación de la SATI da origen a una propuesta actualizada sobre la Ciencia de la Reanimación Cardiopulmonar; este documento debe ser de alcance regional y una propuesta global de RCP en pediatría. El texto consta de 7 secciones y 27 capítulos, los cuales están adaptados a un contexto regional y hacen que las referencias internacionales ligadas al Comité de Unificación Internacional en Reanimación (ILCOR) puedan ser aplicables de la mejor forma en la región. Lo mejor de todo ello: fue escrito por 37 colegas y amigos de Argentina, España, Estados Unidos, Suiza, con quienes comparto esta pasión. Ellos encaran cada capítulo con mucho interés y solidez académica, en una lectura ágil y pragmática presentando aspectos conceptuales de la ciencia y sus puntos clave.

La vida nos llena de experiencias y vivencias: ¿quién no recuerda cuando por primera vez atendió y tuvo la responsabilidad de manejar un paro cardiorrespiratorio (PCR)? Después del evento uno se pregunta: ¿Hice lo correcto? Por ello cada capítulo es una lectura obligada para buscar la excelencia en el conocimiento y llevarla a la práctica en el cuidado de nuestro paciente pediátrico. Ahora, el objetivo no es solo "el retorno espontáneo de la circulación, sino preservar y permitir el retorno del paciente a su vida con integridad, minimizando el impacto del PCR y la recuperación. Es decir, hablar de RCP de alta calidad significa permitir una vida sana, con capacidades cognitivas y actividades de la vida diaria, con capacidad de futuro. La RCP no solo es salvar la vida, sino preservarla con calidad. Cada capítulo es una entrega de ciencia y experiencia de cada uno de los autores; ellos están en el campo, no son meros espectadores y han generado una ruta propia. Cada capítulo está concatenado a otro y el texto guarda unidad integral.

Latinoamérica tiene la capacidad de marcar ruta en la ciencia. Hace 16 años empezábamos en las clases en la Universidad Peruana de Ciencias Aplicadas, en donde practico mi pasión: las clases de RCP empezaban con "Escenario Seguro" y hoy es parte del algoritmo ILCOR. Por ello debemos escribir y publicar; de lo contrario, todo queda en la anécdota, en el apunte de un recorrido. Por otro lado, creo que el término debe ser Síndrome de Posreanimación, ya que todo lo que se origina es consecuencia de nuestros actos, nuestra experticia y ciencia aplicada en el paciente. Por ello es aún mucho mayor el valor de este texto, ya que consolida lo aprendido y experimentado.

Hay temas que permiten la discusión fuera del texto como docencia, estrategias para el trabajo en equipo, simulación clínica, acceso público a la desfibrilación, RCP en situaciones de pandemia, donación de órganos y tejidos y aspectos éticos.

Cuando recibí el ofrecimiento editorial de escribir un prólogo sobre algo que no he escrito, lo consideré un reto, y quise dar una visión y perspectiva en estas primeras líneas acerca del conocimiento de la RCP y cómo su accionar impacta no solo en el paciente, sino también en su entorno, en su familia, en la sociedad. Estoy seguro de que la ciencia contenida en este texto será de mucho valor para cada lector y para cada profesional entregado al cuidado del paciente en condición crítica, y el impacto con respecto al estado posreanimación y neuropronóstico. Hay que tener en cuenta que las decisiones críticas durante la RCP se fundamentan en el conocimiento, la experiencia, el sentido común, la intuición; todas ellas configuran la ciencia. Finalmente invito al lector a recorrer cada línea del texto; disfrutar de la lectura y el aprendizaje, el cual es nuestra forma de vida, nuestra pasión. Hagamos el viaje juntos y nos divertiremos en nuestra pasión, lo doy por seguro.

Raffo Escalante-Kanashiro MD
Unidad de Cuidados Intensivos, Instituto Nacional de Salud del Niño
Jefe Oficina de Gestión de la Calidad INSN
Docente, Escuela de Medicina, Universidad Peruana de Ciencias Aplicadas
Comité Institucional de Ética en Investigación INSN
Comité Nacional Transitorio de Ética en Investigación COVID-19, Instituto Nacional de Salud
Miembro de SLACIP, SOPEMI, SPP, FEPIMCTI
Miembro de Equipo Ejecutivo BIOÉTICA FEPIMCTI
Miembro del Comité Asesor Permanente de Investigación e Innovación, Colegio Médico del Perú
Chair Emergency Cardiovascular Care, InterAmerican Heart Foundation IAHF
Member Council International Liaison Committee on Resuscitation ILCOR
Member Task Force Pediatric Life Support, ILCOR, IAHF
Comité de RCP, Comité Sepsis, Comité de Educación, Comité de Simulación, Sociedad Latinoamericana de Cuidados Intensivos Pediátricos
rescalante@insn.gob.pe
Lima, Perú, 20 de febrero de 2023

Prefacio

En los últimos 15 años, la ciencia de la reanimación cardiopulmonar (RCP) ha logrado avances significativos tanto para adultos como para la población pediátrica. Sin embargo, el pronóstico del paro cardíaco fuera del hospital sin RCP rápida sigue siendo pobre, por lo que es necesario enfatizar la enseñanza de la RCP en la población general y en los profesionales del cuidado de la salud.

El *Manual de Reanimación Cardiopulmonar en Pediatría*, elaborado por el Comité de Reanimación Pediátrica de la Sociedad Argentina de Terapia Intensiva (SATI), es el resultado del conocimiento científico y la vasta experiencia de los miembros del comité y colaboradores, que se refleja en la diversidad de temas abordados que van desde la epidemiología y prevención del paro cardiorrespiratorio (PCR) en pediatría hasta la simulación, RCP en situaciones especiales, aspectos éticos y donación de órganos.

Por otro lado, el manual representa un hito en el desarrollo educativo de la SATI, que ha sido pionera en la utilización de la simulación como herramienta de aprendizaje y en mantenerse a la vanguardia de los avances en la atención cardiovascular de urgencia.

Este manual, con un enfoque científico riguroso y práctico, constituye un recurso invaluable para todos los profesionales de la salud que deseen capacitarse en RCP en pediatría.

Como han mencionado los prologuistas, este manual es también un homenaje a aquellos pioneros que sentaron las bases de la enseñanza de la RCP en SATI, como los recordados Julio Farías y Daniel Ceraso. Su legado perdura en cada página de este texto, recordándonos la importancia de la educación médica continua y la excelencia en el cuidado de nuestros pacientes.

Por último, dedicamos la obra a todos nuestros pacientes y su familia, que es por ellos que nace nuestro deseo de capacitarnos continuamente.

Comité de Reanimación Pediátrica, SATI

Índice

Abreviaturas de uso frecuente en reanimación cardiopulmonar

Acceso intravenoso (IV)

Acceso vascular intraóseo (IO)

Acetato de desmopresina (DDAVP)

Actividad eléctrica sin pulso (AESP)

Adrenalina (AA)

Adrenocorticotrofina (ACTH)

Airway Mask Bag Unit (AMBU®)

Aleteo auricular (AA)

American Heart Association (AHA)

AMP cíclico (AMPc)

Anastomosis sistémico-pulmonar (ASP)

Anestésicos locales (AL)

Anomalía total del retorno venoso pulmonar (ATRVP)

Aporte o disponibilidad de O_2 (DO_2)

Auriculoventricular (AV)

Cánula nasal de alto flujo de oxígeno (CAFO)

Catecol-O-metiltransferasa (COMT)

Compresiones torácicas (CT)

Comunicación interventricular (CIV)

Consumo de oxígeno (VO_2)

Desfibrilador externo automático (DEA)

Dióxido de carbono (CO_2)

Dióxido de carbono al final de la espiración ($EtCO_2$)

Dopamina (DA)

Electrocardiograma (ECG)

Electroencefalograma (EEG)

Enfermedad por coronavirus-2019 (COVID-19)

Equipos de protección personal (EPP)

Equipos de respuesta rápida (ERR)

Espectroscopia cercana al infrarrojo (NIRS)

European Resucitation Council (Consejo Europeo de Reanimación) (ERC)

Extracción tisular de O_2 (ETO_2)

Fibrilación auricular (FA)

Fibrilación ventricular (FV)

First Access for Shock and Trauma (FAST1)

Flujo sanguíneo cerebral (FSC)

Flujo sanguíneo pulmonar (Qp)

Flujo sanguíneo sistémico (Qs)

Fracción inspirada de oxígeno (FIO_2)

Gasto cardíaco (GC)

Gradiente alvéolo-arterial de oxígeno ($A-aO_2$)

Helicopter Emergency Medical Systems (HEMS)

Hemibloqueo anterior izquierdo (HBAI)

Hemibloqueo posterior izquierdo (HBPI)

Hipertensión pulmonar (HTP)

Ilness severity, Patient summary, Action list, Situation awareness and contingency planning, Synthesis by Receiver (I-PASS)

Institute for Healthcare Improvement (IHI)

Instituto Nacional Central Único de Ablación e Implante (INCUCAI)

Insuficiencia respiratoria aguda (IRA)

Insuficiencia respiratoria crónica (IRC)

International Liaison Committee on Resuscitation (ILCOR)

Intubación orotraqueal (IOT)

Latidos/minuto (LPM)

Modo controlado por presión (PCV)

Modo controlado por volumen (VCV)

Monoamino-oxidasa (MAO)

Monóxido de carbono (CO)

Muerte encefálica o muerte bajo criterios neurológicos (ME)

Nodo auriculoventricular (N-AV)

Noradrenalina (NA)

Nuevo coronavirus causante del síndrome agudo respiratorio severo (SARS-CoV-2)

Obstrucción al tracto de salida del ventrículo derecho (OTSVD)

Obstrucción al tracto de salida del ventrículo izquierdo (OTSVI)

Obstrucción de la vía aérea por cuerpo extraño (OVACE)

Obstrucción de la vía aérea superior (OVAS)

Organización de soporte vital extracorpóreo (ELSO)

Óxido nítrico (ON)

Oxigenación por membrana extracorpórea (ECMO)

Oxígeno (O_2)

Paro cardiorrespiratorio (PCR)

PCR extrahospitalario (PCREH)

PCR intrahospitalario (PCRIH)

Péptido natriurético cerebral (BNP)

Potencial donante (PD)

Presión alveolar de dióxido de carbono ($PACO_2$)

Presión alveolar de oxígeno (PAO_2)

Presión arterial (PA)

Presión arterial de dióxido de carbono ($PaCO_2$)

Presión arterial de oxígeno (PaO_2)

Presión barométrica (PB)

Presión de perfusión cerebral (PPC)

Presión del vapor de agua (PH_2O)

Presión inspirada de oxígeno (PiO_2)

Presión intracraneal (PIC)

Presión media en la vía aérea (Paw)

Presión parcial de oxígeno (PpO_2)

Presión positiva al final de la espiración (PEEP)

Presión positiva en la vía aérea (CPAP)

Presión venosa de oxígeno (PvO_2)

Procedimientos que generan aerosoles (PGA)

Programas de acceso público a la desfibrilación (APD)

Propéptido natriurético cerebral (pro-BNP)

Reanimación cardiopulmonar (RCP)

Reanimación cardiopulmonar con circulación extracorpórea (ECPR)

Resistencia vascular pulmonar (RVP)

Resistencia vascular sistémica (RVS)

Respiraciones por minuto (RPM)

Retorno a la circulación espontánea (RCE)

Saturación de O_2 (SaO_2)

Saturación venosa central de oxígeno ($SvcO_2$)

Saturación venosa mixta de oxígeno (SvO_2)

Secuencia rápida de intubación (SRI)

Simulación clínica (SC)

Síndrome de secreción inapropiada de hormona antidiurética (SIHAD)

Síndrome de Wolff Parkinson-White (WPW)

Síndrome perdedor de sal cerebral (SPSC)

Síndrome posparo cardíaco (SPPC)

Sistema de emergencias médicas (SEM)

Sistema de puntuación de alerta temprana pediátrica (PEWS)

Sistemas de respuesta rápida (SRR)

Sodio (Na^+)

Soporte con membrana de oxigenación extracorpórea, o *Extra-Corporeal Membrane Oxigenation* (ECMO)

Soporte vital avanzado (SVA)

Superficie corporal total quemada (SCQ)

Taquiarritmias supraventriculares (TSV)

Taquicardia sinusal (TS)

Taquicardia supraventricular (TSV)

Taquicardia supraventicular paroxística (TSVP)

Taquicardia ventricular (TV)

Taquicardia ventricular sin pulso (TVSP)

Fibrilación ventricular (FV)

Tiempo de protrombina (TP)

Tiempo inspiratorio (Ti)

Tiempo total de tromboplastina (APTT)

Trastorno por estrés postraumático (TEPT)

Triángulo de evaluación pediátrica (TEP)

Tubo endotraqueal (TET)

Unidad de cuidados intensivos (UCI)

Unidad/es de cuidados intensivos pediátricos (UCIP)

Venoarterial (VA)

Ventilación con bolsa y máscara (VBM)

Ventilación mecánica (VM)

Ventilación no invasiva (VNI)

Ventilación: perfusión (V/Q)

Ventrículo derecho (VD)

Volumen corriente (V_T)

Volumen minuto respiratorio (VMR)

Introducción

1

Epidemiología del paro cardiorrespiratorio en pediatría

1

Jimena del Castillo Peral

◎ OBJETIVOS DE APRENDIZAJE

- Conocer la necesidad de definir la incidencia del paro cardiorrespiratorio en la infancia dentro y fuera de los hospitales.
- Identificar las características que presentan con mayor frecuencia los pacientes que sufren un paro cardiorrespiratorio.
- Reconocer los factores que determinan el pronóstico del paro cardíaco en cuanto a la supervivencia y el daño neurológico a largo plazo.

INTRODUCCIÓN

> ❗ El paro cardíaco o cardiorrespiratorio (PCR) es un evento poco frecuente en la infancia, no obstante, sus consecuencias son devastadoras.

Los escasos registros estructurados que recogen los datos de su incidencia en la población general muestran cifras claramente inferiores a las recabadas para el PCR del adulto. Esto supone que la identificación y el tratamiento del PCR en la población infantil constituyan un reto para la comunidad médica.

La epidemiología del PCR depende del lugar donde sucede (dentro o fuera del hospital) y de la etapa del desarrollo de la infancia en la que acontece. En los últimos años se ha evidenciado una mejoría en la supervivencia en la población pediátrica que sufre un PCR intrahospitalario; sin embargo, esa tendencia no se ha podido lograr en el ámbito extrahospitalario.

> ❗ La mejoría en la supervivencia se ha convertido en un objetivo prioritario para el abordaje del PCR. Recientemente, el *International Liaison Committee on Resuscitation* (ILCOR) ha enfatizado la necesidad de estructurar la investigación en cuanto a la epidemiología del PCR en la población pediátrica, con el objetivo de poder identificar las áreas de mejora en cuanto a su prevención, diagnóstico y tratamiento.

No obstante, existen pocos grupos dedicados al estudio de las características del PCR en la infancia, en comparación con aquellos que estudian la del adulto. Es por esto, por lo que se necesita el desarrollo de registros de PCR en esta etapa de la vida. Su implementación en los diferentes escenarios, que incluya países y centros con distintas características, mediante el modelo de recolección de datos Utstein supone una importante herramienta para el avance en este campo.

A lo largo de este capítulo analizaremos las características del PCR en la infancia, en función del lugar donde sucede y los factores que parecen intervenir en la supervivencia al alta del hospital y en el pronóstico neurológico de los pacientes.

ETIOLOGÍA

> **!** El PCR en los niños tiene características etiológicas distintas a los adultos debido a las diferencias anatómicas, fisiológicas y patológicas que existen entre ambos. Por otra parte, también existen diferencias entre los distintos períodos de la edad pediátrica, desde neonatal hasta la adolescencia.

En el período neonatal, el PCR ocurre principalmente como consecuencia de asfixia perinatal y anomalías congénitas, y con menos frecuencia por muerte súbita.

En el primer año de vida, el síndrome de muerte súbita del lactante, las infecciones respiratorias y las anomalías congénitas son las causas más frecuentes de PCR.

En los niños en edad preescolar, las causas más frecuentes de PCR son los accidentes de tránsito, las caídas, los ahogamientos, las sofocaciones por cuerpos extraños y, con menor frecuencia, las infecciones y cardiopatías.

En los escolares y adolescentes los traumatismos son la causa más frecuente.

PCR EXTRAHOSPITALARIO

> **!** Cuando el PCR ocurre en el ámbito extrahospitalario, su incidencia oscila entre 1 y 20 por cada 100 000 niños/año, esto depende si se incluyen aquellos eventos de origen traumático. La supervivencia es muy baja, similar a la informada en los adultos, y se sitúa en torno al 4-6%.

Características de los pacientes

Edad y sexo

Si bien no existe un arquetipo de paciente pediátrico típico que sea subsidiario de sufrir un PCR, los distintos informes muestran que ocurren con más frecuencia en el grupo de menores de 1 año y entre el sexo masculino. No obstante, la supervivencia es mayor en el grupo de los niños y adolescentes que en el de los lactantes, cuyas cifras se equiparan a las observadas en los adultos.

Enfermedades previas y etiología del PCR

No se han identificado patologías con mayor prevalencia entre los pacientes que sufren un PCR extrahospitalario. Cuando este ha sido presenciado, el origen respiratorio parece ser la causa de hasta un 39% de los casos de los PCR no traumáticos frente a un porcentaje variable de eventos cuya causa parece ser la muerte súbita (20-40%).

Características del PCR

Ritmo

El diagnóstico del ritmo electrocardiográfico del PCR extrahospitalario es menos frecuente que en el intrahospitalario. En los casos en los que es posible diagnosticar, la mayoría de los ritmos –a diferencia de los adultos– son no desfibrilables, y la asistolia seguida de la actividad eléctrica sin pulso son los ritmos diagnosticados con más frecuencia. La presencia de un ritmo desfibrilable (taquicardia ventricular sin pulso o fibrilación ventricular) se ha asociado con una mejor supervivencia al alta hospitalaria, fundamentalmente en el grupo de los adolescentes, y no se ha encontrado relación en otros grupos etarios.

Ubicación

Si bien la mayoría de los datos disponibles hacen referencia a episodios registrados en áreas urbanas y son escasos los que incluyen regiones rurales, se observa que son más frecuentes los PCR en zonas privadas, como en el ámbito del hogar o las residencias, y menores los casos que ocurren en la vía pública. Con frecuencia, los padres o familiares son los primeros testigos, por lo tanto, son los responsables del reconocimiento del PCR y del inicio de las maniobras de reanimación cardiopulmonar (RCP). En estos casos, si la RCP es iniciada por los testigos del PCR, la supervivencia es mayor.

Características de la RCP

RCP básica y avanzada en el ámbito prehospitalario

Diversos estudios han encontrado una asociación entre el inicio temprano de las maniobras de RCP básica realizada por testigos y la supervivencia. En este sentido, la provisión de atención telefónica por parte de los servicios de emergencias locales para guiar la realización de las maniobras de RCP se ha asociado con una mayor implicación de los testigos del PCR en el desempeño de RCP básica y una mayor supervivencia. No obstante, aún es escasa la evidencia sobre su asociación con una mejoría en el pronóstico neurológico.

La atención por parte de los equipos de emergencias especializados y el inicio del RCP avanzada se han asociado con una mayor tasa de supervivencia. Respecto de las intervenciones de estos equipos, la mayoría de los estudios coinciden en que el establecimiento de una vía aérea segura (intubación endotraqueal) no se asocia con una mejoría en la supervivencia ni en los resultados neurológicos. Por otro lado, la administración de fármacos o líquidos intravenosos o la desfibrilación temprana sí parecen estar relacionados con un descenso en la mortalidad de los pacientes.

PCR INTRAHOSPITALARIO

La incidencia del PCR intrahospitalario en niños varía entre el 0,19 y 2,45 por cada 1000 ingresos hospitalarios. A su vez, dentro de los hospitales, la mayoría de los PCR ocurren en las unidades de cuidados intensivos pediátricos (UCIP). En estos casos, la supervivencia es mayor y se sitúa en torno al 40% en las series más recientes.

Características de los pacientes

Edad y sexo

La edad no influye en el desarrollo del PCR intrahospitalario. Si bien hay series que encuentran una mayor supervivencia entre los lactantes, estos hallazgos no son homogéneos, por lo que no es posible concluir que exista un grupo etario con mejores resultados. En cuanto al sexo, el PCR intrahospitalario es más frecuente en los niños, aunque no hay diferencias en la supervivencia entre niños y niñas.

Enfermedades preexistentes y tratamiento previo

Es frecuente que la mayoría de los pacientes que sufren un PCR presenten una patología previa, la cual suele ser el motivo de su ingreso hospitalario. Los pacientes con patologías cardíacas por lo general tienen tasas de supervivencia más altas en comparación con aquellos que sufren otro tipo de enfermedades, entre las cuales se identifican las hematológicas y oncológicas como factores de riesgo significativos de mortalidad.

En lo relativo a los tratamientos previos, la mortalidad no es mayor en los pacientes que se encuentran monitorizados y con asistencia ventilatoria mecánica (la mayoría de ellos ingresados en la UCIP), probablemente porque el diagnóstico del PCR en estos pacientes es rápido y no requieren maniobras adicionales de manejo de la vía aérea durante la reanimación. Por otro lado, los niños que estaban recibiendo fármacos inotrópicos al momento del PCR presentan una mortalidad más alta. Este hallazgo indica que estos son los pacientes más gravemente enfermos, con importantes trastornos hemodinámicos, por lo tanto, tienen un peor pronóstico, a pesar de que se encuentran en UCIP y reciben una RCP temprana y adecuada.

Características del PCR

Etiología

> Las causas más frecuentes de PCR en los niños son las enfermedades respiratorias y cardíacas. Cuando la causa es la sepsis, la mortalidad asociada al PCR es mayor, lo que subraya la importancia de establecer medidas para su diagnóstico temprano y tratamiento.

Ritmo electrocardiográfico

La mayoría de los estudios referencian la bradicardia y la asistolia como los ritmos cardíacos iniciales documentados con más frecuencia. La presencia de ritmos desfibrilables se documenta en torno al 5-6% de los casos, y en estos pacientes se observan tasas de supervivencia significativamente más altas, hecho que también se describe en los adultos.

Ubicación

El PCR que ocurre en las UCIP se asocia con mayor supervivencia que aquellos que tienen lugar en otras áreas de hospitalización, como las salas de pediatría o los servicios de urgencias.

Maniobras de RCP

En el contexto intrahospitalario, el inicio de la RCP tras la identificación del PCR suele ser temprano, y se asocia con una mayor tasa de recuperación de la circulación espontánea. A pesar de que, en este contexto, la RCP suele ser realizada por equipos especializados e incluye la instrumentación propia de RCP avanzada, no se han identificado factores independientes asociados con la mortalidad. El determinante común relacionado con la supervivencia en los distintos registros es el tiempo. Los pacientes que requieren maniobras de RCP prolongadas presentan peor supervivencia global al episodio y peores resultados neurológicos.

CONCEPTOS CLAVE

- El PCR en la infancia es un evento poco frecuente que debemos poder reconocer y tratar de manera temprana.
- Los niños con patologías agudas o crónicas graves son más susceptibles de sufrir un PCR.
- La mayoría de los PCR en la infancia ocurren en los hospitales y, dentro de este ámbito, lo más frecuente es que tengan lugar en las unidades de cuidados intensivos pediátricos o neonatales.
- Los factores que influyen en la supervivencia incluyen la causa del PCR, la presencia de antecedentes patológicos, el ritmo electrocardiográfico y el tiempo de reanimación cardiopulmonar.

BIBLIOGRAFÍA

Alten JA, Klugman D, Raymond TT, et al. Epidemiology and outcomes of cardiac arrest in pediatric cardiac ICUs. Pediatr Crit Care Med 2017;18(10):935-43.

Atkins DL, Everson-Stewart S, Sears GK, et al. Epidemiology and outcomes from out-of-hospital cardiac arrest in children: the Resuscitation Outcomes Consortium Epistry-Cardiac Arrest. Circulation 2009;119(11):1484-91.

Fink EL, Prince DK, Kaltman JR, et al. Unchanged pediatric out-of-hospital cardiac arrest incidence and survival rates with regional variation in North America. Resuscitation 2016;107:121-8.

Gupta P, Tang X, Gall CM, et al. Epidemiology and outcomes of in-hospital cardiac arrest in critically ill children across hospitals of varied center volume: a multi-center analysis. Resuscitation 2014;85(11):1473-9.

Kleinman ME, Perkins GD, Bhanji F, et al. ILCOR scientific knowledge gaps and clinical research priorities for cardiopulmonary resuscitation and emergency cardiovascular care: a consensus statement. Resuscitation 2018;127:132-46.

López-Herce J, del Castillo J, Cañadas S, et al. In-hospital pediatric cardiac arrest in Spain. Rev Esp Cardiol (Engl Ed) 2014;67(3):189-95.

López-Herce J, Del Castillo J, Matamoros M, et al. Factors associated with mortality in pediatric in-hospital cardiac arrest: a prospective multicenter multinational observational study. Intensive Care Med 2013;39(2):309-18.

McNally B, Robb R, Mehta M, et al. Out-of-hospital cardiac arrest surveillance - Cardiac Arrest Registry to Enhance Survival (CARES), United States, October 1, 2005--December 31, 2010. MMWR Surveill Summ 2011;60(8):1-19.

Moler FW, Meert K, Donaldson AE, et al. In-hospital versus out-of-hospital pediatric cardiac arrest: a multicenter cohort study. Crit Care Med 2009;37(7):2259-67.

Reis AG, Nadkarni V, Perondi MB, et al. A prospective investigation into the epidemiology of in-hospital pediatric cardiopulmonary resuscitation using the international Utstein reporting style. Pediatrics. 2002;109(2):200-9.

Tijssen JA, Prince DK, Morrison LJ, et al. Time on the scene and interventions are associated with improved survival in pediatric out-of-hospital cardiac arrest. Resuscitation 2015;94:1-7.

Valero Juan LF, Sáenz González MC. Evolución del mortalidad en menores de 15 años: España, 1980-1993. Aten Primaria 1997;20(9):468-74.

Zeng J, Qian S, Zheng M, et al. The epidemiology and resuscitation effects of cardiopulmonary arrest among hospitalized children and adolescents in Beijing: an observational study. Resuscitation. 2013;84(12):1685-90.

Situación de la enseñanza de la reanimación cardiopulmonar en pediatría

2

Jesús López-Herce Cid y Ángel Carrillo Álvarez

OBJETIVOS DE APRENDIZAJE

- Conocer la situación de la enseñanza de la reanimación cardiopulmonar pediátrica en Latinoamérica y el mundo.
- Comprender la organización y metodología de la formación en RCP pediátrica.
- Conocer las nuevas recomendaciones relacionadas con la educación en RCP.

INTRODUCCIÓN

El paro cardíaco o cardiorrespiratorio (PCR) es una situación clínica con elevada mortalidad que, debido a sus características, puede ocurrir en cualquier lugar, ya sea dentro o fuera del hospital, afectar a cualquier persona –desde el recién nacido al anciano– y requiere una actuación eficaz e inmediata para poder tener posibilidades de supervivencia. Por lo tanto, es necesaria la formación y el entrenamiento no solo de un grupo de profesionales específicos, sino de todos los profesionales sanitarios y la población general.

> **!** El tratamiento del PCR exige la actuación rápida y coordinada de personal con una capacitación específica, teórica y fundamentalmente práctica en reanimación cardiopulmonar (RCP), y un sistema de entrenamiento continuo que permita el mantenimiento de las habilidades prácticas.

Por otra parte, la formación en RCP no puede llevarse a cabo en la práctica clínica porque es una situación impredecible y, sobre todo, tiene que ser tratada por las personas más capacitadas.

Estas características hacen imprescindible el desarrollo de un sistema de formación amplio que abarque a toda la población, con una metodología común, pero adaptada a las características de las personas que reciben la formación. Debe estar integrar una parte teórica, sencilla y orientada a la actuación práctica, que puede ser en parte a distancia o presencial, dependiendo de las posibilidades físicas y técnicas y las características los alumnos; y una formación práctica en la que se entrenen no solo las técnicas de RCP, sino también la coordinación y el trabajo en equipo, que son elementos fundamentales para conseguir una RCP de calidad.

SITUACIÓN DE LA EDUCACIÓN EN RCP PEDIÁTRICA

Existen muy pocos estudios que hayan analizado la situación de la formación en RCP pediátrica. En una encuesta realizada a expertos analizamos la situación de la formación en RCP pediátrica en los países iberoamericanos,[1] a la cual respondieron expertos de 15 países. La encuesta mostró que la formación en RCP pediátrica es muy poco homogénea, que existen grandes diferencias entre países y entre áreas de un mismo país, y por lo general una mala organización y escasa implicancia institucional. Muchos países no cuentan con una institución que coordine y acredite la formación en RCP, y en muchos de ellos existe una importante deficiencia de instructores y falta de soporte económico para extender y mantener la formación. Por otra parte, hay una dependencia de organismos externos, como la Asociación Americana del Corazón (*American Heart Association* [AHA]) o el Consejo Europeo de Resucitación (*European Resuscitation Council* [ERC]), en cuanto a la organización, acreditación, metodología, profesorado y material docente. Esto, por una parte, intenta asegurar la homogeneidad docente y calidad de formación, pero por la otra supone una importante sobrecarga económica para muchos centros y países y una limitación en la adaptación de la formación a las necesidades locales, lo que en la práctica ha supuesto una importante barrera en la extensión de la formación en RCP pediátrica.

> **!** Aunque en las últimas décadas se ha ido desarrollando la formación en RCP, esta ha sido irregular y, en el momento actual, en la mayoría de los países latinoamericanos la formación en RCP pediátrica no está planificada ni organizada a nivel nacional, sino que depende de iniciativas personales o locales, lo que no asegura una correcta formación de todo el personal sanitario ni de la población general. Por otra parte, no existen estadísticas fiables del porcentaje de personal sanitario formado ni de los planes de formación continua.

ORGANIZACIÓN Y METODOLOGÍA DE LA FORMACIÓN EN RCP PEDIÁTRICA

La formación en RCP pediátrica debe seguir una estructura y metodología general común, pero es muy importante que esta se adapte a las necesidades de formación de cada persona y a la realidad sociosanitaria de cada país y región.[2-5] No es efectivo ni eficiente intentar copiar exactamente un modelo de formación de países con alto nivel de desarrollo socioeconómico y grandes posibilidades docentes en países en vías de desarrollo.[6]

Es esencial que cada país e institución desarrollen un plan de formación en RCP pediátrica que tenga en cuenta todos los niveles formativos (RCP básica, intermedia y avanzada, y formación de instructores y directores de cursos) y la población a la que

está orientada. Se deben planificar y priorizar los diversos cursos y actividades teniendo en cuenta las necesidades de formación y las posibilidades docentes.

La formación en RCP pediátrica debe cubrir a toda la población: desde la RCP básica pediátrica a la población general. La RCP intermedia debe estar orientada al personal sanitario en formación[7] y profesionales sanitarios que atienden a niños en centros de atención primaria y zonas de hospitalización con bajo riesgo de PCR, y la RCP avanzada pediátrica debe estar destinada al personal sanitario de cuidados intensivos y de áreas con alto riesgo de PCR (**cuadro 2-1**). Cabe aclarar que la formación en RCP intermedia está dirigida a la reanimación inicial con material de RCP que debe realizarse en centros sanitarios hasta la llegada de equipos especializados, por tanto, no incluye técnicas avanzadas, como la intubación endotraqueal o la estabilización tras la recuperación de la circulación espontánea.

> **!** Los cursos de RCP pediátrica deben ser teóricos y prácticos, semipresenciales o completamente presenciales, según las posibilidades, y estar orientados fundamentalmente a adquirir un conjunto de habilidades técnicas de reanimación cardiopulmonar, criterios de aplicación y entrenamiento práctico, de forma individual y en equipo.

Por tanto, la explicación teórica debe estar orientada a facilitar la toma de decisiones y a comprender las maniobras de reanimación. El aprendizaje es fundamentalmente práctico, a través de la repetición secuencial de las diferentes maniobras de RCP aplicadas sobre maniquíes, y el trabajo en equipo en los diversos supuestos clínicos.

Además de la realización de cursos de RCP de manera periódica, es esencial llevar a cabo actividades para refrescar y mantener las competencias porque los conocimientos y las habilidades prácticas se pierden si no se practican. Por ello, se deben planificar actividades de mantenimiento adaptadas para cada personal y lugar de trabajo. En el **cuadro 2-2** se enumeran las recomendaciones de

Cuadro 2-1. Tipos de cursos de reanimación cardiopulmonar pediátrica y destinatarios

TIPOS	DESTINATARIOS
Curso de RCP avanzada pediátrica	Pediatras y profesionales de enfermería que trabajen en UCIP y urgencias pediátricas. Médicos y enfermeros residentes de pediatría Anestesistas pediátricos, médicos de emergencias y transporte pediátrico
Curso de RCP intermedia pediátrica	Pediatras y profesionales de enfermería que trabajan en plantas de hospitalización y consulta o atención primaria. Estudiantes de medicina y enfermería
Curso de RCP básica pediátrica	Técnicos de cuidados auxiliares de enfermería, padres de niños con riesgo de PCR y población general

Cuadro 2-2. Recomendaciones para la formación continua en RCP pediátrica

Curso de RCP avanzada o intermedia completo	Cada 5 años si se realiza un curso de reciclaje al menos cada 2 años
Cursos de reciclaje de RCP avanzada o intermedia	Cada 2 años
Actividades de formación continua	**Áreas de cuidados críticos/urgencias/cardiología:** - Simulacros de RCP avanzada integrada (duración: 1-2 horas). Cada profesional al menos dos simulacros cada año - Talleres (duración: 0,5-1 hora). Cada profesional al menos una vez cada año (todos los talleres) Obligatorios: carro de RCP (técnicos y profesionales de enfermería); ventilación e intubación; desfibrilación; RCP calidad: compresiones torácicas y ventilación (formación a pie de cama) Optativos: canalización intraósea y medicación; algoritmo de RCP avanzada y trabajo en equipo: medicación y circunstancias especiales; cuidados posreanimación **Áreas de hospitalización general/quirófanos de bajo riesgo:** - Simulacros de RCP intermedia. Cada profesional al menos un simulacro al año - Talleres (duración: 0,5-1 hora) (todos obligatorios). Cada profesional al menos una vez cada año (todos los talleres) Obligatorios: carro de RCP (enfermeros y técnicos de cuidados auxiliares de enfermería); signos de riesgo, detección de PCR, aviso; compresiones torácicas y ventilación con bolsa y mascarilla (formación a pie de cama); medicación; trabajo en equipo **Otro personal (celadores, personal administrativo y otros profesionales):** - Taller obligatorio de RCP básica (duración: 0,5-1 hora). Cada profesional al menos una vez al año

actividades de mantenimiento de RCP pediátrica del Grupo Español de RCP Pediátrica y Neonatal.

Por último, es esencial establecer un sistema de evaluación de los conocimientos teóricos y prácticos en cada curso y actividad formativa, y la evaluación periódica de los resultados del plan de formación.

NUEVAS RECOMENDACIONES PARA LA EDUCACIÓN EN RCP

En las últimas recomendaciones del ILCOR sobre educación en RCP se ha insistido en algunos aspectos de organización y metodología docente.[2-5]

Formación continuada en el tiempo para el mantenimiento de las competencias.[8-10] Se recomienda valorar realizar una formación en actividades cortas y en intervalos frecuentes, en lugar de concentrarla solo en cursos de RCP que por lo general están muy espaciados en el tiempo. Esta recomendación está basada en el hecho de que tanto los conocimientos teóricos como las habilidades prácticas se pierden con el tiempo si no se recuerdan ni practican; por lo tanto, una formación corta y frecuente puede ayudar a mantener mejor los conocimientos y las competencias prácticas. En nuestra opinión, esta formación corta y frecuente puede tener mayor utilidad en el reciclaje o reentrenamiento del personal, más que en la formación inicial que requiere que el alumno integre todos los conceptos teóricos y prácticos de la reanimación. Lo importante es remarcar que no es suficiente una formación puntual en RCP pediátrica cada cierto tiempo, sino que es necesario mantener un entrenamiento frecuente con prácticas cortas o simulacros.

Educación teórica no presencial. En las últimas recomendaciones internacionales se sugiere estimular la formación teórica no presencial previa a la parte presencial. Sin embargo, aunque la formación no presencial tiene un importante papel y puede reducir el tiempo de la formación teórica presencial y abaratar costos,[2-5] en nuestra opinión, la formación previa no presencial no puede sustituir completamente a la formación teórica presencial, ya que la interacción directa entre los docentes y los alumnos es esencial para reforzar el aprendizaje y resolver dudas; por lo que se corre el riesgo de utilizar el tiempo de práctica para estos fines.

Entrenamiento del liderazgo y el trabajo en equipo. Un elemento fundamental para conseguir una RCP avanzada efectiva es que los reanimadores no solo conozcan las recomendaciones y sean competentes en las técnicas de RCP, sino que también actúen de forma coordinada en equipo y con una dirección clara. Por tanto, es necesario que el trabajo en equipo, la coordinación, la comunicación y el liderazgo se entrenen en los cursos de RCP y, consecuentemente, estos aspectos se evalúen específicamente en las prácticas de RCP avanzada integrada. Este aspecto es todavía más importante en pediatría, ya que las PCR son menos frecuentes y muchos centros sanitarios no cuentan con equipos establecidos de RCP. Por ello, en los cursos se debe enseñar a los reanimadores a ejercer el papel de líder, a coordinar y trabajar en equipo.

Simulación. Las últimas recomendaciones refuerzan el papel de la metodología de la simulación para el aprendizaje de la práctica integrada de la RCP y las habilidades no técnicas de comunicación y trabajo en equipo.

Algunos autores recomiendan utilizar maniquíes de alta fidelidad para la enseñanza de la RCP. Sin embargo, en nuestra opinión, esto no es necesario ni conveniente porque, por una parte, todas las maniobras de RCP se pueden realizar en maniquíes de baja fidelidad y los escenarios deben ser muy dinámicos, por lo tanto, las características de interacción de los maniquíes de alta fidelidad (hablar, respirar espontáneamente y abrir los ojos) no son imprescindibles aquí; por la otra, las maniobras necesarias en la RCP (compresiones torácicas, maniobras de desobstrucción, colocación del maniquí en el suelo y canalización intravenosa e intraósea frecuentes) pueden dañar a los maniquíes de alta fidelidad, los cuales tienen un costo muy elevado. En nuestra experiencia, estos maniquíes no son necesarios para la formación en RCP.

Los escenarios de RCP avanzada integrada se realizan con metodología de simulación avanzada y maniquíes de baja fidelidad que permitan la ventilación, intubación y canalización, y un buen instructor, que es la parte más importante de la enseñanza.

Herramientas tecnológicas en la formación de la RCP. Se han desarrollado algunos dispositivos, como los de control y retroalimentación de la frecuencia y profundidad de las compresiones y de la ventilación, que pueden ser útiles para reforzar el aprendizaje y la calidad de algunas maniobras de RCP. Algunos de estos dispositivos están incluidos en los maniquíes y otros se han incorporado en los parches de desfibrilación de los monitores-desfibriladores. Sin embargo, no todos los dispositivos tienen retroalimentación adaptada a las recomendaciones pediátricas en cuanto a frecuencia y profundidad, y algunos tienen retroalimentación visual y sonora que no pueden eliminarse y en ocasiones pueden interferir con el entrenamiento.

Evaluación como método de aprendizaje. Se recomienda la realización de una evaluación estructurada y sistemática con los participantes en una RCP como método para reforzar la formación. Esta evaluación debe ser una parte esencial del control de calidad de la RCP, ya que refuerza no solo el aprendizaje y la corrección de errores, sino también supone un importante apoyo para el personal que ha participado en una RCP y mejora el trabajo en equipo.

Formación de la población general. Los resultados del PCR intrahospitalario en niños han mejorado significativamente en la última década, con un importante aumento de la supervivencia;[11] sin embargo, los del PCR extrahospitalario apenas se han modificado.[2] Como no es posible que el personal sanitario entrenado en RCP pediátrica atienda inmediatamente a los niños que sufren un PCR fuera de los centros sanitarios y, además, uno de los factores pronósticos fundamentales es la rapidez del inicio de las maniobras, es imprescindible establecer un sistema estructurado de formación de la población general en RCP que abarque tanto los procedimientos empleados en adultos como en niños. Este sistema debe iniciar en la infancia, y el ámbito escolar es magnífico escenario para generalizar la formación en RCP.

Otro ámbito de aprendizaje es el familiar y, en ambas actividades, los pediatras tenemos una importante responsabilidad, no solo en la formación directa de los padres de niños con riesgo de PCR, sino también en la instrucción de formadores en el ámbito escolar, que deben ser los profesores.

Formación de los instructores en RCP. En las últimas recomendaciones de educación en RCP se insiste en la importancia de la formación de los instructores para mejorar la calidad de la reanimación. Existen dos modelos de formación de instructores. Algunos, como el ERC, realizan cursos de instructores generales centrados más en la comunicación y en la metodología general, que pueden aplicarse a cualquier práctica; mientras que otros, como el Grupo Español de RCP Pediátrica y Neonatal, realizan cursos de instructores específicos de RCP pediátrica, y en cada una de las prácticas del curso de RCP pediátrica[12] los alumnos actúan como instructores.

CONCEPTOS CLAVE

- En el momento actual, en la mayoría de los países, la formación en RCP pediátrica no está organizada ni planificada. Por tanto, es necesario crear consejos nacionales de RCP pediátrica que estimulen y controlen el desarrollo de la formación en cada país. Sería recomendable la creación de un consejo latinoamericano de RCP para coordinar y aunar las actividades, adaptar las recomendaciones internacionales a la realidad del continente y disminuir la dependencia científica y docente de instituciones norteamericanas o europeas.

- Cada centro sanitario debe desarrollar un plan de prevención y atención del PCR en el niño, en el que se especifiquen claramente las actividades de formación de cada área sanitaria y tipo de personal, adaptadas a sus necesidades.

- La formación en RCP pediátrica debe ser teórica y práctica, y estar orientada a conseguir y mantener competencias prácticas. Para ello, es necesario no solo realizar cursos de manera periódica, sino también actividades de entrenamiento continuo. Es imprescindible tener formación práctica no solo en las habilidades técnicas de la RCP, sino también en trabajo en equipo, coordinación y comunicación, y utilizar la evaluación como elemento formativo. Cada centro sanitario debe planificar la formación en RCP pediátrica de su personal, tanto sanitario como no sanitario.

- Para extender el aprendizaje de la RCP pediátrica es imprescindible crear un sistema estable de formación de formadores (instructores en RCP pediátrica), que permita la autosuficiencia docente.

- La formación en RCP pediátrica no debe tener una estructura rígida, sino que debe adaptarse a las características y necesidades de los alumnos. Debe ser fundamentalmente práctica, y estar basada en casos clínicos simulados.

- La formación práctica en RCP pediátrica debe incluir tanto el aprendizaje de las técnicas de reanimación cardiopulmonar como el entrenamiento del trabajo en equipo.

- Es fundamental no solo realizar una formación periódica en RCP mediante cursos estructurados, sino también adquirir entrenamiento continuo mediante talleres cortos y simulacros.

REFERENCIAS

1. López-Herce J, Carrillo A, Iberoamerican network for study of cardiorespiratory arrest in childhood. A survey on training in pediatric cardiopulmonary resuscitation in Latin America, Spain, and Portugal. Pediatr Crit Care Med 2011;12(5):e200-4.
2. Greif R, Bhanji F, Bigham BL, et al. Education, Implementation, and Teams: 2020 International Consensus on Cardiopulmonary Resuscitation and Emergency Cardiovascular Care Science With Treatment Recommendations. Circulation 2020;142:S222-83.
3. Soar J, Maconochie I, Wyckoff MH, et al. 2019 International Consensus on Cardiopulmonary Resuscitation and Emergency Cardiovascular Care Science with Treatment Recommendations: Summary from the Basic Life Support; Advanced Life Support; Pediatric Life Support; Neonatal Life Support; Education, Implementation, and Teams; and First Aid Task Forces. Circulation 2019;140(24):e826-80.
4. Greif R, Lockey A, Breckwoldt J, et al. European Resuscitation Council Guidelines 2021: Education for resuscitation. Resuscitation 2021;161:388-407.
5. Cheng A, Nadkarni VM, Mancini MB, et al. Resuscitation Education Science: Educational strategies to improve outcomes from cardiac arrest: a scientific statement from the American Heart Association. Circulation 2018;138(6):e82-e122.

6. López-Herce J, Matamoros MM, Moya L, et al. Paediatric cardiopulmonary resuscitation training program in Latin-America: the RIBEPCI experience. BMC Med Educ 2017;17(1):161.
7. López-Herce J, Carrillo A, Martínez O, et al. Formación en reanimación cardiopulmonar pediátrica básica e intermedia para estudiantes de medicina. Educ Med 2019;20:155-61.
8. Anderson R, Sebaldt A, Lin Y, et al. Optimal training frequency for acquisition and retention of high-quality CPR skills: A randomized trial. Resuscitation 2019;135:153-61.
9. Lin Y, Cheng A, Grant VJ, et al. Improving CPR quality with distributed practice and real-time feedback in pediatric healthcare providers - A randomized controlled trial. Resuscitation 2018;130:6-12.
10. Kurosawa H, Ikeyama T, Achuff P, et al. A randomized, controlled trial of in situ pediatric advanced life support recertification ("pediatric advanced life support reconstructed") compared with standard pediatric advanced life support recertification for ICU frontline providers*. Crit Care Med 2014;42:610-8.
11. López-Herce J, del Castillo J, Cañadas S, et al. In-hospital pediatric cardiac arrest in Spain. Rev Esp Cardiol (Engl Ed) 2014;67(3):189-95.
12. López-Herce J, Carrillo A, Urbano J, et al. Evaluation of the pediatric life support instructors courses. BMC Med Educ 2021;21(1):71.

Factores que predisponen al desarrollo del paro cardíaco en pediatría

2

Dificultad e insuficiencia respiratoria

3

Rossana M. Poterala y Virginia A. Altuna

OBJETIVOS DE APRENDIZAJE

- Conocer los mecanismos del intercambio gaseoso normal.
- Definir la insuficiencia respiratoria aguda.
- Identificar los mecanismos fisiopatológicos de la insuficiencia respiratoria aguda y sus causas.
- Describir el tratamiento adecuado para la insuficiencia respiratoria.

INTRODUCCIÓN

La insuficiencia respiratoria aguda (IRA) es la incapacidad que presenta el sistema respiratorio para mantener un intercambio gaseoso adecuado a las necesidades metabólicas del organismo para satisfacer las demandas de oxígeno sistémicas y eliminar el dióxido de carbono.

La consecuencia es el descenso de la presión arterial de oxígeno (PaO_2) y el incremento de la presión arterial de dióxido de carbono ($PaCO_2$). Los valores de gases en sangre arterial utilizados para la definición tradicional de IRA son: PaO_2 < 60 mm Hg o $PaCO_2$ > 50 mm Hg en ausencia de cortocircuito cardíaco y respirando aire ambiental a nivel del mar.

> ! La insuficiencia respiratoria aguda se puede clasificar, según el principal componente de los gases en sangre arterial alterado, en:
> - Insuficiencia respiratoria aguda de tipo I o hipoxémica: caracterizada por PaO_2 < 60 mm Hg con $PaCO_2$ normal o baja.
> - Insuficiencia respiratoria aguda de tipo II o hipercápnica: caracterizada por $PaCO_2$ > 50 mm Hg, por lo general asociada con PaO_2 disminuida y respirando aire ambiental.

Estos valores no son absolutos, sino que pueden variar de acuerdo con la edad del paciente, la existencia de una patología previa, presión barométrica y de la fracción inspirada de oxígeno (FiO_2). Por ello, es importante la valoración de la dificultad respiratoria en lactantes y niños, ya que la causa más frecuente de paro cardiorrespiratorio (PCR) en este grupo es el fallo respiratorio. Por esta causa, la terapéutica debe basarse en la evolución clínica más que en los resultados de laboratorio.

La IRA constituye la causa más frecuente de admisión a las unidades de cuidados intensivos pediátricos y la principal causa de ingreso a asistencia ventilatoria mecánica.

FISIOPATOLOGÍA

Intercambio gaseoso normal

La principal función del pulmón es el intercambio gaseoso, que es el proceso mediante el cual el pulmón capta oxígeno (O_2) y elimina dióxido de carbono (CO_2) para suplir las demandas metabólicas del organismo. El O_2 del aire ambiental es transportado por la vía aérea de conducción hasta el alvéolo. La vía aérea no participa del intercambio gaseoso, por lo que constituye el espacio muerto anatómico. Una vez en el alvéolo, el O_2 difunde a través de la membrana alvéolo-capilar mediante un proceso de difusión simple; es decir, por diferencia de presiones parciales de los gases a ambos lados de la membrana. El O_2 pasa al capilar sanguíneo, se une a la hemoglobina y se distribuye a los tejidos. En los tejidos, el O_2 es utilizado para la producción de ATP, esencial para los procesos metabólicos celulares. El producto principal del metabolismo celular es el CO_2, el cual difunde desde los tejidos y a través de la sangre venosa mixta llega al pulmón, difunde al alvéolo y finalmente es exhalado a la atmósfera.

La presión de O_2 del aire ambiental representa el 20,93% de la presión total. La presión parcial de O_2 (PpO_2) a nivel del mar –donde la presión barométrica (PB) es de 760 mm Hg– es de 160 mm Hg.

$$PpO_2 = FiO_2 \times PB$$
$$PpO_2 = 0,21 \times 760 \text{ mm Hg}$$
$$PpO_2 = 160 \text{ mm Hg}$$

Al entrar en las vías aéreas, el aire se calienta y humedece por la presión del vapor de agua (PH_2O), que es de 47 mm Hg. Por lo tanto, la PpO_2 del aire inspirado es de 150 mm Hg.

$$PpO_2 = FiO_2 \times (PB) - (PH_2O)$$
$$PpO_2 = 0,21 \times (760 \text{ mm Hg} - 47 \text{ mm Hg})$$
$$PpO_2 = 150 \text{ mm Hg}$$

Al llegar al alvéolo, la PpO_2 desciende a 100 mm Hg debido a que la presión alveolar de oxígeno (PAO_2) está dada por el equilibrio entre dos procesos: la captación de O_2 por la sangre capilar pulmonar y la reposición de este gas por la ventilación alveolar. La PaO_2 es 95-98 mm Hg. Esta diferencia respecto de la PAO_2 se debe al cortocircuito fisiológico. La presión venosa de O_2 (PvO_2) que regresa de los tejidos por la circulación venosa mixta es de 40 mm Hg.

Evaluación del intercambio gaseoso

La evaluación de la IRA a través de la medición de los gases arteriales presenta dificultades para su interpretación debido a que se pueden modificar tardíamente, no permiten diferenciar entre causa pulmonar y extrapulmonar y se modifican con la posición, con los cambios de ventilación, con los cambios de FiO_2 y con factores extrapulmonares.

Una forma objetiva de valorar el intercambio gaseoso es a través del **gradiente alvéolo-arterial** de O_2 ($A-aO_2$). Para ello, debemos conocer la ecuación del gas alveolar, que nos permitirá obtener la PAO_2 y, a partir de ello, calcular el $A-a O_2$.

Entonces:

$$PAO_2 = PiO_2 - PACO_2 / R$$
$$PAO_2 = FiO_2 \times (PB - PH_2O) - PACO_2 / R$$
$$PAO_2 = 0,21 \times (760 - 47) - 40 / 0,8$$
$$PAO_2 = 100 \text{ mm Hg}$$
$$A-aO_2 = PAO_2 - PaO_2$$

donde, PAO_2: presión alveolar de O_2 (VN = 100 mm Hg); PiO_2: presión inspirada de O_2 (VN = 150 mm Hg a nivel del mar); $PACO_2$: presión alveolar de CO_2 (se la considera igual a la $PaCO_2$, dado que no hay barreras para la difusión de CO_2); R: cociente respiratorio (VN = 0,8).

$$A-aO_2 = PAO_2 - PaO_2$$

Su valor normal es de 10-20 mm Hg. El gradiente normal se debe a que los pulmones sanos tienen un grado de desigualdad ventilación: perfusión (V/Q) y al cortocircuito fisiológico que representa el 2-3% del volumen minuto cardíaco que no realiza intercambio gaseoso. Debe calcularse con FiO_2 ambiental, dado que su valor se incrementa al aumentar la FiO_2.

Mecanismos fisiopatológicos

Los mecanismos fisiopatológicos que pueden alterar el intercambio gaseoso normal y producir IRA se detallan en el **cuadro 3-1**.

Disminución de la presión inspirada de oxígeno

El O_2 constituye el 20,93% del aire ambiental. La presión barométrica disminuye de manera más o menos exponencial a medida

Cuadro 3-1. Mecanismos fisiopatológicos de la insuficiencia respiratoria aguda

Disminución de la presión inspirada de O_2

Hipoventilación alveolar

Alteración de la difusión

Alteración V/Q

Cortocircuito

Factores extrapulmonares

V/Q: relación ventilación/perfusión.

que aumenta la distancia sobre la superficie de la Tierra. Los mecanismos de adaptación a la hipoxia pueden ser agudos o crónicos. El agudo se compensa aumentando la ventilación minuto. Los mecanismos crónicos son el aumento de la masa total de glóbulos rojos y el incremento del 2,3 difosfoglicerato (2,3-DPG), lo que permite mayor cesión de O_2 a los tejidos.

Hipoventilación alveolar

Se define como la incapacidad pulmonar para conseguir un volumen minuto capaz de mantener una PCO_2 adecuada al metabolismo celular. El resultado es una caída del volumen minuto respiratorio (VMR), con un aumento de la $PACO_2$ y $PaCO_2$.

Los mecanismos básicos para que se produzca hipoventilación alveolar son: un fallo para detectar un aumento de $PaCO_2$ por depresión del sensorio, ya sea de causa farmacológica o estructural, o un fallo de la bomba respiratoria para responder al aumento de la $PaCO_2$ por alteración de la transmisión neuromuscular, fatiga de los músculos respiratorios, inestabilidad de la caja torácica o aumento de la resistencia de las vías aéreas de conducción. La hipoventilación es la causa más frecuente de hipercapnia en los pacientes críticamente enfermos.

Alteración de la difusión

Se define como un desequilibrio entre la presión parcial de gas entre el alvéolo y la sangre capilar pulmonar. Cuando el tiempo de permanencia en el capilar pulmonar es menor del 20% de lo normal, aparecen alteraciones en la oxigenación arterial.

La alteración de la difusión es un mecanismo infrecuente de hipoxemia en la edad pediátrica. Los mecanismos de producción son: engrosamiento de la membrana alvéolo-capilar (fibrosis pulmonar), rotura de la membrana alvéolo-capilar (el enfisema) o disminución de la PAO_2.

Alteración de la ventilación-perfusión

La relación V/Q desempeña un papel crucial en el intercambio gaseoso pulmonar y es la causa de hipoxemia más frecuente en la edad pediátrica. Existen tres situaciones posibles:

- Relación V/Q = 0 o efecto *shunt*. Se debe a la ausencia de ventilación en zonas de pulmón que están bien perfundidas. En este caso la sangre pasa por el lecho capilar, pero no se oxigena. Es frecuente en situaciones de ocupación alveolar, como edema, hemorragia alveolar o la neumonía y atelectasias. En condiciones normales existe un pequeño efecto *shunt* (3-4%) que proviene de las venas bronquiales y de Tebesio, que drenan directamente a la circulación sistémica; cuando este aumenta, la oxigenación se torna significativamente insuficiente y la administración de oxígeno al 100% no produce un aumento importante de la PaO_2.
- Relación V/P < 1 o efecto mezcla venosa. Tiene lugar en aquellas enfermedades en las que la ventilación está disminuida, pero no suprimida completamente, como las neumonías, la bronquiolitis o el asma. En este caso también se produce hipoxemia, pero puede mejorar con la administración de O_2.
- Relación V/P > 1 o efecto espacio muerto. Existen zonas del pulmón que están bien ventiladas, pero insuficientemente perfundidas, lo que da lugar a un aumento del espacio muerto. Esto ocurre en el tromboembolismo pulmonar o en el shock y produce hipoxemia.

Factores extrapulmonares

Otro factor causante de hipoxemia es el aumento de la extracción tisular de O_2 (ETO_2), que es el cociente entre la disponibilidad de O_2 (DO_2) y el consumo de O_2 (VO_2).

$$ETO_2 = DO_2 / VO_2$$

Su valor normal es del 20-30%. El incremento de la ETO_2 produce un descenso de la saturación venosa mixta de O_2 (SvO_2) o de su equivalente, que es la saturación venosa central ($SvcO_2$). Las causas más frecuentes son: disminución de la DO_2 por caída del volumen minuto (shock), aumento del VO_2 o disminución del contenido arterial de O_2 (anemia).

Las características gasométricas y del gradiente A-a O_2 según el mecanismo fisiopatológico se describen en el **cuadro 3-2**.

DIAGNÓSTICO

Las causas de IRA se pueden clasificar según la fisiopatología o el órgano o sistema afectado. Las diferentes causas se describen en los **cuadros 3-3, 3-4, 3-5 y 3-6**.

Las manifestaciones clínicas de la IRA son variables y se relacionan con la causa subyacente y la repercusión de las alteraciones gasométricas y del pH en los órganos diana (corazón, pulmón y cerebro). Asociadas a la hipoxemia: taquipnea, taquicardia, hipertensión con vasoconstricción periférica de inicio. Con el empeoramiento aparecen: hipotensión, bradicardia, cianosis y síntomas de afectación del sistema nervioso central (SNC), como desorientación y confusión, y acidosis láctica.

Los síntomas asociados con la hipercapnia son diversos y poco específicos. Por lo general el diagnóstico es gasométrico.

EVALUACIÓN DE LA INSUFICIENCIA RESPIRATORIA AGUDA

La evaluación de los pacientes con IRA debe realizarse en forma dinámica, continua y en simultáneo con las medidas de intervención diagnóstica y terapéutica.

Se debe valorar:

- Tono muscular y movimientos respiratorios.
- Estado de conciencia e interacción con el medio.
- Habla o llanto.
- Frecuencia respiratoria según los valores normales para la edad.
- Bradipnea, signo ominoso de claudicación respiratoria inminente.
- Trabajo respiratorio: retracciones intercostales, tiraje, aleteo nasal y quejido espiratorio.
- Examen físico: auscultación respiratoria. La obstrucción de la vía aérea extratorácica causa estridor y retracciones, y la intratorácica, sibilancias.

Escalas de gravedad: las escalas que se utilizan se describen en los **cuadros 3-7 y 3-8**.

TRATAMIENTO

Es indispensable conocer la fisiología del intercambio gaseoso y los mecanismos fisiopatológicos de la IRA para seleccionar la estrategia de tratamiento correcta. El grado de alteración de los gases arteriales es el resultado entre la gravedad de la enfermedad y el grado de compensación del aparato cardiorrespiratorio. Un estado ácido-base arterial normal no significa la ausencia de enfermedad, sino enfermedad compensada.

El tratamiento de la IRA está dirigido a la enfermedad de base y, sobre todo, a aumentar el suministro de O_2 a los tejidos, y tiene su énfasis en el manejo de la vía aérea, la ventilación y la oxigenación.

En la disminución de la FiO_2, el tratamiento es el O_2 suplementario. En la hipoventilación, la hipoxemia se corrige con O_2 suplementario, mientras que la hipercapnia por lo general requiere ventilación mecánica mientras se resuelve la causa (SNC, sistema neuromuscular o pared torácica) con el objetivo de evitar la acidosis respiratoria. En la alteración de la difusión, la hipoxemia responde al O_2 suplementario y la hipercapnia es rara. En la alteración V/Q, la hipoxemia responde al O_2 suplementario, mientras que en el cortocircuito no hay respuesta a él. Para su corrección se requiere la aplicación de presión positiva al

Cuadro 3-2. Características según el mecanismo fisiopatológico

Mecanismo fisiopatológico	PaO$_2$	PaCO$_2$	A-aO$_2$	Volumen minuto respiratorio	Corrección con oxigenoterapia
Disminución de la presión inspiratoria de O$_2$	Baja	Baja	Normal	Alto	Sí
Hipoventilación	Baja	Alta	Normal	Bajo	Sí
Alteración de la difusión	Baja	Baja	Alto	Normal	Sí
Alteración de la V/Q	Baja	Variable	Alto	Normal o alto	Sí
Cortocircuito (*shunt*)	Baja	Baja	Alto	Normal o alto	No
Extrapulmonar	Baja	Baja	Normal	Normal o alto	No

PaO$_2$: presión arterial de oxígeno; PaCO$_2$: presión arterial de dióxido de carbono; A-aO$_2$: diferencia alvéolo-arterial de oxígeno.

Cuadro 3-3. Causas de insuficiencia respiratoria aguda hipoxémica

Lesiones pulmonares difusas

Edema cardiogénico (fallo del VI, sobrecarga de volumen)

Permeabilidad aumentada. SDRA (sepsis, neumonía, aspiración)

Edema de causa desconocida

Hemorragia alveolar difusa

Lesiones pulmonares focales (neumonía lobar, contusión pulmonar, atelectasia)

VI: ventrículo izquierdo; SDRA: síndrome de dificultad (distrés) respiratorio agudo.

Cuadro 3-4. Causas de insuficiencia respiratoria aguda hipercápnica

Fallo ventilatorio
- Disminución de la capacidad neuromuscular:
  – Disfunción del SNC: uso de sedantes, ACV, convulsiones
  – Disminución de la fuerza de los músculos respiratorios: sepsis, desnutrición, AVM prolongada
- Sobrecarga de los músculos respiratorios:
  – Resistencia (broncoespasmo)
  – Elastancia (edema pulmonar, neumonía)
  – Alteración del volumen minuto

Otras causas
- Compensación de la alcalosis metabólica

SNC: sistema nervioso central; ACV: ataque ("accidente") cerebrovascular.

Cuadro 3-5. Causas según el órgano afectado

Enfermedad SNC: depresión por lesión estructural (hemorragia-infarto) o por fármacos (benzodiazepinas)

Enfermedad neuromuscular: miastenia grave, síndrome de Guillain-Barré, lesión de la médula espinal, fatiga de los músculos respiratorios

Enfermedad de la pared torácica: cifoescoliosis, tórax asfixiante

Enfermedad de la pleura: derrame pleural, neumotórax

Enfermedad de la vía aérea: asma, bronquiolitis, obstrucción alta

Enfermedad pulmonar: neumonía, edema, fibrosis, síndrome de dificultad respiratoria aguda (SDRA)

Enfermedad sistémica: shock

final de la espiración (PEEP). Para el manejo de la hipercapnia aguda se requiere ventilación mecánica (VM).

Por último, en los factores extrapulmonares el tratamiento consiste en la reanimación del shock o la mejora del contenido arterial de O_2 mediante transfusión de glóbulos rojos.

En el **cuadro 3-9** se resumen las estrategias de tratamiento según su fisiopatología.

En la **figura 3-1** se grafica un algoritmo de tratamiento de la IRA.

Cuadro 3-6. Causas según la fisiopatología

Hipoventilación alveolar: depresión del SNC, alteración neuromuscular, aumento de la resistencia de la vía aérea

Alteración de la difusión: fibrosis pulmonar, enfisema pulmonar

Alteración de la V/Q: asma, bronquiolitis y edema pulmonar cardiogénico

Cortocircuito: SDRA, neumonía

Extrapulmonar: shock, anemia

Cuadro 3-7. Escala de Tal modificada (< 2 años)

Puntaje	FC	FR		Sibilancias	Tiraje
		< 6 meses	> 6 meses		
0	< 120 lpm	< 40/min	< 30 resp/min	NO	NO
1	120-139 lpm	40-54/min	30-44 resp/min	Fin de espiración	Intercostal leve
2	140-160 lpm	55-70/min	45-60 resp/min	Espiratorias/inspiratorias	Generalizado
3	> 160 lpm	> 70/min	> 60 resp/min	Audibles	Generalizado + aleteo nasal

FC: frecuencia cardíaca; FR: frecuencia respiratoria; lpm: latidos por minuto.

Cuadro 3-8. Puntuación (score) de gravedad (> 2 años)

Síntomas	Crisis leve	Crisis moderada	Crisis grave
Disnea	Al caminar Puede acostarse	Al hablar Prefiere sentarse	En reposo Inclinado hacia delante
Lenguaje	Normal	Frases cortas	Palabras
FR	Normal	Aumentada	Muy aumentada o disminuida
Músculos accesorios	No	Algunos	Tiraje generalizado
Sibilancias	Final de la espiración	Toda la espiración	Inspiratorias/espiratorias Silencio respiratorio
Pulso	< 100 lpm	100-120 lpm	> 120 lpm-bradicardia

lpm: latidos por minuto.

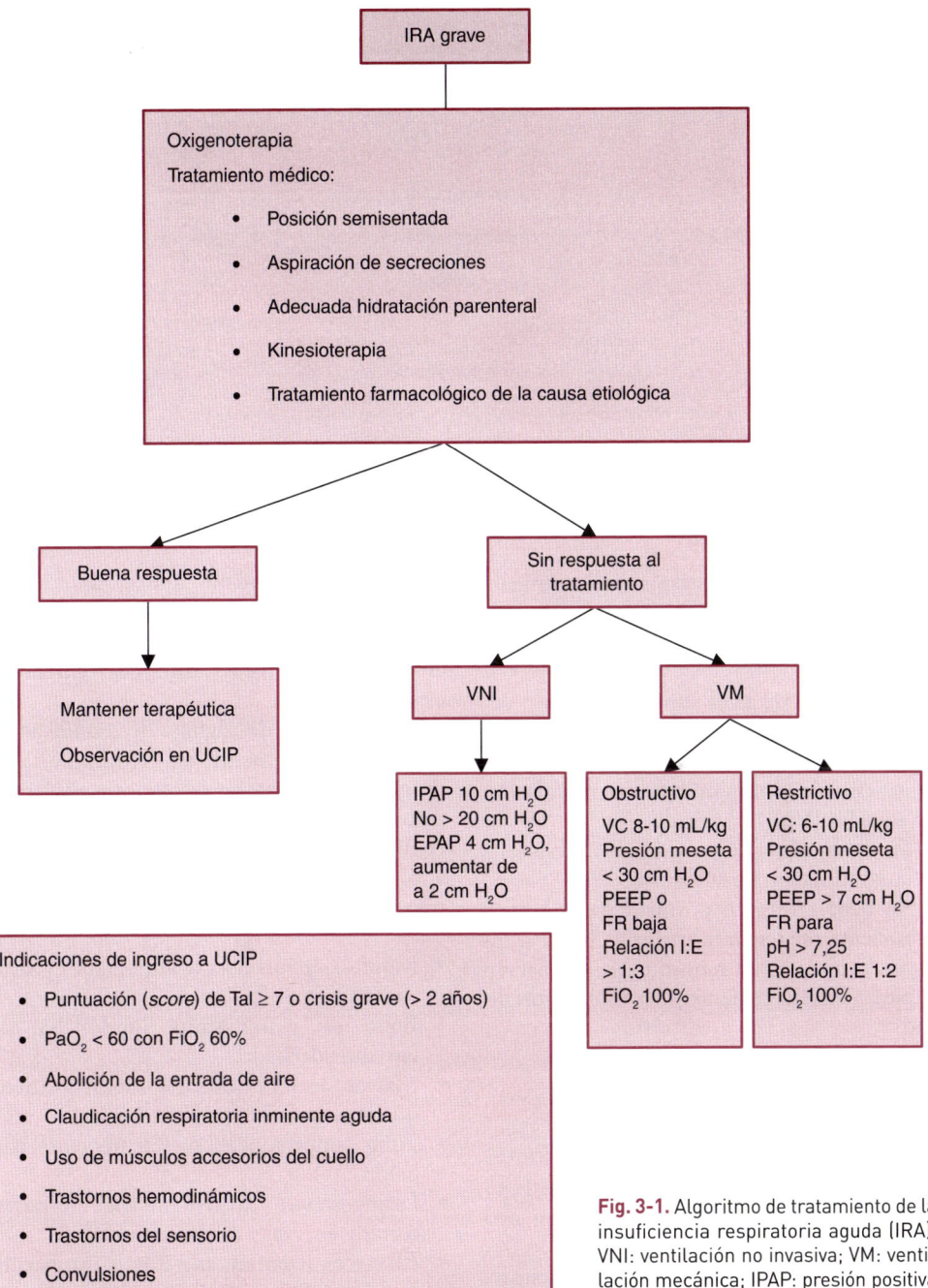

Fig. 3-1. Algoritmo de tratamiento de la insuficiencia respiratoria aguda (IRA). VNI: ventilación no invasiva; VM: ventilación mecánica; IPAP: presión positiva inspiratoria; EPAP: presión positiva espiratoria; VC: volumen corriente; PEEP: presión positiva al final de la espiración; FR: frecuencia respiratoria; UCIP: unidad de cuidados intensivos pediátricos; IE: relación inspiración/espiración.

Cuadro 3-9. Estrategias de tratamiento de la insuficiencia respiratoria aguda según la fisiopatología

Fisiopatología	Hipoxemia	Hipercapnia
Disminución FiO_2	O_2 suplementario	No presenta
Hipoventilación	O_2 suplementario	VM
Alteración de la difusión	O_2 suplementario	VM
Alteración de la V/Q	O_2 suplementario	VM
Cortocircuito (*shunt*)	PEEP	VM
Extrapulmonar	Reanimación shock	No presenta

FiO_2: fracción inspirada de oxígeno; VM: ventilación mecánica; PEEP: presión positiva al final de la espiración.

Ventilación no invasiva

Disminuye el trabajo respiratorio: aumenta la capacidad residual funcional (mejora la oxigenación) y disminuye el shunt intrapulmonar.

Estabiliza la vía aérea superior.

Disminuye la frecuencia respiratoria.

Es importante reconocer de manera temprana cuando el tratamiento con ventilación no invasiva (VNI) ha fallado.

Un signo confiable y seguro de la respuesta es la disminución de la FR.

No debe retrasarse el inicio de la VM si el paciente no presenta mejoría clínica o los signos progresan. El retraso en la intubación aumenta considerablemente la morbimortalidad.

Implementación

Interfase apropiada a la edad.

Iniciar con una presión espiratoria (EPAP) de 4 cm H_2O y se aumenta de a 2 cm H_2O para lograr una saturación > 90% con una FiO_2 < 60%.

Se programa una presión inspiratoria (IPAP) de 10 cm H_2O y se aumenta hasta lograr un volumen corriente de 8 mL/kg, sin superar los 20 cm H_2O. En caso de ser necesaria una mayor presión, considerar la VM.

Ventilación mecánica

Es un procedimiento que se utiliza para sostener la respiración de manera transitoria hasta la recuperación de la capacidad funcional necesaria para reasumir la ventilación espontánea.

La presencia de signos de claudicación respiratoria inminente aguda debido a la progresión del cuadro respiratorio, independientemente de la causa, requiere soporte ventilatorio mecánico invasivo. El ingreso a VM implica la intubación endotraqueal y para ello es necesario:

- Monitorización electrocardiográfica y saturometría.
- Bolsa de reanimación autoinflable de tamaño adecuado.
- Máscara facial de tamaño adecuado (tiene que abarcar la boca y la nariz).
- Tubo endotraqueal: preferentemente con balón.
- Laringoscopio: existen modelos de ramas rectas y curvas, y de varios tamaños.
- Fármacos sedantes: antes de la intubación se debe realizar sedación, analgesia y, eventualmente, relajación muscular.

Existen varios modos respiratorios, los dos usados con más frecuencia son:

- **Modo controlado por volumen (VCV):** el volumen corriente (VT) es la variable programable y la presión pico la dependiente (este valor dependerá de las resistencias del sistema, que incluye tubuladuras, tubo endotraqueal y vías aéreas).
- **Modo controlado por presión (PCV):** la presión pico (Pp) es la variable programable y el VT la dependiente (que varía según las resistencias del sistema: a mayor resistencia le entrega menos volumen, ya que la presión es fija, con el consiguiente riesgo de hipoventilación).

No existe evidencia de que un modo sea mejor que el otro; por lo tanto, se recomienda utilizar aquel con el que el operador este familiarizado.

Los ventiladores deben conectarse a una fuente de oxígeno y aire comprimido presurizados (la mayoría de ellos).

Una vez conectado el paciente a VM, se debe constatar la adecuada ventilación:

- Excursión tórax adecuada.
- Auscultación de murmullo vesicular simétrico.
- Saturación > 95%.
- Estado ácido-base (pH > 7,20 / PaO_2 > 60 mm Hg).
- Radiografía de tórax: además de evaluar los campos pulmonares, chequear la posición del tubo endotraqueal (2 cm por arriba de la carina tráquea).

La programación inicial se realizará según la característica pulmonar:

- **Pulmón sin patología:** se utilizarán los parámetros fisiológicos y con objetivo gasométrico normal (p. ej.: obstrucción de la vía aérea superior).
  - VT: 8-10 mL/kg (en VCV) o Pp: 16-18 cm H_2O (en PCV).
  - FR: depende de la edad, 12-28 ventilaciones por minuto (a menor edad, mayor frecuencia).
  - Tiempo inspiratorio (Ti): depende de la edad, 0,5-1,1 (a menor edad, menor Ti).
  - Relación inspiración/espiración (I:E): 1:3.

  - Flujo inspiratorio: 2 mL/kg.
  - FiO_2: inicialmente 1 (luego descender al mínimo posible).
  - PEEP: 4-5 cm H_2O.

- **Pulmón con patología restrictiva:** clínicamente cursa con hipoxemia grave y Rx de tórax con infiltrados alveolares de diversa intensidad. Se utiliza una estrategia de protección pulmonar e hipercapnia permisiva (pH > 7,20 tolerando valores elevados de CO_2).
  - VT: 6-8 mL/kg (VCV) o Pp: < 35 cm H_2O.
  - FR: la necesaria para mantener pH > 7,20.
  - Ti: el mayor posible (dependerá de la Fr y relación I:E).
  - Relación I:E: 1:2.
  - Flujo inspiratorio: 2 mL/kg.
  - FiO_2: 1 inicialmente (luego descender al mínimo posible).
  - PEEP: > 7, ir escalando según saturometría hasta 12 cm H_2O.

- **Pulmón con patología obstructiva:** esta patología produce atrapamiento aéreo que puede empeorar con la ventilación mecánica. Por ese motivo, se utiliza una estrategia de protección pulmonar e hipercapnia permisiva (pH > 7,20 tolerando valores elevados de CO_2).
  - VT: 8-10 mL/kg (VCV) o presión pico: la menor posible (recordar que estos pacientes tienen elevada la resistencia al flujo aéreo, por lo tanto, esta será elevada).
  - FR: la más baja posible dependiendo de la edad. Se debe recordar que las frecuencias elevadas empeoran el atrapamiento aéreo y aumentan el riesgo de barotrauma.
  - Ti: corto, el menor posible que permita una relación I:E adecuada.
  - Relación I:E: 1:4. Es necesario tener tiempos espiratorios prolongados que permitan un mejor vaciamiento pulmonar y disminuir así el atrapamiento aéreo.

– Flujo inspiratorio: 2 mL/kg.
– FiO_2: 1 inicialmente (luego descender al mínimo posible).
– PEEP: inicial de 0 (este paciente ya tiene auto-PEEP por el atrapamiento aéreo).

En todos los casos, se debe realizar una monitorización clínica con saturometría y electrocardiograma (ECG) continuos, laboratorio con gasometría arterial inicial y, luego de realizar cambios, radiografía tórax inicial y monitorización respiratoria con medición de presión meseta (< 30 cm H_2O). El paciente debe recibir sedoanalgesia y, eventualmente, bloqueo neuromuscular para conseguir una adecuada adaptación al ventilador. La presión positiva intratorácica disminuye el retorno venoso al corazón, con la consiguiente repercusión hemodinámica (más frecuente en pacientes con atrapamiento aéreo). Por lo general, realizar una expansión con 20-40 mL/kg de solución fisiológica suele ser suficiente para revertir esta situación.

INSUFICIENCIA RESPIRATORIA CRÓNICA

Puede definirse como la incapacidad del sistema respiratorio para asegurar un intercambio gaseoso acorde a las necesidades del organismo (PaO_2 < 60 mm Hg o $PaCO_2$ > 45 mm Hg), cuya instauración es progresiva y se mantiene en exámenes repetidos. Algunos autores establecen el carácter de cronicidad cuando esta situación se prolonga más allá de un mes, a pesar de un tratamiento adecuado.

Al igual que en la IRA, desde el punto de vista fisiopatológico se pueden distinguir dos grandes tipos de IRC, hipoxémica e hipercápnica. Esta distinción puede tener valor a la hora de orientar el diagnóstico, ya que la IRC hipoxémica se caracteriza por la existencia de una alteración en el intercambio gaseoso y es propia de las enfermedades pulmonares, mientras que la IRC hipercápnica es consecuencia de un fallo en la ventilación por disfunción de la bomba respiratoria. Las causas se detallan en el **cuadro 3-10**.

Cuadro 3-10. Causas de la insuficiencia respiratoria crónica

Afectación del parénquima pulmonar

Neumopatías intersticiales crónicas
Fibrosis pulmonares
Displasia broncopulmonar

Anomalías de las vías aéreas superiores

Hipertrofia amigdalar
Dismorfias craneofaciales
Laringotraqueomalacia
Estenosis laringotraqueales

Anomalías de las vías aéreas inferiores

Fibrosis quística
Bronquiolitis obliterante
Déficits inmunitarios
Discinesia ciliar primaria

Enfermedades neuromusculares

Amiotrofia espinal infantil
Enfermedad de Duchenne
Otras miopatías
Síndromes neuromusculares

Anomalías del control central de la respiración

Síndrome de hipoventilación central congénito
Síndromes de hipoventilación central secundarios

Causas diversas

Hipoplasia pulmonar
Hernia diafragmática
Tetraplejía traumática
Secuelas neurológicas de la asfixia perinatal
Obesidad mórbida
Hipertensión arterial pulmonar idiopática
Escoliosis
Enfermedades de depósito lisosomal
Síndromes polimalformativos

CONCEPTOS CLAVE

- La IRA es la causa más frecuente de ingreso a las unidades de cuidados intensivos pediátricos y de ventilación mecánica.
- El diagnóstico no es exclusivamente gasométrico. El resultado de los gases arteriales se debe interpretar junto con la valoración clínica y la historia del paciente.
- El mecanismo fisiopatológico más común es la alteración en la ventilación-perfusión.
- Las manifestaciones clínicas varían según la causa subyacente y es útil la aplicación de puntajes de gravedad para determinar su severidad.
- Para escoger un tratamiento adecuado hay que conocer la fisiopatología.
- El objetivo principal del tratamiento es asegurar una adecuada entrega de O_2 a los tejidos y remoción de CO_2.
- No debe retrasarse el inicio de la ventilación mecánica si el paciente no presenta mejoría clínica o si los signos progresan. El retraso en la intubación aumenta considerablemente la morbimortalidad.

BIBLIOGRAFÍA

Almeida Santos L, Ruza F. Insuficiencia respiratoria aguda. En: Ruza F (ed). Tratado de cuidados intensivos pediátricos. 3º ed. Madrid: Ediciones Norma; 2003. pp. 732-46.

Alvarez Rojas E, De la Oliva P. Insuficiencia respiratoria aguda en el niño. Revista Española de Pediatría 2010; 66(1):40-7.

Castillo A. Ventilación mecánica invasiva en el paciente pediátrico. Neumol Pediatr 2017;12(1):15-22.

Donoso A, Arriagada D, Franco Díaz R, et al. Ventilación mecánica invasiva. Puesta al día para el médico pediatra. Arch Argent Pediatr 2013;111(5):428-36.

Neema PK. Respiratory Failure. Indian J Anaesth 2003; 47:360-6.

Pastor Vivero MD, Pérez Tarazona S, Rodríguez Cimadevilla JL. Fracaso respiratorio agudo y crónico. Oxigenoterapia. Protoc Diagn Ter Pediatr 2017;1:369-99.

Powell F, Heldt G. Respiratory physiology. En: Ackerman AD, Argent AD, Biagas K, et al (eds). Rogers's textbook of Pediatric Intensive Care. 4.ª ed. Philadelphia: Lippicott & Wilkins; 2008. pp. 631-61.

Siaba Serrate A, Monteverde E, Fernández A y cols. Ventilación Mecánica en Pediatría. Manual del Curso de Ventilación Mecánica en Pediatría 2014, Buenos Aires: Editorial Médica Panamericana; 2014.

West JB. Fisiología respiratoria. 3.ª ed. Buenos Aires: Editorial Médica Panamericana: 1987.

Shock en pediatría

4

Marisa Alejandra Cabeza, Gladys A. Palacio y Gustavo Sciolla Fantasia

◎ OBJETIVOS DE APRENDIZAJE

- Definir el concepto de shock.
- Clasificar los diferentes tipos de shock según sus características fisiopatológicas, etiológicas y clínicas.
- Jerarquizar los conceptos clave que impactan satisfactoriamente en la adquisición de los conocimientos.

INTRODUCCIÓN

A nivel mundial, el shock es una causa líder de morbilidad y mortalidad en la población pediátrica. Si bien en las últimas décadas esta última ha disminuido, se observa un creciente aumento de su incidencia. La mortalidad para el shock séptico en pediatría, que actualmente se encuentra entre el 10 y 40%, según las diferentes series, antes se hallaba cerca del 90%. Tanto para este tipo de shock como para los otros, entre los factores causales de esa importante reducción se destacan el diagnóstico temprano y la obediencia a las recomendaciones de tratamiento que se encuentran en las guías de práctica clínica publicadas por diferentes entidades científicas, como la *American Academy of Pediatrics*, y las Guías 2020 de la Campaña Sobreviviendo a la Sepsis y sus respectivas actualizaciones.

DEFINICIÓN DE SHOCK

Se trata de un fallo circulatorio agudo generalizado asociado con una inadecuada utilización de oxígeno por la células e incapacidad para proporcionar las necesidades metabólicas de los tejidos como consecuencia de la disminución del volumen intravascular efectivo (shock hemorrágico), o relativo (anormalidad en el tono vasomotor: shock distributivo), de una función cardíaca anormal (shock cardiogénico) o una conjunción de todas (shock séptico).

- Shock hipovolémico: estado de déficit absoluto de volumen de líquido intravascular y extravascular.
- Shock cardiogénico: estado de fallo circulatorio por deterioro de la contractibilidad miocárdica. Representa el 5-13% de los casos diagnosticados como shock que ingresan a las salas de emergencias.
- Shock distributivo: se caracteriza por la distribución inapropiada del volumen sanguíneo por alteración de las resistencias vasculares sistémicas.
- Shock obstructivo: afección en la que hay una obstrucción física del flujo sanguíneo con el consiguiente deterioro del gasto cardíaco.

CARACTERÍSTICAS FISIOPATOLÓGICAS DE LOS DIFERENTES TIPOS DE SHOCK

El principal objetivo del sistema cardiovascular es mantener un adecuado aporte de oxígeno y nutrientes a los tejidos. Cuando el suministro de oxígeno es insuficiente para satisfacer las demandas de los tejidos, se produce hipoxia tisular con aparición de un estado de shock que, si se mantiene en el tiempo, determina la disfunción o la muerte celular.

La función cardiocirculatoria depende de tres componentes (**fig. 4-1**):

- Volumen sanguíneo: la volemia corresponde al 8% del peso corporal.
- Función cardíaca: el gasto cardíaco depende del volumen sistólico y la frecuencia cardíaca.
- Contenido arterial se oxígeno: está determinado por la concentración y el porcentaje de hemoglobina saturada.

Shock hipovolémico

El factor clave en la fisiopatología del shock hipovolémico es la disminución del volumen intravascular efectivo que conduce a la reducción de la precarga, con el consiguiente deterioro del gasto sistólico y, por ende, del gasto cardíaco. Según la magnitud de la pérdida de volumen intravascular y la posibilidad de respuesta de los mecanismos de compensación que tratarán de disminuir el impacto, será la c del cuadro clínico. El organismo tratará de mantener una adecuada perfusión a los órganos esenciales y para ello aumentará la frecuencia cardíaca y disminuirá la presión venosa central, con un incremento de la resistencia vascular periférica. Esto permite mantener la presión arterial sistólica normal, inicialmente, incluso con una pérdida aguda de un 15% del volumen sanguíneo circulante. Pero, si no se logra la adecuada reposición del volumen intravascular y las pérdidas agudas superan el 20% del volumen circulante efectivo, los mecanismos compensatorios terminan fallando, con la

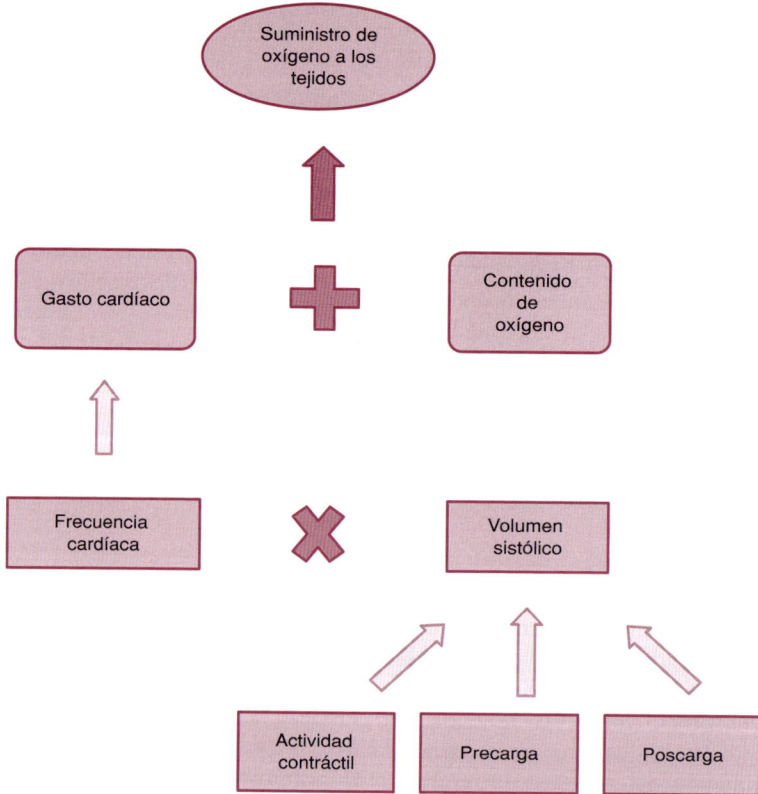

Fig. 4-1. Componentes de la oxigenación tisular.

consiguiente hipotensión, signo clínico tardío y de pronóstico ominoso. A medida que el gasto cardíaco disminuye, también lo hace el aporte de oxígeno a los tejidos, lo que finalmente desembocará en fallo de los órganos, de los cuales el cerebro y el intestino son los que peor toleran la hipoxemia.

> ! La población pediátrica es más susceptible al impacto debido a la mayor proporción de agua corporal en relación con el peso, con la mayor tasa metabólica, con la inmadurez renal y la imposibilidad de regular su propia ingesta de líquidos según las edades. La deshidratación por vómitos o diarrea continúa siendo la causa más común de shock hipovolémico en pediatría.

Por lo general la pérdida de agua se acompaña de pérdida de sodio, con los consecuentes cambios en la osmolaridad sanguínea y las diferentes concentraciones sanguíneas de sodio, el cual puede estar normal, bajo o elevado, dependiendo de la pérdida. Cuando el shock ocurre debido a una pérdida de sangre, debe identificarse la causa rápidamente para detener el sangrado y restituir cuanto antes el volumen circulante, ya que de esto dependerá el desbalance entre la entrega y el consumo de oxígeno. El sangrado puede deberse a disrupción de estructuras vasculares, como en el traumatismo, o a la activación de la cascada de coagulación.

Shock distributivo

El ejemplo típico de shock distributivo es el shock séptico, que es la forma más grave de la sepsis. En la actualidad se define como una sepsis que induce hipoperfusión tisular. Se caracteriza por una alteración de los mecanismos que regulan la respuesta del huésped a una noxa infecciosa. Desde el punto de vista fisiopatológico, el shock séptico es un síndrome caracterizado por la presencia de mediadores inflamatorios que causan disfunción del tono vascular y alteraciones de la microvasculatura, lo que origina un flujo sanguíneo heterogéneo, con zonas hipóxicas ocultas y disociación entre la macro y microcirculación. Esto conduce a una perfusión tisular inadecuada y lleva a un desequilibrio entre la disponibilidad y el consumo de oxígeno que altera la producción de energía celular a nivel mitocondrial y da como resultado hipoxia citopática.

Shock cardiogénico

A diferencia de otros tipos de shock, en el cardiogénico, los mecanismos compensadores tienen un efecto deletéreo desde su inicio: la caída del gasto cardíaco produce una liberación de catecolaminas que da lugar a vasoconstricción de las arteriolas periféricas (para intentar mantener la perfusión de los órganos vitales) y a un aumento en los niveles de vasopresina y angiotensina II (para mejorar la circulación coronaria y la perfusión periférica). Esto conlleva a un aumento de la poscarga y empeoramiento de la función miocárdica. Además, la activación de la cascada neuro-hormonal con retención de agua y sodio produce sobrecarga de volumen y favorece el edema pulmonar. Se establece así un círculo vicioso caracterizado hemodinámicamente por una caída del gasto cardíaco, un aumento de la precarga (presiones venosa central y capilar pulmonar) y de las resistencias vasculares sistémicas, lo que condiciona que, a diferencia de otros tipos de shock, no exista fase compensadora inicial en el shock cardiogénico.

Shock obstructivo

En este tipo de shock existe una obstrucción al flujo en el circuito cardiovascular por restricción al llenado diastólico o excesiva poscarga y es causado por una incapacidad para producir un adecuado gasto cardíaco a pesar de un volumen intravascular y una función cardíaca normales. Los factores pueden estar localizados dentro de la circulación pulmonar o sistémica o en el mismo corazón.

ETIOLOGÍA

- Shock hipovolémico:
  - Pérdida de líquidos: gastroenteritis aguda, pancreatitis, disfunción renal, uso de diuréticos y cetoacidosis diabética.

– Deprivación de ingreso de líquidos: estomatitis, faringitis y anorexia.
– Pérdida de sangre: hemorragia o coagulopatía.
– Pérdida capilar: isquemia intestinal por vólvulo, enteritis necrotizante, invaginación intestinal, quemaduras y síndrome nefrótico.

- Shock distributivo:
  – Shock séptico: infecciones causadas por bacterias, virus, hongos y parásitos.
  – Shock neurogénico: traumatismos de cráneo y de médula espinal.
  – Toxicidad por drogas.
  – Insuficiencia suprarrenal: hiperplasia suprarrenal congénita.
  – Shock anafiláctico.

- Shock cardiogénico:
  – Cardiopatía congénita (con resolución quirúrgica o no).
  – Miocarditis fulminante.
  – Arritmias.
  – Miocardiopatía.
  – Tóxicos o drogas.
  – Disfunción miocárdica por sepsis.

- Shock obstructivo:
  – Embolismo pulmonar.
  – Neumotórax hipertensivo.
  – Taponamiento cardíaco.
  – Lesiones cardíacas por cardiopatías dependientes del conducto (ductus) arterioso persistente.

SIGNOS CLÍNICOS

Signos clínicos derivados de la activación de los mecanismos de compensación:

- Taquicardia:
  – Lactante: > 160 latidos por minuto (lpm).
  – Niños en etapa preescolar: > 140 lpm.
  – Niños en etapa escolar: > 120 lpm.
  – Adolescentes: > 100 lpm.

- Taquipnea
  – Lactante: > 60 respiraciones por minuto (rpm).
  – Niños en etapa preescolar: > 40 rpm.
  – Niños en etapa escolar: > 30 rpm.

– Adolescentes: > 20 rpm.

- Mala perfusión periférica:
  – Tiempo de relleno capilar: > 2 segundos.
  – Frialdad de los miembros.
  – Sudoración.

Signos derivados de la hipoperfusión tisular (anterógrados):

- Hipotensión (de acuerdo a los valores presión sistólica en mm Hg para la edad):
  – 0-28 días: < 60 mm Hg.
  – 1 a 12 meses: < 70 mm Hg.
  – 1 a 10 años: < 70 mm Hg + (2 × edad en años).
  – Mayores de 10 años: < 90 mm Hg.
- Disminución del nivel de conciencia o irritabilidad.
- Disminución del ritmo diurético.
- Alteración en la amplitud del pulso.

> ! En el caso del shock séptico, las manifestaciones clínicas iniciales son más sutiles y menos específicas cuanto menor sea el paciente.

Los lactantes y niños se caracterizan por presentar profunda hipovolemia y limitada reserva cardíaca. La vasoconstricción en este grupo etario es un mecanismo compensador. Pueden presentar diferentes perfiles hemodinámicos. A diferencia de los adultos, la mortalidad se asocia con el descenso del gasto cardíaco y no de la resistencia vascular periférica.

El cuadro clínico depende del perfil hemodinámico, aunque en pacientes pediátricos puede manifestarse con un perfil mixto o híbrido que comparte signos y síntomas con ambos.

El shock frío es más frecuente en pediatría, se caracteriza por ser hipodinámico o tardío y sus signos clínicos son:

- Alteraciones del sensorio (depresión o excitación).
- Coloración de la piel (palidez o reticulado marmóreo).
- Temperatura diferencial mayor de 3 ºC.

- Miembros fríos.
- Tiempo de relleno capilar prolongado (mayor de 2 segundos).
- Taquipnea.
- Taquicardia.
- Diuresis menor de 0,5 mL/kg/hora.
- Ácido láctico mayor de 2 mmol/L.

El shock caliente se caracteriza por ser hiperdinámico o temprano y sus signos clínicos son:

- Alteración del sensorio.
- Coloración de la piel rosada y caliente (miembros calientes).
- Tiempo de relleno capilar rápido.
- Taquipnea.
- Taquicardia.
- Diuresis menor de 0,5 mL/kg/hora.
- Ácido láctico mayor de 2 mmol/L.

> **!** En el shock cardiogénico se suman al cuadro clínico los signos derivados de la congestión sistémica y pulmonar.

Los signos derivados de la congestión tisular (retrógrados) son (**fig. 4-2**):

- Hepatomegalia.
- Ingurgitación yugular (difícil de observar en lactantes).

- Edemas periféricos.
- Aumento del trabajo respiratorio: retracciones, aleteo nasal y quejido (por edema pulmonar).
- Cianosis causada por edema de pulmón y desaturación de oxígeno o por cardiopatía congénita cianótica.

DIÁGNÓSTICO

El diagnóstico temprano es clínico y se confirma con exámenes complementarios de laboratorio y de imágenes para definir la naturaleza de la enfermedad específica, el estado funcional del miocardio y las comorbilidades.

En el shock cardiogénico los pacientes pueden presentarse de la siguiente manera:

- Pacientes fríos y húmedos: el estado más grave es el que combina reducida contractilidad y aumento de la presión de fin de diástole del ventrículo izquierdo.
- Pacientes fríos y secos: representa estado de reducida contractilidad, pero sin signos de congestión pulmonar debido a baja presión de fin de diástole.
- Pacientes calientes y húmedos: este estado describe pacientes con intacta contractilidad, pero con alta presión de fin de diástole, lo que indica disfunción diastólica.

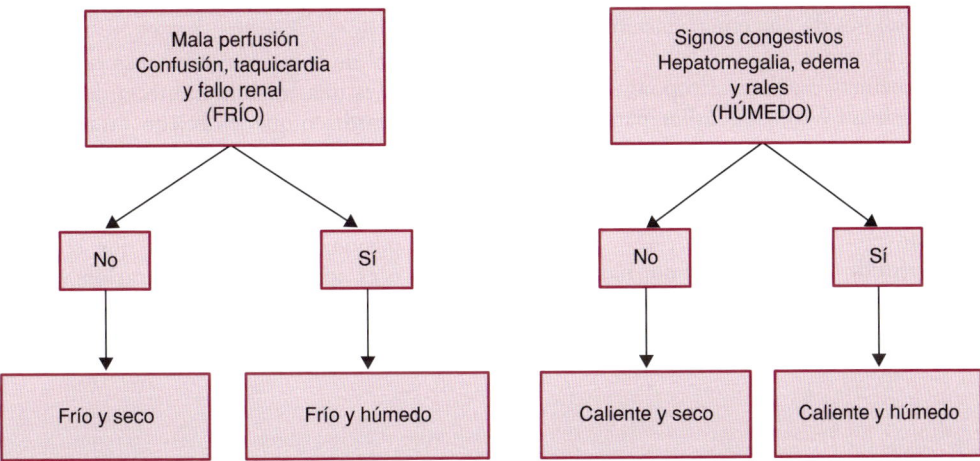

Fig. 4-2. Características del shock cardiogénico en pediatría.

En la radiografía de tórax se puede observar cardiomegalia, definida por el índice cardiotorácico en proyección anteroposterior, > 0,6 en neonatos, > 0,55 en lactantes y > 0,5 en niños. Este se mide desde la punta más distal izquierda (ápex) hasta la parte más externa de la sombra cardíaca derecha y se divide entre el diámetro torácico (distancia entre ambas costillas internas a la altura de la cúpula diafragmática derecha). También se valoran las opacidades perihiliares en forma de alas de mariposa que indican edema pulmonar de origen cardiogénico, y puede objetivarse derrame pleural. Siempre se debe descartar neumotórax a tensión y neumomediastino.

El electrocardiograma es de utilidad para diagnosticar arritmias, hipertrofia ventricular, alteraciones electrocardiográficas secundarias a trastornos hidroelectrolíticos y signos de isquemia miocárdica.

El ecocardiograma es importante para valorar la función cardíaca (sistólica y diastólica) y la cavidad pericárdica (buscar taponamiento o derrame pericárdico grave). El cálculo de la fracción de eyección ayudará a valorar la contractilidad, cambios en la precarga y poscarga y la respuesta a inotrópicos Además, mediante la técnica de Doppler podremos calcular el gasto cardíaco, así como también la presión en la arteria pulmonar a través de la insuficiencia tricúspidea (si existiese).

En el laboratorio suele hallarse acidosis metabólica con hiperlactacidemia (ácido láctico mayor de 2 mmo/L). Siempre se deben buscar valores de glucemia, calcemia y magnesemia alterados.

Las enzimas cardíacas (troponina T e I y creatinacinasa MB) son útiles para el diagnóstico y la evolución de las miocarditis y también como indicadores de isquemia y lesión miocárdica en el posoperatorio cardiovascular.

El péptido y el propéptido natriurético cerebral (BNP y proBNP) son biomarcadores para diagnosticar fallo cardíaco y valorar la progresión de la enfermedad en las cardiopatías.

En pacientes en shock es habitual la disfunción renal (urea y creatinina elevadas) y la disfunción hepática (aumento de las transaminasas).

TRATAMIENTO

En los niños en estado crítico con una hemorragia que no pone en peligro la vida se recomienda la transfusión de glóbulos rojos con un valor de hemoglobina < 5 g/dL. En los niños críticamente enfermos con shock hemorrágicos se sugiere transfundir empíricamente glóbulos rojos, plasma y plaquetas en proporciones entre 2:1:1 y 1:1:1 hasta que la hemorragia esté controlada. En los niños críticamente enfermos con shock no hemorrágico se recomienda considerar todas las estrategias posibles para aumentar el aporte y reducir la demanda de oxígeno, en lugar de considerar la transfusión de glóbulos rojos.

No se puede recomendar una estrategia específica de toma de decisiones para la transfusión de glóbulos rojos utilizando métricas fisiológicas y biomarcadores en niños críticos con shock no hemorrágico.

No se puede hacer ninguna recomendación sobre los umbrales de transfusión para niños críticos con shock inestable no hemorrágico.

En niños en estado crítico, pero hemodinámicamente estabilizados, con un diagnóstico de sepsis grave o shock séptico, se recomienda no transfundir glóbulos rojos si la concentración de Hb es ≥ 7 g/dL.

Control de la saturación venosa central de oxígeno: es una medida indirecta de evaluar el gasto cardíaco que se obtiene a través de la extracción de sangre proveniente de la aurícula derecha o vena cava superior mediante un catéter central colocado por acceso subclavio o yugular. Se considera que el gasto cardíaco es adecuado si la saturación venosa es mayor o igual al 70%.

CONCEPTOS CLAVE

- El shock pediátrico representa una causa significativa de morbilidad y mortalidad global, y su reducción está vinculada con el diagnóstico y tratamiento tempranos.
- El sistema cardiovascular asegura el suministro de oxígeno y nutrientes a los tejidos, y su correcto funcionamiento depende de componentes relevantes, como el volumen sanguíneo, la función cardíaca y el contenido arterial de oxígeno. Cada tipo de shock desencadena respuestas fisiológicas específicas que incluyen diversos mecanismos de compensación.
- Las causas que dan origen a los distintos tipos de shock son variadas, y la sepsis, la hemorragia y las cardiopatías constituyen las más frecuentes. Los signos clínicos incluyen taquicardia, taquipnea y signos de hipoperfusión tisular.

BIBLIOGRAFÍA

Checchia PA, Deitrich A, Perkin RM. Current concepts in the recognition and management of pediatric cardiogenic shock and congestive heart failure. Pediatric Emergency Medicine Reports 2000.

Comité Nacional de Gastroenterología. Consenso Nacional de Urgencias Endoscópicas en Pediatría 2016. Resumen ejecutivo [Emergency Endoscopic Consensus 2016]. Arch Argent Pediatr 2017;115(1):96-8.

Goded Rimbaud F, García García S. Sepsis/Shock Séptico. En: S. García García (ed.). Decisiones en Urgencias Pediátricas. 2.ª ed. España: Elsevier; 2020. pp. 273-4.

Gonzalez KW, Desai AA, Dalton BG, et al. Hemorrhagic Shock. J Pediatr Intensive Care 2015;4(1):4-9.

Hobson MJ, Chima RS. Pediatric hypovolemic shock. The Open Pediatric Medicine Journal 2013;7:(Suppl 1: M5):10-5.

Jefferson P, Barcellos L. Tratamiento del Shock en la primera hora. Protiped. Ciclo 1 módulo 2; Buenos Aires: Editorial Médica Panamericana; 2014. pp. 73-98.

Kar S. Pediatric cardiogenic shock: Current perspectives. Arch of Medicine and Health Sciences 2015;3(2):252-65.

Levy B, Bastien O, Karim B, et al. Experts' recommendations for the management of adult patients with cardiogenic shock. Ann Intensive Care 2015;5(1):52.

Smith KA, Bigham MT. Cardiogenic Shock. The Open Pediatric Medicine Journal 2013;7(Suppl 1: M5):19-27.

Reconocimiento y reanimación inicial del shock

5

Marisa Alejandra Cabeza, Gladys A. Palacio y Gustavo Sciolla Fantasia

OBJETIVOS DE APRENDIZAJE

- Reconocer y tratar el shock de forma temprana.
- Diferenciar los diferentes tipos de shock a través del cuadro clínico y los estudios complementarios.
- Aplicar el tratamiento específico según el tipo de shock.

RECONOCIMIENTO INICIAL

La evolución de shock dependerá de la celeridad con la que sea diagnosticado y tratado.

El examen clínico es esencial y su objetivo deberá ser el hallazgo de signos y síntomas que permitan detectar rápidamente las alteraciones de la perfusión en diferentes órganos. Debe ser completo y realizarse al pie de la cama en búsqueda signos y síntomas que definan el estado de shock.

El tratamiento inicial de todos los tipos de shock debe comenzar con el ABC.

Examen físico

En el examen físico se debe buscar la presencia de taquicardia, taquipnea, oliguria, alteraciones del sensorio, relleno capilar prolongado, presencia de reticulado en la piel o aspecto marmóreo, diferencia entre temperatura central y periférica y pulsos centrales y periféricos. La característica de los pulsos periféricos permite categorizar al shock en normotensivo o hipotensivo (compensado o descompensado). Cuando hay hipotensión arterial, los pulsos periféricos son débiles o están ausentes, este es un signo de diagnóstico tardío y de mal pronóstico evolutivo.

Shock con hipotensión: diagnóstico tardío → mal pronóstico.

MONITORIZACIÓN

No invasiva

- **Monitorización de la presión arterial (PA):** permite diferenciar el shock en compensado o descompensado (normotensivo o hipotensivo). A diferencia de los adultos, el valor de la PA en los niños depende de la edad. Se debe recordar que: "La hipotensión es un signo tardío en pediatría".
- **Monitorización de la frecuencia cardíaca:** los niños con shock habitualmente presentan taquicardia como mecanismo compensador, pero según el tipo de shock este puede manifestarse como consecuencia de algunas alteraciones hidroelectrolíticas o del ritmo. En pediatría es importante considerar otras causas que pueden generar un incremento de la frecuencia cardíaca, como el dolor, la fiebre y el miedo.
- **Monitorización de la frecuencia respiratoria:** se encuentra aumentada en todos

los tipos de shock y su valor depende de la edad.

- **Oximetría de pulso:** permite evaluar la saturación de oxígeno y la curva pletismográfica (o de pulso). Se debe considerar la temperatura de la piel y la perfusión distal para obtener un registro confiable. En algunos casos es necesario colocar el sensor a nivel central (lóbulo de la oreja). Según el tipo de shock, la saturación puede ser baja o normal.
- **Monitorización de la diuresis:** permite evaluar la perfusión esplácnica; la oliguria es uno de los primeros signos de shock.

Invasiva

Esta suele ser una práctica habitual en los pacientes admitidos en las unidades de cuidados intensivos pediátricos. La monitorización invasiva multimodal (MM) incluye el control de la presión arterial invasiva, la presión venosa central, la presión de perfusión tisular, la presión intrabdominal, la medición de la variabilidad de la presión de pulso y el gasto cardíaco (con diferentes técnicas). La MM valora la variación del gasto cardíaco (por estimación de la precarga, poscarga y contractilidad), así como también la perfusión tisular a través de las variables dependientes del consumo de oxígeno, como la diferencia arteriovenosa de dióxido de carbono (CO_2) y la saturación venosa central de oxígeno ($SvcO_2$), y sus modificaciones en respuesta a la terapéutica aplicada.

Estudios de laboratorio

Hemograma. Permite detectar alteraciones de las tres series; por ejemplo, en el shock séptico se puede observar leucocitosis, leucopenia, plaquetopenia, trombositosis (como un reactante de fase aguda, o una disfunción de órgano) y anemia (puede presentarse en todos los tipos de shock). El descenso de la hemoglobina puede ser importante en el shock hipovolémico d traumatismo o hemorragias de origen gastrointestinal.

Medio interno que incluya ionograma en sangre, uremia, creatininemia, calcemia, fosfatemia y magnesemia. Son frecuentes sus alteraciones en los diferentes tipos de shock, aunque predominan en el shock hipovolémico por pérdidas gastrointestinales o tercer espacio. Si no se detectan ni corrigen de manera temprana perpetúan el cuadro y pueden provocar alteraciones neurológicas (convulsiones en hiponatremias) o arritmias por hipopotasemia o hiperpotasemia, hipomagnesemia o hipofosfatemia e hiperfosfatemia. Además, se debe monitorizar la glucemia, ya que tanto la hiperglucemia como la hipoglucemia empeoran el pronóstico (la hiperglucemia es un marcador de pobres resultados). A través del estado ácido-base, la medición del pH, $PaCO_2$ y PaO_2 permite evaluar en el shock séptico obstructivo y cardiogénico la presencia de hipoxemia, acidosis e hipercapnia, ya sea por patología respiratoria intrínseca o por cambios compensatorios de patologías extrapulmonares. El exceso de base constituye un marcador de seguimiento en el shock hemorrágico, séptico y cardiogénico. En shock hipovolémico permite evaluar la pérdida de bicarbonato y el estado de la volemia. La medición del lactato como seguimiento y pronóstico es fundamental. La medición del anión GAP permite orientar hacia la causa y manejo de la acidosis metabólica. La $SvcO_2$ conforma un objetivo de la reanimación temprana del shock (mantener > 70%) y sirve como seguimiento en el shock cardiogénico, obstructivo y hemorrágico por traumatismo.

Bioquímica clínica. Permite determinar la presencia de disfunción orgánica mediante el dosaje de urea y creatinina en sangre (función renal), bilirrubinas total y directa, enzimas hepáticas (AST/GOT-ALT/GPT), fosfatasa alcalina (disfunción hepática) y enzimas cardíacas, como troponina I, creatinina fosfocinasa (CPK) y su isoforma CPK-MB (el aumento de estas enzimas sugiere daño miocárdico y su monitorización evalúa la respuesta al tratamiento en los cuadros de shock con disfunción miocárdica).

Estudios de la coagulación. El tiempo de protrombina (TP) y el tiempo total de tromboplastina (APTT) son esenciales para la monitorización de los pacientes tanto en el shock hemorrágico como en el séptico.

Reactantes de fase aguda. La velocidad de sedimentación globular, la proteína C-reactiva y la procalcitonina permiten evaluar el tipo de germen que causa la infección (viral/bacteriano) en el shock séptico y la evolución del cuadro.

Estudios microbiológicos. Las Guías Pediátricas de Sobreviviendo a la Sepsis 2020 sugieren realizar policultivos que incluyen el cultivo de todos los dispositivos vasculares o sonda urinaria que tenga colocado el niño.

Grupo sanguíneo y factor RH. Cobra importancia en todos los tipos de shock, sobre todo en el hipovolémico por traumatismo.

TRATAMIENTO

Reanimación inicial del shock

Vía aérea permeable

- Mantener una vía aérea permeable, ya sea con métodos manuales o mecánicos (colocación de una vía aérea orofaríngea).
- Si la vía aérea no puede sostenerse de manera espontánea o se necesita soporte con asistencia ventilatoria mecánica, se debe plantear la colocación de una vía aérea definitiva (preferiblemente intubación orotraqueal) mediante una secuencia rápida de intubación. Ejemplo de estos pacientes son los niños quemados, traumatizados o con trastornos del sensorio.
- Prevenir la aspiración de secreciones.
- Ante sospecha de traumatismo se debe realizar la maniobra, manteniendo estabilización de columna cervical.

Buena ventilación y oxigenación

- Colocar oxígeno suplementario a través de un dispositivo que brinde altas concentraciones (máscara reservorio de no reinhalación). Si no se consigue una adecuada saturación de oxígeno a pesar del aporte suplementario, se debe considerar iniciar soporte ventilatorio no invasivo o ventilación mecánica.
- Buscar y tratar las causas reversibles de hipoxemia (p. ej., neumotórax hipertensivo).
- Siempre se debe recordar mantener una precarga adecuada antes de colocar presión positiva en la vía aérea del paciente.

Circulación y control del sangrado externo

- Colocar un acceso vascular de forma rápida; de preferencia, un acceso IV de calibre grueso y corto en cada miembro superior.
- Si no se logra establecer un acceso IV rápidamente, considerar colocar un acceso intraóseo.
- Reponer volumen con bolos de cristaloides (solución isotónica de cloruro de sodio o Ringer lactato) a 10-30 mL/kg, hasta un total de 60 mL/kg.
- En el shock hipovolémico se pueden requerir hasta 80-100 mL/kg. Si está asociado a traumatismo (shock hemorrágico), puede requerir la transfusión de hemoderivados. Si existe hemorragia externa visible, es necesario controlarla rápidamente.
- En el shock cardiogénico se prefiere la infusión de pequeñas alícuotas de 5-10 mL/kg.
- Iniciar la prevención de la hipotermia, la acidosis y la coagulopatía de manera temprana.

Pautas de tratamiento individualizado

Shock hipovolémico

Siempre hay que detener el sangrado mientras se inicia la reanimación con líquidos. Si la restauración de volumen no es exitosa, se debe pensar en una fuente de sangrado oculto. Puede ser útil el uso transitorio de vasopresores, como **noradrenalina**, para mantener la PA hasta el valor mínimo requerido para lograr meta de precarga y la perfusión tisular en los pacientes con hipotensión persistente a pesar de una adecuada reanimación. Puede ser necesario implementar **protocolos de transfusión masiva** similares a los que se realizan en la población adulta: en niños < 30 kg, transfundir concentrado de hematíes, plasma fresco congelado y concentrado de plaquetas a una relación 1:1:1; en niños con > 30 kg se debe utilizar la relación 30/20/20 mL/kg.

> ! Se considera transfusión masiva a la necesidad de administración de la mitad de la volemia o más dentro de las primeras 4 horas de tratamiento.

Los **crioprecipitados** están indicados si la hemorragia continúa a pesar de la estrategia de 1:1:1, o con niveles de fibrinógeno < 1-1,5 g/L. Otros autores plantean iniciar esta secuencia luego de haber repuesto el volumen total de una volemia con glóbulos rojos desplasmatizados.

En relación con **la meta de hemoglobina**, se aconseja un valor de 7 g/dL. Este valor aislado no sirve como predictor de reanimación eficaz. Hay que considerar, además, la disminución del valor del lactato y la $SvcO_2$ (> 70%) como predictores de respuesta terapéutica.

Se debe controlar la aparición de hipocalcemia, hiperpotasemia e hipotermia en pacientes con transfusiones de concentrados de hematíes de 40 mL/kg o más, así como también la aparición de disfunción multiorgánica y síndrome de dificultad respiratoria aguda. No existe evidencia suficiente en pediatría que avale la reanimación con líquidos a bajo volumen o la reanimación hipotensiva.

La utilización de **ácido tranexámico** debería considerarse actualmente en pacientes con shock hemorrágico traumático. Debe indicarse óptimamente dentro de las 3 primeras horas del inicio de la reanimación.

El uso de **factor VIIa** debería considerarse individualmente para cada paciente cuando la hemorragia no pueda ser controlada por métodos clínicos, quirúrgicos ni angiográficos, y una vez que los parámetros hematológicos (hematocrito, plaquetas, TP y APTT), el pH y calcio se hayan corregido adecuadamente.

Cuando el sangrado tiene origen gastrointestinal por várices esofágicas (hipertensión portal), el uso de **octreotida** –un análogo de la somatostatina– en una infusión continua de 1-2 µg/kg/hora es de utilidad para disminuir el flujo esplácnico y contribuir a detener la hemorragia, al igual que la infusión continua de **vasopresina**, como otro aporte del tratamiento global.

Finalmente, la tromboelastografía promete ser un método de monitorización dinámica más efectiva que los estudios de coagulación tradicional (TP, APTT), fibrinógeno y recuento de plaquetas, ya que permitirá optimizar la terapéutica basada en metas.

Shock cardiogénico

- Con hipotensión:
  - Optimización de la precarga: administrar pequeños bolos de solución salina de 5 mL/kg en una hora y controlar la aparición de signos de sobrecarga hídrica (hepatomegalia y rales crepitantes pulmonares bibasales).
  - Iniciar vasopresores: **dopamina** 10-5 µg/kg/min o agregar **adrenalina** 0,05-0,3 µg/kg/min si no responde a la primera. Iniciar ventilación mecánica.

- Con normotensión:
  - Considerar inotrópicos-vasodilatadores: milrinona 0,5-0,75 µg/kg/min o levosimendán 0,1-0,2 µg/kg/min.
  - Agregar diuréticos: furosemida 0,05-0,3 mg/kg/hora.

Shock distributivo (que incluye shock séptico)

- Se recomienda administrar bolos de soluciones cristaloides a razón de 20 mL/kg hasta alcanzar los 40-60 mL/kg y evaluar posexpansión. Si no responde a estas medidas, considerar shock refractario al volumen y agregar fármacos vasoactivos.

- En lugares donde no se cuenta con unidades cuidados intensivos, debe realizarse reanimación con líquidos 10-20 mL/kg peso durante una hora y evaluar de manera permanente.
- Iniciar tratamiento antibiótico de amplio espectro dentro de la primera hora del diagnóstico. Obtener pancultivos, aunque no se deben retrasar los antimicrobianos en caso de no poder realizar la toma de muestra para los cultivos. Drenar los focos infecciosos sospechosos.

- Apoyo inotrópico y vasopresor. La elección del fármaco se hará de acuerdo con el perfil hemodinámico. En caso de shock frío, se utilizará **adrenalina** 0,05-0,3 µg/kg/min. Si el shock es caliente, se administrará **noradrenalina** 0,05-1 µg/kg/min.
- Se sugiere el uso de corticosteroides en el shock refractario a vasopresores. Se indica **hidrocortisona** 40-60 mg/m²/día, dividido en tres dosis o en infusión continua.
- En niños hemodinámicamente estables, considerar la transfusión de hemoderivados si la hemoglobina es < 7 g/dL.

CONCEPTOS CLAVE

- Es muy importante reconocer y tratar en forma temprana el shock. También hay que diferenciar sus tipos mediante la clínica y los estudios complementarios, y, de acuerdo con el tipo de shock, aplicar tratamientos específicos.
- El diagnóstico y el tratamiento exitoso del shock dependen de una evaluación clínica exhaustiva, fundada en la identificación de signos y síntomas, la categorización del estado de shock, y la realización de exámenes complementarios (análisis de laboratorio y estudios de diagnóstico por imágenes que se requieran), y una correcta monitorización permanente de los parámetros hemodinámicos (presión arterial, frecuencia cardíaca y perfusión tisular).
- El tratamiento inicial de todo paciente en shock implica mantener una vía aérea permeable, asegurar una buena ventilación y oxigenación, establecer un acceso vascular, realizar una reposición adecuada de volumen con soluciones cristaloides, y controlar cualquier sangrado externo. Los tratamientos específicos varían según el tipo de shock, y pueden incluir transfusiones de hemoderivados, uso de vasopresores, inotrópicos y dilatadores, sobre la base de un enfoque terapéutico individualizado. La monitorización continua y el tratamiento de las complicaciones, como las alteraciones metabólicas, son fundamentales en el manejo correcto del shock.

BIBLIOGRAFÍA

Checchia PA, Deitrich A, Perkin RM. Current concepts in the recognition and management of pediatric cardiogenic shock and congestive heart failure. Pediatric Emergency Medicine Reports 2000.

Comité Nacional de Gastroenterología. Consenso Nacional de Urgencias Endoscópicas en Pediatría 2016. Resumen ejecutivo [Emergency Endoscopic Consensus 2016]. Arch Argent Pediatr 2017;115(1):96-8.

Goded Rimbaud F, García García S. Sespis/Shock Séptico. En: S. García García (ed.). Decisiones en Urgencias Pediátricas. 2.ª ed. España: Elsevier; 2020. pp. 273-4.

Gonzalez KW, Desai AA, Dalton BG, et al. Hemorrhagic Shock. J Pediatr Intensive Care 2015;4(1):4-9.

Hobson MJ, Chima RS. Pediatric hypovolemic shock. The Open Pediatric Medicine Journal 2013;7: (Suppl 1: M5):10-5.

Jefferson P, Barcellos L. Tratamiento del Shock en la primera hora. Protiped. Ciclo 1 módulo 2; Buenos Aires: Editorial Médica Panamericana; 2014. pp. 73-98.

Kar S. Pediatric cardiogenic shock: Current perspectives. Arch of Medicine and Health Sciences 2015;3(2):252-65.

Levy B, Bastien O, Karim B, et al. Experts' recommendations for the management of adult patients with cardiogenic shock. Ann Intensive Care 2015;5(1):52.

Smith KA, Bigham MT. Cardiogenic Shock. The Open Pediatric Medicine Journal 2013;7(Suppl 1: M5):19-27.

Diagnóstico y manejo de las arritmias inestables

6

Mónica Graciela Garea y Myriam Beatriz Carbone

 OBJETIVOS DE APRENDIZAJE

- Conocer e identificar las arritmias inestables.
- Plantearse las causas subyacentes.
- Implementar el tratamiento más adecuado para cada situación.

INTRODUCCIÓN

El corazón es una bomba muscular, cuya acción de bombeo proviene de un sistema de conducción eléctrica que inicia y coordina la contracción (**fig. 6-1**).

Las fibras musculares cardíacas están estimuladas por una corriente eléctrica que recorre el corazón y sigue una trayectoria específica, a una velocidad controlada, que se origina en el nodo sinoauricular y es lo que determina la frecuencia cardíaca. La velocidad de conducción está influenciada por impulsos nerviosos y concentraciones en sangre de ciertas hormonas/electrolitos.

La frecuencia cardíaca está regulada de forma automática por el sistema nervioso autónomo (sistema neurovegetativo), el simpático, que incrementa la frecuencia cardíaca, y el parasimpático, que la disminuye.

En algunas ocasiones, las señales eléctricas no se "comunican" correctamente con las fibras del músculo cardíaco, por lo tanto, el corazón comienza a latir a un ritmo anormal y a esto se le llama arritmia. Son, entonces, ritmos cardíacos anormales que ocurren cuando los impulsos eléctricos que coordinan los latidos cardíacos no funcionan correctamente.

Una arritmia es una alteración o trastorno del ritmo cardíaco (pulso), donde el corazón puede latir demasiado rápido (taquicardia),

demasiado lento (bradicardia) o ser irregular, como en los latidos prematuros o extrasístoles. Pueden ser inofensivas o representar un peligro inmediato para la salud del niño.

Sistema de vías eléctricas normales

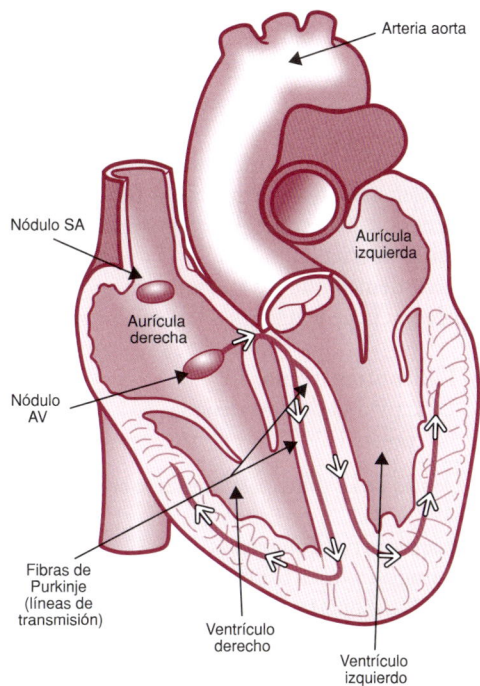

Fig. 6-1. Sistema de conducción eléctrico cardíaco.

También pueden ser primarias o secundarias a otros problemas cardíacos. En cualquiera de estas situaciones es probable que el corazón no bombee la cantidad adecuada de sangre al cuerpo en cada latido; sin importar la causa, el efecto es el mismo: el abastecimiento deficiente de sangre y oxígeno a los tejidos. Dependiendo de su forma de aparición, se pueden dividir en paroxísticas (ocasiones puntuales) o crónicas (permanentes).

Tanto en lactantes, así como también en niños y adolescentes, las arritmias cardíacas son prevalentes en todos los grupos de edad y pueden ocurrir tanto en el contexto de una cardiopatía existente como en corazones estructuralmente normales. A pesar de las diversas manifestaciones clínicas de las arritmias cardíacas, comparten propiedades electrofisiológicas comunes en las células.

> **!** Es crucial el correcto diagnóstico del tipo de arritmia que presenta el paciente para establecer el tratamiento más adecuado en cada caso.

ETIOLOGÍA Y CLASIFICACIÓN

Etiología

Si bien a veces es difícil identificar mecanismos específicos y pueden ser necesarios estudios electrofisiológicos invasivos, diferenciar y comprender los mecanismos subyacentes en la generación de arritmias es fundamental para desarrollar estrategias diagnósticas y terapéuticas adecuadas.

Recordemos que los tres mecanismos principales en la generación de las arritmias son:

- El disautomatismo.
- La actividad desencadenada.
- La reentrada.

Dentro de las principales causas se encuentran:

- Cardiopatías congénitas.
- Cirugía cardíaca o circulación extracorpórea.
- Miocardiopatías.
- Tumores cardíacos.
- Enfermedades cardíacas inflamatorias (p. ej., enf. de Kawasaki, miocarditis).
- Hipertensión pulmonar.

- Hipoxia.
- Sepsis.
- Acidosis.
- Neumotórax a tensión.
- Taponamiento cardíaco.
- Tromboembolismo pulmonar.
- Trombosis coronaria.
- Traumatismo.
- Anafilaxia.
- Hipotermia e hipertermia.
- Alteraciones de los electrolitos: principalmente involucran potasio, calcio, magnesio.
- Tóxicos: vasoactivos (según dosis) digoxina, bloqueantes cálcicos, antidepresivos tricíclicos y otros fármacos.
- Trastornos alimentarios.
- Trastornos hormonales: hipotiroidismo.
- Situaciones especiales, como cirugías cardíacas, hemodinamias o unidad de diálisis.

Las causas primarias obedecen a anomalías intrínsecas del sistema de conducción y ocurren en corazones estructuralmente normales. Las causas secundarias son aquellas que ocurren en un corazón afectado por alteraciones anatómicas o producto de algunas otras alteraciones metabólicas. Por lo tanto, es muy importante realizar una buena recopilación de los antecedentes del paciente relacionada con cardiopatías o cirugías cardíacas u otras enfermedades. Además, es importante la prevención y el tratamiento temprano del paro cardíaco o cardiorrespiratorio (PCR) debido a que algunos de estos ritmos pueden ser bien tolerados y autolimitarse, mientras que otros conducen a la muerte súbita porque disminuyen el gasto cardíaco.

Electrocardiograma normal

Como se observa en las siguientes imágenes (**fig. 6-2A** y **B**), el electrocardiograma (ECG) constituye la representación gráfica de la actividad eléctrica cardíaca. Para su análisis se deben tener en cuenta el orden, la morfología y la duración de las ondas P, el complejo QRS y las ondas T y U, así como también los intervalos PR y QT y el análisis del segmento ST.

La identificación de las alteraciones en el ECG es importante, ya que el tratamiento difiere fundamentalmente según el tipo de arritmia para tratar.

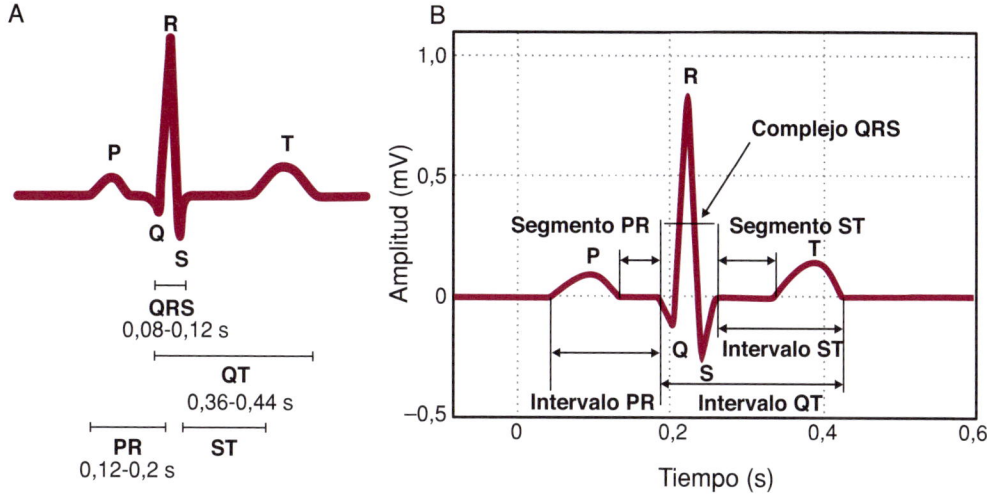

Fig. 6-2. A y **B.** Electrocardiograma normal.

- Onda P: representa la despolarización auricular. Su duración normal es < 0,10 segundos (< 2,5 mm).
- Complejo QRS:

  – Q: despolarización del tabique. Presente en derivaciones I, II, III, aVF, V5 y V6. Duración < 6 mm en aVF y V5 y V6.
  – R: deflexión positiva.
  – S: deflexión negativa que sigue a la onda R.

- Onda T: comprende la repolarización de los ventrículos. Suele estar representada de forma negativa en V1 (desde los 6 días hasta los 12 años).
- Onda U: repolarización del sistema de Purkinje.
- Intervalo PR: tiempo que tarda el impulso en atravesar las aurículas y el nodo aurículo-ventricular (N-AV). Varía con la edad (por lo general de 0,08 a 0,2 s).
- Intervalo QRS: tiempo que tarda el impulso en despolarizar los ventrículos. La duración normal es de 0,04 a 0,08 segundos.
- Intervalo QT: duración total de la despolarización y repolarización ventricular. Se debe corregir según la frecuencia cardíaca. QTc = QT / √R – R. Varía con la edad.
- Segmento ST: repolarización temprana de los ventrículos.

Clasificación

De un modo simple podemos clasificar a las arritmias de acuerdo con el análisis de la frecuencia cardíaca en:

- Ritmos rápidos: taquiarritmias.
- Ritmos lentos: bradiarritmias.

El **cuadro 6-1** detalla los valores esperables de frecuencia cardíaca según los grupos etarios.

Cuando hay frecuencia y ritmo cardíacos anormales, se debe establecer la influencia de ese ritmo en el estado hemodinámico, es decir, si provoca una disminución del gasto cardíaco u otros signos de deterioro hemodinámico. Así se procederá a la segunda clasificación: arritmias estables (sin hipotensión arterial ni signos de deterioro orgánico) e inestables (con hipotensión arterial o deterioro orgánico).

En el **cuadro 6-2** se observan los parámetros hemodinámicos esperables de acuerdo con la edad.

Los síntomas se pueden manifestar de diferentes formas:

- Pacientes asintomáticos.
- Pacientes con síntomas no específicos (producto de la inestabilidad): cefalea, falta de apetito, náuseas, dolor torácico, síncope, sudoración excesiva, mareos, vértigo,

Cuadro 6-1. Valores normales de frecuencia cardíaca y respiratoria en diferentes grupos etarios

Edad	Frecuencia respiratoria (resp/min)	Frecuencia cardíaca (lpm)
Recién nacidos	30-60	100-120
Lactantes (1 a 12 meses)	30-50	100-180
Niños (1 a 2 años)	24-40	90-140
Preescolares (3 a 5 años)	20-30	80-130
Escolares (6 a 12 años)	16-26	70-120
Adolescentes (13 a 18 años)	12-20	60-100

Resp: respiraciones; lpm: latidos por minuto.

dificultad respiratoria, disminución del nivel de conciencia, etc.
- Pacientes con sintomatología más común de ver en alteraciones del ritmo.
- En las guías publicadas en 2021 por el *European Resuscitation Council* no se han realizado cambios importantes, aunque hay mayor énfasis en priorizar el reconocimiento y el manejo de las causas reversibles de las arritmias y de ese modo evitar la evolución al PCR.

BRADIARRITMIAS

Se caracterizan por presentar una frecuencia cardíaca más lenta de la normal para la edad. Pueden ser fisiológicas y tratarse de una bradicardia sinusal o patológica que surge de condiciones que afectan al sistema de conducción cardíaca o de factores extrínsecos e involucran el nódulo sinusal, N-AV, haz de His o alguna de sus ramas.

Bradicardia sinusal

La mayoría de las veces es fisiológica y el ritmo es más lento sin repercusión clínica, por lo que no requiere tratamiento (**fig. 6-3**).

La causa más frecuente es la respiratoria, pero también puede deberse a aumento del tono vagal, apnea obstructiva del sueño, medicación, hipotermia o secundaria a causas, como respuesta a la hipoxemia o al shock.

Una causa primaria de bradicardia sinusal patológica, muy rara en niños, puede asociarse

Cuadro 6-2. Criterios para determinar estabilidad hemodinámica de acuerdo con valores de presión arterial

Edad	Presión sistólica (mm Hg)	Presión diastólica (mm Hg)	Hipotensión arterial (PAS en mm Hg)
Recién nacidos	60-85	35-55	< 60
Lactantes	70-100	35-60	< 70
Niños	85-102	40-65	< 70 + (edad en años x 2)
Preescolares	89-115	45-70	< 70 + (edad en años x 2)
Escolares	94-120	55-80	< 70 + (edad en años x 2)
Adolescentes	110-135	60-85	< 90

PAS: presión arterial sistólica.

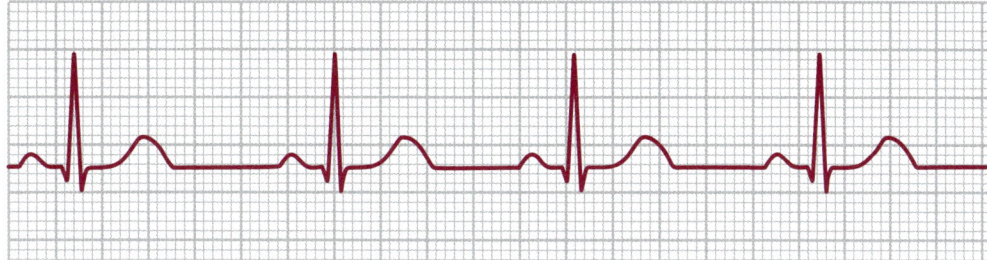

Fig. 6-3. Bradicardia sinusal.

con cardiopatías congénitas o correcciones quirúrgicas que dilatan la aurícula derecha y tiene buen pronóstico. Solo se tratará la bradicardia sinusal que presente sintomatología, ya sea hipotensión o signos de mala perfusión orgánica.

Bloqueo sinoauricular

Es una entidad difícil de apreciar por no tener expresión en el ECG de superficie y, a veces, se confunde con otras arritmias similares. Es infrecuente en la edad pediátrica.

El estímulo se genera en el nodo sinusal, pero no es trasmitido a la aurícula, no origina la onda P y produce una pausa entre estas. Habitualmente no produce repercusión hemodinámica y se sugiere la interconsulta con un especialista en cardiología para guiar su manejo.

Pueden ser de tres tipos:

- Primer grado: enlentecimiento de la conducción del impulso, siempre conduce y no hay expresión en el ECG y suele detectarse por medio de un estudio electrofisiológico.
- Segundo grado: algunos impulsos se bloquean y no llegan a la aurícula. Los de tipo I (Wenckebach) acortan el intervalo PP progresivamente hasta que uno se alarga en forma brusca (similar al intervalo R-R del bloqueo auriculoventricular (bloqueo AV) de tipo Wenckebach). Los de tipo II no acortan el intervalo PP, pausa súbita que es múltiplo de PP (**fig. 6-4**).
- Tercer grado: ningún impulso se transmite. Hay ritmo de escape nodal; por lo general son asintomáticos y a veces requieren un marcapasos.

Bloqueo auriculoventricular

Es la interrupción parcial o completa de la transmisión de impulsos procedentes de las aurículas a los ventrículos. El bloqueo puede ocurrir en el N-AV, el haz de His, sus ramas o en las fibras de Purkinje y pueden asentarse en cualquier ubicación del sistema excito-conductor. Su causa más frecuente es la fibrosis y la esclerosis idiopática del sistema de conducción.

El diagnóstico se realiza mediante ECG y tanto los síntomas como el tratamiento dependen del grado de bloqueo, y pueden requerir la colocación de un marcapasos.

El bloqueo auriculoventricular (AV) se clasifica en tres grados dependiendo de su gravedad:

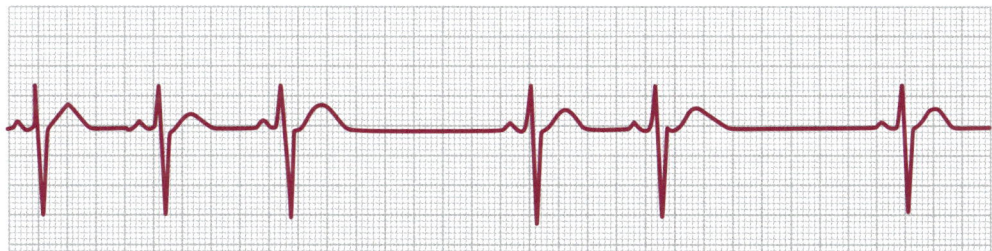

Fig. 6-4. Bloqueo sinoauricular.

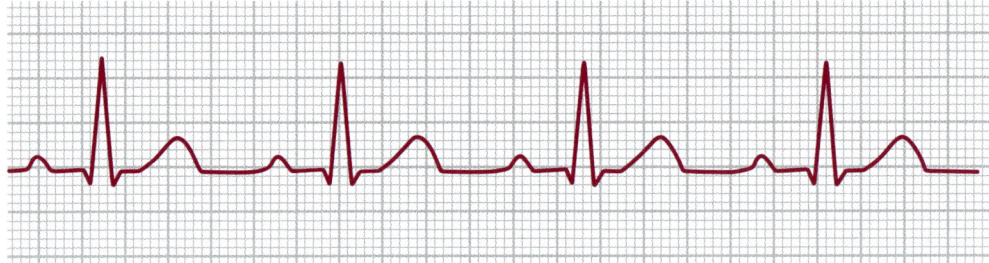

Fig. 6-5. Bloqueo AV de primer grado.

- Bloqueo AV de primer grado.
- Bloqueo AV de segundo grado.

  - De tipo Mobitz I: fenómeno de Wenckebach.
  - De tipo Mobitz II.

- Bloqueo AV de tercer grado o completo.

Bloqueo AV de primer grado

Todos los impulsos son conducidos de forma normal, pero más lenta.

Existe un retraso en la conducción del impulso originado en el nodo sinusal a su paso por el N-AV; es decir, el estímulo tarda más de lo normal en atravesarlo. En el ECG se observará un intervalo PR alargado (> 0,20 s) que seguirá de un complejo QRS de morfología normal. Solo se tiene en cuenta que al aumentar la frecuencia cardíaca este intervalo se acorta (**fig. 6-5**).

Como causas se han determinado cardiopatías congénitas, como Ebstein, drenaje venoso anómalo, comunicación interauricular o transposición de grandes vasos. Puede aparecer en el posoperatorio de cirugías de aurícula o peri-N-AV. También en el hipotiroidismo y en determinadas alteraciones electrolíticas, como la hipopotasemia.

No tienen repercusión clínica ni tratamiento específico, salvo la corrección de la causa desencadenante. Si genera bradicardia sintomática, se debe tratar con atropina.

Bloqueo AV de segundo grado

De tipo Mobitz I. Fenómeno de Wenckebach

Se trata de la interrupción intermitente de un estímulo supraventricular a su paso por el N-AV.

Topográficamente el 75% ocurre en N-AV y el 25% a la altura o debajo del haz de His.

El intervalo PR se alarga progresivamente hasta que una P no conduce; es decir, el primero conduce normal a través del nodo AV, el siguiente sufre un enlentecimiento y así sucesivamente hasta que llega un estímulo que se bloquea y no atraviesa el nodo. En el ECG se visualiza un alargamiento progresivo del intervalo PR, no es seguido por un complejo QRS, hay un acortamiento del intervalo RR progresivo hasta que la onda P se bloquea. El complejo QRS morfológicamente es normal (**fig. 6-6A**).

Suele observarse en individuos sanos con aumento del tono vagal y en enfermedades inflamatorias miocárdicas o degenerativas. No suele tener repercusión clínica ni progresar a un bloqueo AV completo y rara vez requiere tratamiento. De ser necesario, responde a la atropina.

De tipo Mobitz II

El 100% se produce por debajo del haz de Hiz (es infrahisiano).

> ❗ El bloqueo AV de segundo grado tipo Mobitz II es menos frecuente que es menos frecuente que el bloqueo AV de tipo I, pero puede progresar a un bloqueo AV completo en forma súbita e impredecible. No es benigno y requiere tratamiento inmediato con marcapasos.

El ECG se caracteriza por la presencia de una onda P de morfología normal que no conduce, pero con un QRS que no acompaña. No existe un alargamiento del PR, sino que, de repente, una onda P no conduce a través del nodo. Se caracteriza por un intervalo PR constante (**fig. 6-6B**).

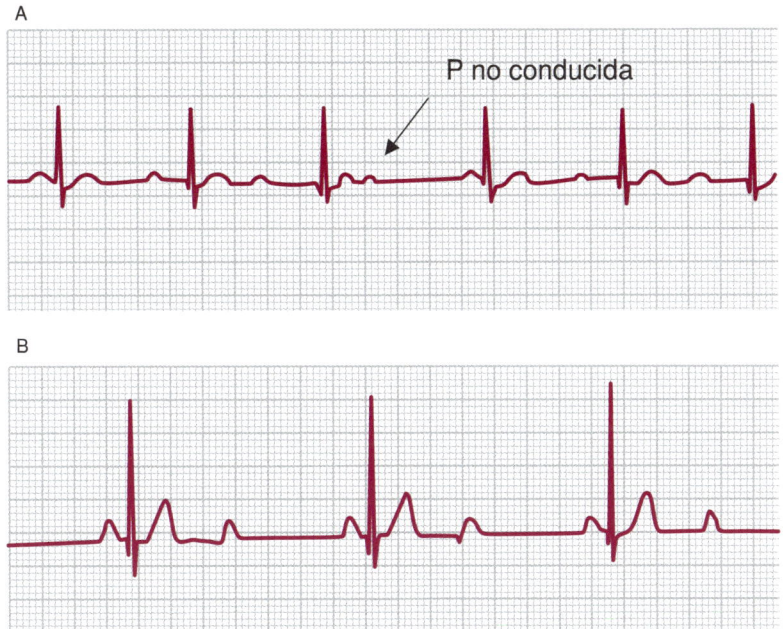

Fig. 6-6. Bloqueo AV de segundo grado. **A.** De tipo Mobitz I (fenómeno de Wenckebach). **B.** De tipo Mobitz II.

Su causa se puede encontrar en enfermedades degenerativas, infecciosas (enfermedad de Chagas), isquemia, posoperatorio de cirugía cardíaca y toxicidad por fármacos.

El cuadro clínico característico incluye signos de mala perfusión periférica, como mareos, síncope, hipotensión, y puede evolucionar a un bloqueo AV completo. Los pacientes no responden a la atropina y requieren marcapasos en caso de bradicardia sintomática.

Bloqueo auriculoventricular de tercer grado

Ningún estímulo que se origina en la aurícula es capaz de pasar a los ventrículos; es decir, ninguna P conduce y, por lo tanto, hay disociación AV y cada uno late por su lado con su frecuencia propia. El ECG muestra que los complejos QRS y las ondas P no tienen relación entre sí, la aurícula que late más rápido muestra ondas P más frecuentes (incluso sobre las ondas T como un empastamiento) que QRS, con intervalos R-R constantes, pero con PR variables. La morfología de los complejos QRS dependerá del lugar de origen del estímulo. Si se origina en el nodo AV o la primera porción del haz de His, los complejos QRS serán estrechos. Los originados en los ventrículos producen complejos QRS anchos. Existen ritmos de escape nodal o ventricular (**fig. 6-7**).

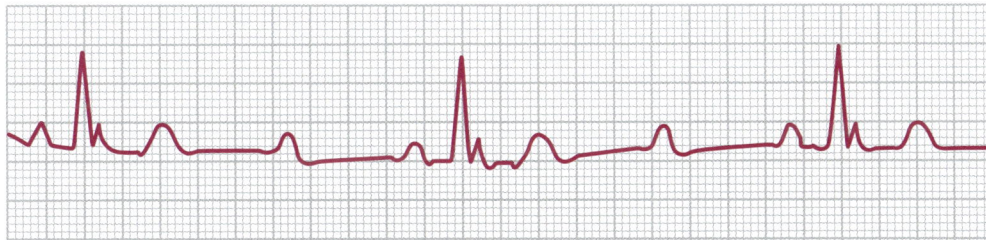

Fig. 6-7. Bloqueo AV de tercer grado o completo.

La causa más frecuente es la primaria, ya que se cree que causan el 60-70% de todos los bloqueos y son trastornos cardíacos congénitos causados por una malformación del tejido de conducción cardíaca a ese nivel o a su destrucción por distintas infecciones (miocarditis, endocarditis). También se observan niños de mayor edad asintomáticos, aunque algunos de ellos pueden presentar mareos con o sin síncope, llamados crisis de Stokes-Adams, con ritmo de escape lento o inestable que produce disfunción miocárdica, disminución del gasto cardíaco, pérdida de la conciencia y requieren como tratamiento definitivo la colocación de marcapasos. Pueden ocasionar muerte súbita.

Trastornos de conducción intraventricular

Es el resultado de un enlentecimiento o bloqueo de la conducción por debajo de la bifurcación del haz de Hiz, que puede afectar a uno, dos o a los tres fascículos que producen la despolarización ventricular.

Los bloqueos de rama pueden ocurrir en las ramas derecha o izquierda del haz de His y cualquiera que se vea afectada tiene como resultado una demora en despolarizar el ventrículo homolateral a la rama bloqueada, por lo que se observa, entonces, un ensanchamiento del QRS (**fig. 6-8 A** y **B**).

El bloqueo de rama izquierda es frecuente en portadores de cardiopatía hipertensiva,

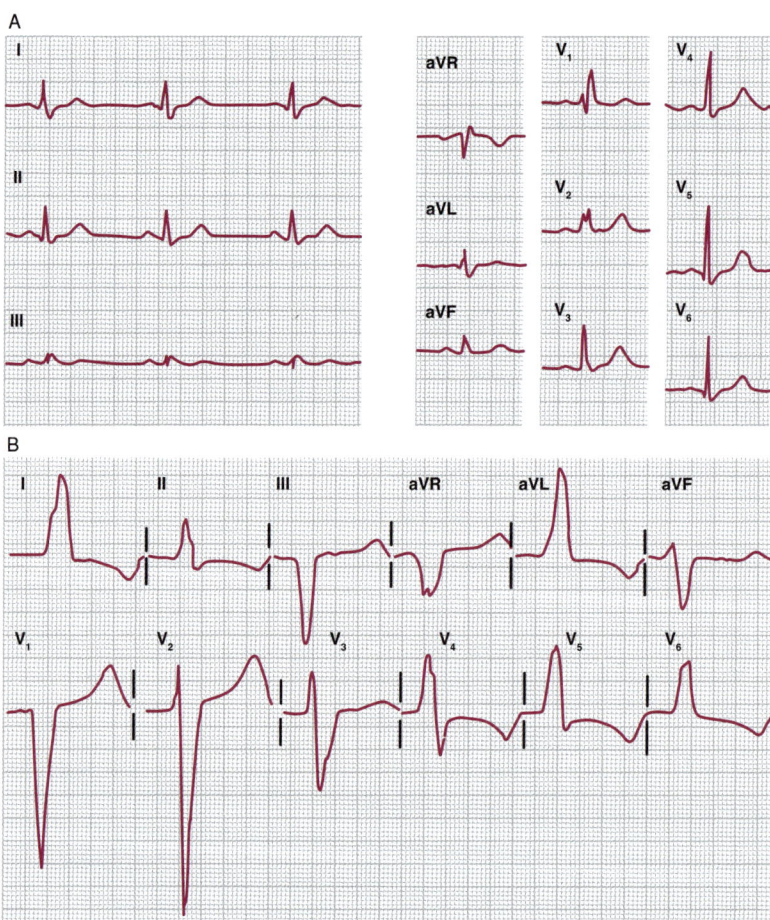

Fig. 6-8. Bloqueos de rama. **A.** Bloqueo de la rama derecha del haz de Hiz. **B.** Bloqueo de la rama izquierda del haz de His.

miocardiopatías hipertróficas o dilatadas, valvulares aórticos, etc. El bloqueo de rama derecha se observa en casos de *cor pulmonale*, cardiopatías congénitas, hipertensión pulmonar, así como también en síndromes coronarios agudos, lo que constituye un signo de mal pronóstico.

Como tratamiento se recomienda la colocación de un marcapasos.

Hemibloqueos

En los hemibloqueos no se observan retardos en la conducción intraventricular, con lo cual no hay un ensanchamiento significativo del QRS. El hemibloqueo anterior izquierdo (HBAI) es un hallazgo electrocardiográfico frecuente. Su aparición aumenta con la edad y es considerado un trastorno benigno cuando ocurre de manera aislada. El hemibloqueo posterior izquierdo (HBPI) es mucho menos frecuente y su significado clínico es habitualmente incierto. Tanto el HBAI como el HBPI pueden asociarse con bloqueos de la rama derecha del haz de His. Los hemibloqueos aislados no requieren tratamiento.

En el ECG un HBAI se caracteriza por presentar (**fig. 6-9A**):

- QRS con morfología qR con buen voltaje en derivaciones I y aVL.
- QRS con morfología rS con S (alto voltaje) en derivaciones II, III y aVF.
- Onda S en derivación III > que en II y onda R en derivación II > que en III.
- Eje eléctrico negativo (–30 a –40°).

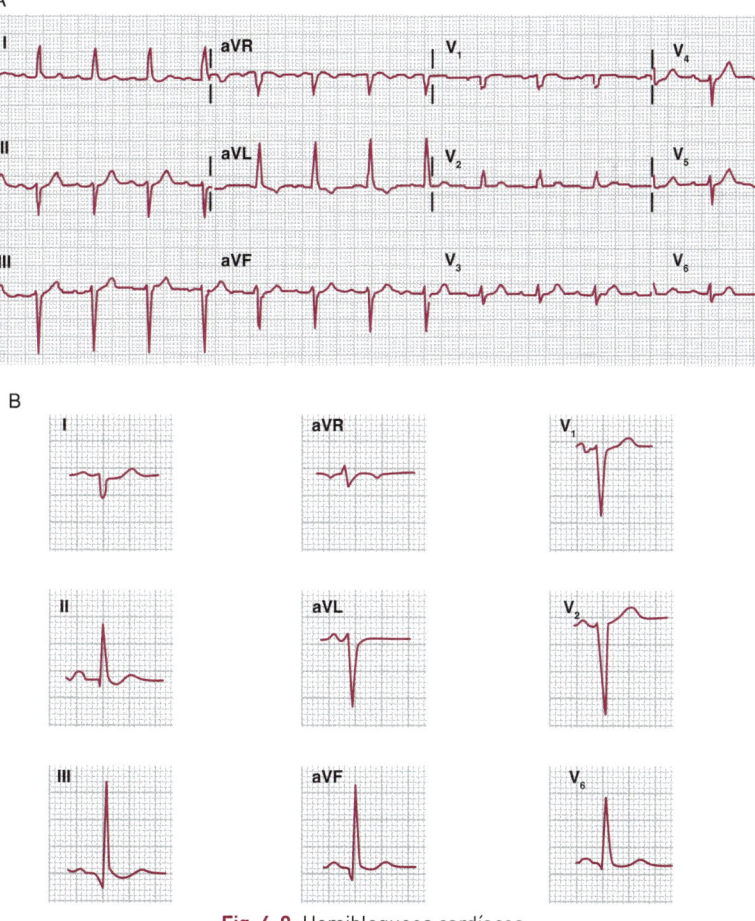

Fig. 6-9. Hemibloqueos cardíacos.

Asimismo, los criterios ECG para el diagnóstico de HBPI incluyen (**fig. 6-9B**):

- Eje eléctrico derecho (90-140º).
- QRS < 120 ms.
- QRS con morfología rS en derivaciones I y aVL.
- QRS con morfología qR en derivaciones II, III, aVF.
- QS o Qr en aVR.

TAQUIARRITMIAS

Constituyen un grupo heterogéneo de trastornos del ritmo cardíaco, cuya característica común es que la frecuencia cardíaca supera la normal para la edad. Son las que se encuentran con más frecuencia en pediatría y la taquicardia sinusal (TS) constituye aproximadamente la mitad de ellas.

Las taquicardias se pueden distinguir con base en el ancho del complejo QRS, angosto o amplio:

- Complejo angosto (≤ 0,09 s): TS, taquiarritmias supraventriculares (TSV), fibrilación auricular (FA) o aleteo (*flutter*) auricular (AA).
- Complejo amplio (> 0,09 s): taquicardia ventricular (TV), TV polimorfa o torsión de punta y TSV con conducción intraventricular aberrante.

Taquicardia sinusal

Se caracteriza por un aumento de la frecuencia cardíaca para la edad del niño. Es una respuesta fisiológica normal cuando el cuerpo se encuentra bajo estrés debido a fiebre, ansiedad o dolor, o puede ser una respuesta compensatoria a patologías que involucran hipoxia, hipovolemia, anemia, shock o enfermedades del corazón o los pulmones. Revierte cuando se trata la causa que la origina. El patrón del ECG es normal, excepto por el aumento de la frecuencia cardíaca (**fig. 6-10**).

Taquiarritmias supraventriculares

TSV es un término que comprende una serie de ritmos rápidos que tienen su origen superior en la bifurcación del haz de His, e incluye a aquellas originadas en el nodo sinusal, el tejido auricular, el tejido del nodo auriculoventricular y las mediadas por vías accesorias.

Se pueden diferenciar tres tipos principales: taquicardias con reentrada por la vía accesoria, taquicardias con reentrada sin vía accesoria y taquicardias ectópicas o automáticas. Dentro de estas se incluyen:

- Taquicardia auricular.
- TSV paroxística (TSVP):

  - Taquicardia por reentrada del nódulo A-V.
  - Taquicardia intranodal.

- Taquicardia ectópica de la unión AV (JET).
- FA.
- AA.

Taquicardia auricular

Suele originarse por un mecanismo de automatismo anormal, donde un foco ectópico a nivel auricular reemplaza al nodo sinusal, lo

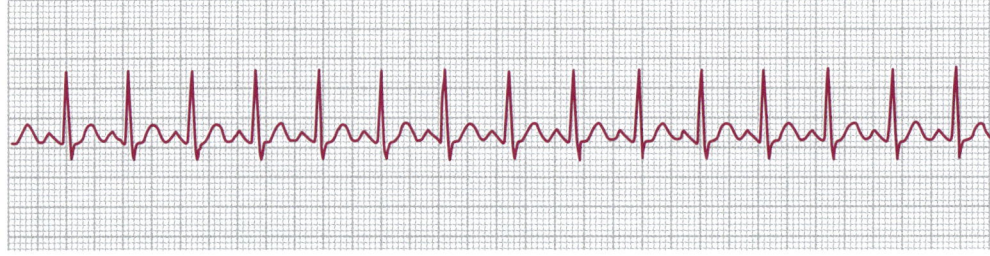

Fig. 6-10. Taquicardia sinusal.

que la diferencia de la TSVP, en la cual la mayor parte corresponde a mecanismos de reentrada.

En el ECG se observa una taquiarritmia del complejo QRS angosto con relación 1:1, o bien con cierto grado de bloqueo AV (relación 2:1). Si el ritmo es elevado, la administración de adenosina es una prueba útil porque permite inhibir la conducción a través del N-AV y así observar la disociación AV, lo cual resulta útil para el diagnóstico de taquicardia auricular.

La presentación clínica depende de la rapidez con que se instaura y la reserva miocárdica. Suele caracterizarse por palpitaciones paroxísticas y, dependiendo de la reserva cardiovascular del individuo o la gravedad del ataque, los pacientes pueden experimentar dificultad para respirar, dolor torácico o inestabilidad circulatoria.

TSV paroxística

La TSVP suele producirse por un mecanismo que involucra una vía de conducción anormal entre las aurículas y los ventrículos, o dentro del N-AV. En estos casos, la taquicardia se produce por la presencia de un haz extra o accesorio fuera de la vía de conducción normal. Esta vía accesoria puede estar fuera del N-AV (taquicardia de reentrada AV) o dentro de él (taquicardia por reentrada intranodal).

Clínicamente se caracteriza por presentar una frecuencia cardíaca que varía entre 120-250 latidos por minuto (lpm), aunque la mediana suele ser de 160-180 lpm con inicio y finalización abruptos (paroxística).

En los niños, alrededor del 50% de las TSVP son idiopáticas, el 25% se debe a problemas cardíacos congénitos y del 10-20% son atribuibles a taquicardia de reentrada AV conocida como síndrome de Wolff Parkinson-White (WPW).

Otras causas incluyen:

- Fiebre.
- Toxicidad de fármacos (p. ej., estimulantes, salicilatos y tricíclicos antidepresivos).
- Ansiedad.
- Anemia.
- Deshidratación.
- Hipoxia.
- Acidosis.
- Hipoglucemia.
- Dolor.

El hallazgo más común en el ECG es taquicardia de complejos QRS estrechos, típicamente con ausencia de onda P u onda P no identificable como sinusal (p. ej., ondas P negativizadas u posteriores a los QRS) (**fig. 6-11**).

Si la TSVP se debe a WPW, sus hallazgos en el ECG son la presencia de una onda delta que se ve en la pendiente al principio de la onda R menos pronunciada de lo normal y luego de varios segundos la vuelta al ritmo sinusal normal incluye una apariencia acortada del

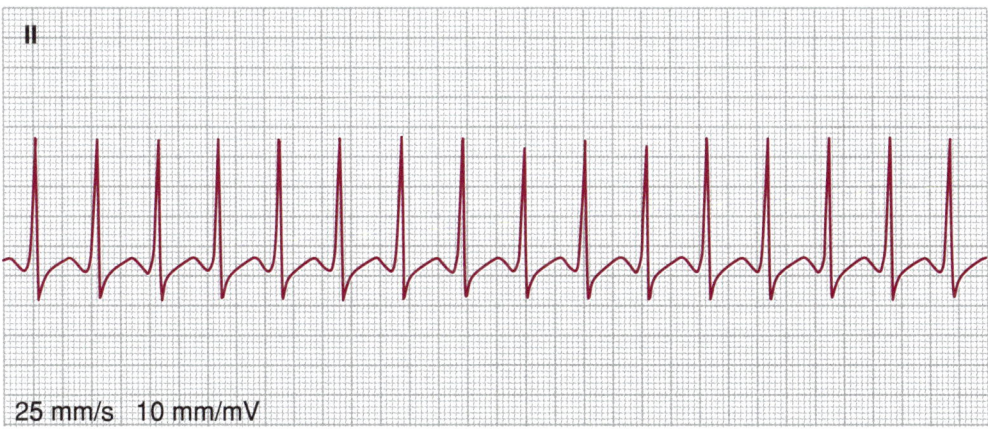

Fig. 6-11. Taquicardia supraventricular paroxística.

intervalo PR y del QRS ensanchada, a veces con trastornos en la repolarización. El ritmo suele ser regular, con mínimo o ningún latido a latido variable, y la frecuencia ventricular es muy rápida prácticamente siempre superior a 180 lpm en niños mayores y superior a 220 lpm en lactantes.

La ablación del haz por catéter tiene como finalidad prevenir la muerte súbita en aquellos pacientes asintomáticos, así como también aliviar los síntomas de la TSVP en quienes los presentan.

Taquicardia intranodal

El sustrato estructural-funcional que ocasiona su aparición es una doble vía nodal que puede ser rápida o lenta dentro del N-AV, y con menos frecuencia varias lentas. Constituyen el 60% de las TSV.

Electrofisiológicamente se distinguen tres formas de taquicardia por entrada nodal:

- Taquicardia nodal común (lenta/rápida): se desencadena por una extrasístole auricular que no conduce por la vía rápida, está en período refractario y lo hace por la vía lenta; cuando llega al punto común, se encuentra con la vía rápida excitable, retorna por esta vía y vuelve a excitar la vía lenta en el punto superior e inicia el circuito de la taquicardia.
- Taquicardia nodal no común (rápida/lenta): es inducida por una extrasístole ventricular que encuentra la vía rápida refractaria, conduce hacia arriba por la vía lenta y desciende a través de la vía rápida utilizando el mismo circuito de la

taquicardia nodal común, pero en sentido contrario.
- Taquicardia nodal lenta/lenta: es la variedad más rara y usa como brazos de su circuito dos vías lentas.

Suelen presentarse mayormente en pacientes sin cardiopatía estructural y habitualmente no afectan al pronóstico de vida. La manifestación clínica más común es la presencia de palpitaciones rápidas en pacientes de mediana edad, pero es importante recordar que en cerca del 30% de los casos se asocian con síntomas atípicos (pánico, angustia, miedo a la muerte, etc.) o se presentan en otros grupos de edad.

En el ECG se destaca la ausencia de ondas P sinusales (**fig. 6-12**), la presencia de actividad auricular retrógrada, y la ausencia de reentrada en respuesta al bloqueo del nódulo auriculoventricular, por ejemplo, mediante la administración de adenosina o bloqueantes cálcicos. Se recomienda la ablación por radiofrecuencia de la vía lenta como tratamiento definitivo.

Taquicardia ectópica de la unión AV

La taquicardia ectópica de la unión (JET, por sus siglas en inglés) es una entidad rara, congénita y difícil de tratar, que afecta principalmente a menores de 6 meses y se manifiesta exclusivamente en la niñez. El N-AV participa como parte necesaria de un mecanismo reentrante (taquicardias con participación de la vía accesoria).

Su particularidad de ser congénita es continua y persistente en el contexto de aumento del tono adrenérgico y puede provocar

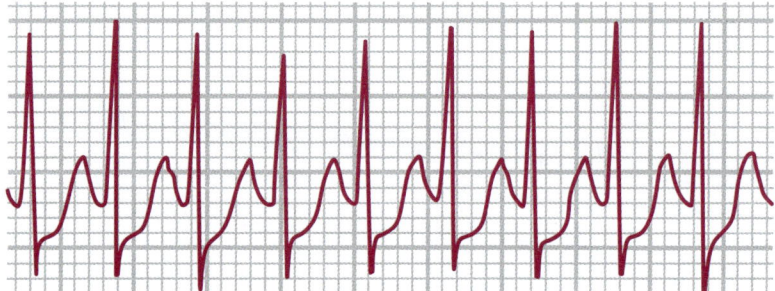

Fig. 6-12. Taquicardia intranodal.

disfunción cardíaca secundaria (taquimiopatia). Su diagnóstico es difícil y requiere un alto índice de sospecha. El ECG muestra una taquicardia de QRS estrecho con disociación auriculoventricular (**fig. 6-13**).

El 60% de los lactantes desarrollan disfunción ventricular secundaria por arritmia persistente con una tasa de mortalidad del 4%, y las causas principales son el bloqueo AV completo y la bradicardia extrema o por efecto de fármacos.

El tratamiento farmacológico incluye amiodarona, combinada con propanolol o flecainida si es necesario. Los fármacos están indicados cuando existen síntomas, disfunción ventricular o frecuencia ventricular elevada. La ablación puede plantearse ante un mal control, pero debido a la proximidad del nodo presenta alto riesgo de bloqueo AV.

Es fundamental el seguimiento clínico tanto por el control de la taquicardia como por el riesgo de desarrollo de bloqueo AV de alto grado, ya que se podría precisar la colocación de un marcapasos.

Fibrilación auricular

Es la arritmia sostenida más frecuente en la práctica clínica y se caracteriza por presentar un patrón de excitación caótico que produce una respuesta ventricular variable.

La frecuencia auricular es extremadamente rápida (350-600 lpm) con "ondas F" y una respuesta ventricular irregular con QRS normal (**fig. 6-14**).

Su mecanismo subyacente continúa siendo objeto de controversia entre los electrofisiólogos y probablemente corresponda a una compleja interacción entre estímulos que causan su inicio y la anatomía auricular, lo que sugiere una patología subyacente significativa. Podría deberse a una cantidad de canales de cationes no selectivos con grado variable a la permeabilidad del calcio.

Entre las causas se encuentran:

- Enfermedad crónica del miocardio de la aurícula.
- Enfermedad reumática de la válvula mitral.
- Niños mayores y adolescentes previamente sanos en los que se detecte una FA, se debe sospechar tirotoxicosis, embolia pulmonar o pericarditis.
- Mutaciones, como los síndromes de Brugada, QT corto y QT largo.
- Bebidas energizantes + abuso de drogas ilícitas.

En la FA que no tiene repercusión hemodinámica, el tratamiento farmacológico debe ser guiado por un especialista en cardiología infantil, y son de elección los β-bloqueantes, la

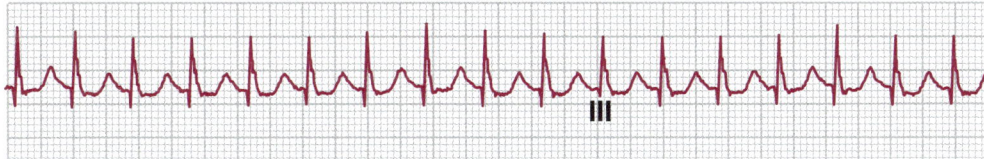

Fig. 6-13. Taquicardia ectópica de la unión AV (JET).

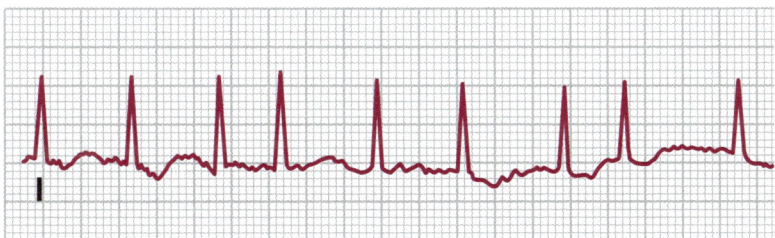

Fig. 6-14. Fibrilación auricular.

amiodarona o la digoxina (que debe evitarse en el síndrome de preexitación). En niños ocasiona un riesgo elevado de muerte súbita (> 20%), por lo que la ablación con radiofrecuencia puede ser una buena alternativa terapéutica.

Aleteo auricular

Es una arritmia restringida únicamente a la aurícula derecha por sus propiedades electrofisiológicas y sus accidentes anatómicos, la cual puede desarrollarse en un neonato con corazón sano o en un adolescente con cardiopatía. Suele ser una arritmia común en el período neonatal y se debe a una reentrada auricular, generalmente tolerada por estos pacientes.

Es un ritmo organizado causado en la inmensa mayoría de los casos por una macrorreentrada en la aurícula derecha. Si bien se han descrito diversos tipos, los más comunes son:

- AA típico común o antihorario (por el sentido de los impulsos en la entrada).
- AA típico inverso (horario).

En el ECG se aprecia una taquicardia regular, con QRS angosto, donde se objetivan ondas F (dientes de sierra) con respuesta ventricular variable (bloqueo de diferentes grados: 2:1, 3:1 y 4:1) (**fig. 6-15**).

El cuadro clínico incluye síntomas de disnea y palpitaciones. El presíncope o síncope puede ser la forma de presentación en niños mayores con cardiopatías operadas y se suele acompañar de deterioro hemodinámico característico que a veces se agrava con esta arritmia. El cuadro de insuficiencia cardíaca suele ser la forma de presentación en el neonato.

En el AA atípico, que se caracteriza por reentrada en diferentes localizaciones de ambas aurículas, existe riesgo de tromboembolismo arterial. Se recomienda la tromboprofilaxis.

La respuesta a los antiarrítmicos es pobre, con baja tasa de restauración del ritmo sinusal (5-10%) tras el control de factores desencadenantes; la cardioversión sincronizada es de elección para restaurar el ritmo sinusal. Se recomienda la tromboprofilaxis en casos de AA atípico.

Taquiarritmias ventriculares

Si bien son poco frecuentes en niños, pueden aparecer luego del posoperatorio de cardiopatías congénitas, ya que la anatomía posoperatoria favorece su desarrollo.

Las condiciones predisponentes son la acidosis, el bajo gasto cardíaco, los trastornos hidroelectrolíticos, altos niveles de catecolaminas circulantes, bradiarritmias y fármacos proarrítmicos (donde se necesita un enérgica terapéutica para corregir la situación que aceleró la arritmia).

En pacientes con cardiopatía estructural, las causas predisponentes son:

- Dilatación ventricular.
- Hipertrofia.

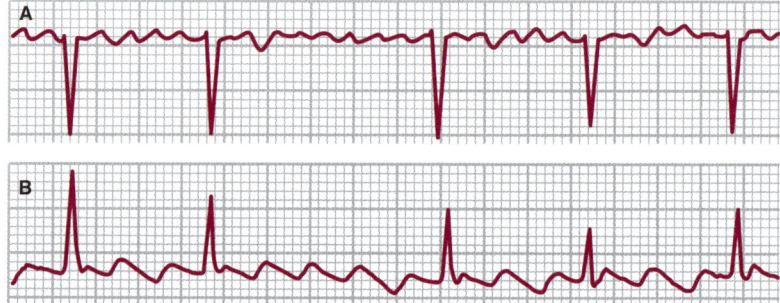

Fig. 6-15. Aleteo auricular.

- Fibrosis.
- Focos de isquemia.

Estas taquiarritmias pueden manifestarse de forma aislada, ya sea como extrasistolia ventricular (EV) asintomática, bigeminia, en duplas o tripletes (TV autolimitada), las cuales suelen ser benignas o constituir una TV maligna con compromiso hemodinámico (TV monomorfa o polimorfa).

Extrasístoles ventriculares

Las EV representan latidos anticipados originados en los ventrículos. En el ECG pueden evidenciarse por complejos QRS que se adelantan, donde la onda T tiene sentido opuesto al QRS y existe una pausa compensadora completa (**fig. 6-16A**). Se pueden producir "latidos de fusión" (complejos QRS intermedios entre el QRS sinusal y la EV, por lo general precedidos de una onda P y con un PR corto).

Las EV son frecuentes en niños sanos, quienes no precisan estudios adicionales, aunque también pueden encontrarse en: miocarditis, falsos tendones ventriculares, lesiones miocárdicas, tumores, displasias, etcétera.

Clasificación:

- Por la interrelación de las extrasístoles:

  - "Bigeminismo": cada EV alterna con un latido normal de forma regular (**fig. 6-16B**).
  - "Trigeminismo": cada EV es seguida por dos latidos normales (**fig. 6-16C**).
  - "Duplas": dos EV seguidas (**fig. 6-16D**).
  - "Tripletas": tres o más EV, se denomina de forma arbitraria TV (**fig. 6-16E**).

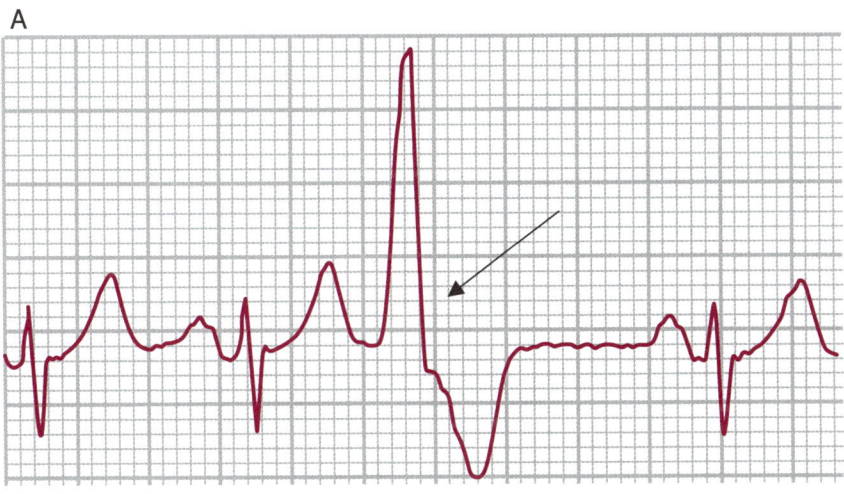

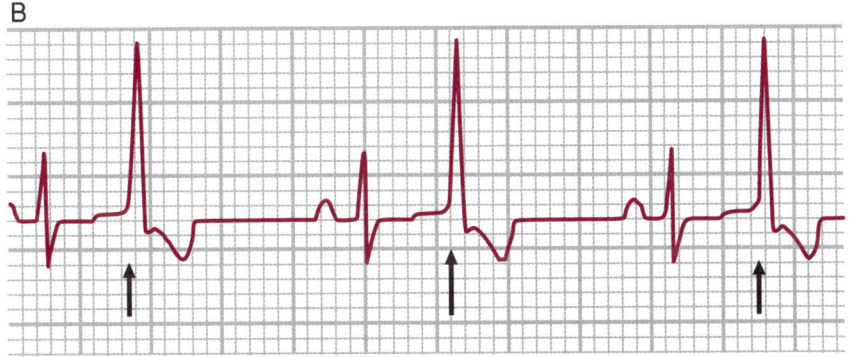

Fig. 6-16. A y **B.** Extrasístoles ventriculares. *(Continúa)*

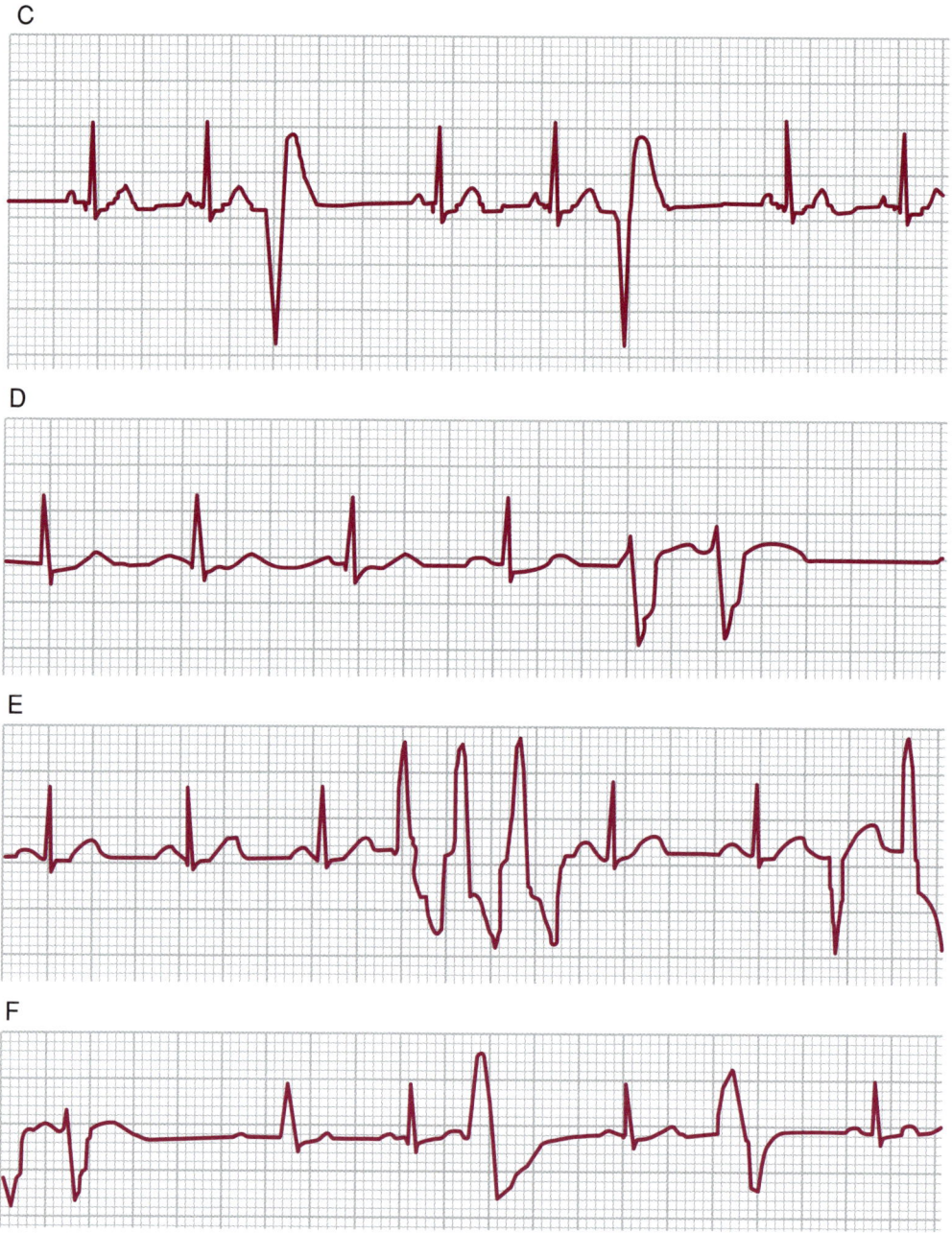

Fig. 6-16. C-F. Extrasístoles ventriculares.

- Según la "similitud" de los QRS:

  - "Monomórficos" o unifocales: los QRS tienen la misma morfología en la misma derivación (véase **fig. 6-16A, B, C, D** y **E**).

  - "Polimórficos" o multifocales: los QRS tienen una morfología diferente (**fig. 6-16F**).

  Las EV aisladas son benignas, sobre todo si son monomórficas y disminuyen con el ejercicio. No obstante, son factores de mal pronóstico y requieren el estudio de la causa determinante si:

- Hay una cardiopatía subyacente.
- Hay antecedentes de muerte súbita familiar.
- Aumentan con el ejercicio.
- Son multifocales.
- Hay episodios frecuentes de TV paroxística.

Si hay alteraciones de ST-T, se deben buscar anomalías estructurales, isquemia miocárdica o miocarditis. Si son exacerbadas durante una prueba de esfuerzo, suelen orientar a una cardiopatía estructural y se requerirá monitorización con holter de 24 horas.

Taquicardia ventricular monomorfa

Por lo general está ocasionada por un mecanismo de reentrada con daño del músculo ventricular, secundaria a isquemia miocárdica, infarto o lesiones residuales poscirugía cardíaca (*switch* arterial, cirugía de Ross, tetralogías de Fallot, obstrucciones graves de la vía de salida del ventrículo izquierdo) y miocardiopatías hipertróficas.

En el ECG se observa una taquicardia de QRS ancho, con morfología regular y constante, y puede haber disociación AV o conducción retrograda1:1 (**fig. 6-17**).

La TV no responde a la adenosina, y este dato es útil cuando se plantea el diagnóstico diferencial entre TV y TSV con conducción aberrante.

En aquellos pacientes hemodinámicamente estables que presentan disfunción ventricular, el fármaco de elección para el manejo es la amiodarona, que inicia con una dosis de carga de 5 mg/kg o lidocaína 0,75-1 mg/kg por vía IV, ambas seguidas de infusión continua. Si existe inestabilidad hemodinámica o signos de isquemia, se debe realizar cardioversión sincronizada inmediata junto con medidas que aseguren la vía aérea y una adecuada ventilación. Asimismo, se sugiere investigar y corregir las causas desencadenantes, como los trastornos hidroelectrolíticos.

Taquicardia ventricular polimorfa en entorchado o *torsades de pointes*

Se trata de una repolarización anormal del ventrículo con prolongación del intervalo QT que suele estar causada por: trastornos hidroelectrolíticos graves, como hipomagnesemia, hipopotasemia, hipocalcemia e isquemia miocárdica; efectos secundarios de los antiarrítmicos, como procainamida y flecainida; y pacientes con síndromes de QT largo congénito.

En el ECG se observa esta taquicardia con QRS ancho que presenta deflexiones positivas y negativas con modificaciones graduales, que se tuercen alrededor de la línea isoeléctrica, las cuales pueden ser en salvas o en forma sostenida (**fig. 6-18**).

El tratamiento siempre se basa en encontrar y tratar la causa desencadenante. El fármaco de elección es el sulfato de magnesio, en dosis de 25 mg/kg en 15 minutos; además, se puede considerar administrar lidocaína. Dado que prolongan el QT, la amiodarona y procainamida están contraindicadas.

Si el paciente presenta inestabilidad hemodinámica, se debe realizar una cardioversión no sincronizada (modo desfibrilación) con una dosis de energía de 100-150 J.

Fibrilación ventricular

Representa un ritmo totalmente desorganizado, con un patrón asincrónico y caótico de despolarización y repolarización ventricular que no genera actividad mecánica, por consiguiente, se considera un ritmo de PCR (**fig. 6-19**).

El paciente se presenta con colapso circulatorio, sin evidencia de pulso palpable y apnea con ventilaciones agónicas. En adultos y adolescentes suele ser causa de muerte súbita.

> **!** El tratamiento es la desfibrilación temprana; mientras se prepara esta terapéutica se debe garantizar el aporte de flujo hacia los tejidos mediante RCP. En el capítulo de soporte vital avanzado se detalla el manejo del PCR.

Las **figuras 6-20** y **6-21** describen los algoritmos de manejo inicial de las bradiarritmias y taquiarritmias en pacientes pediátricos.

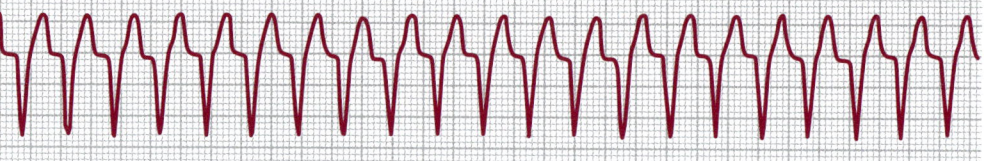

Fig. 6-17. Taquicardia ventricular monomorfa.

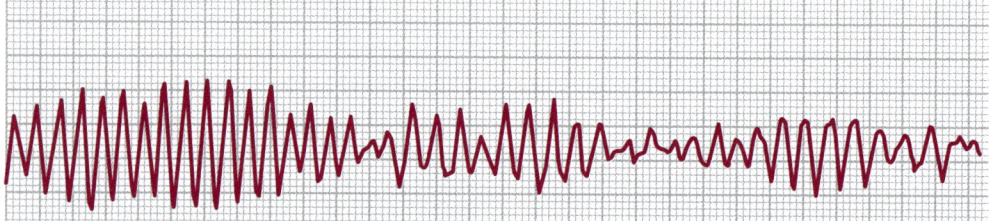

Fig. 6-18. Taquicardia ventricular polimorfa o torsión de punta.

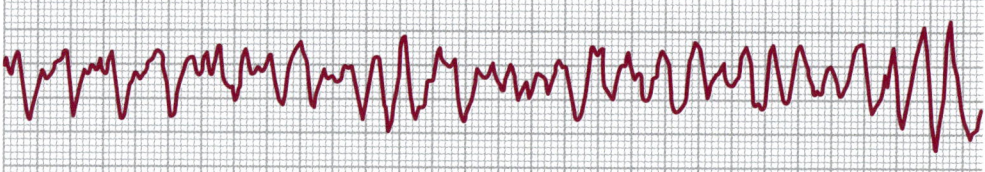

Fig. 6-19. Fibrilación ventricular.

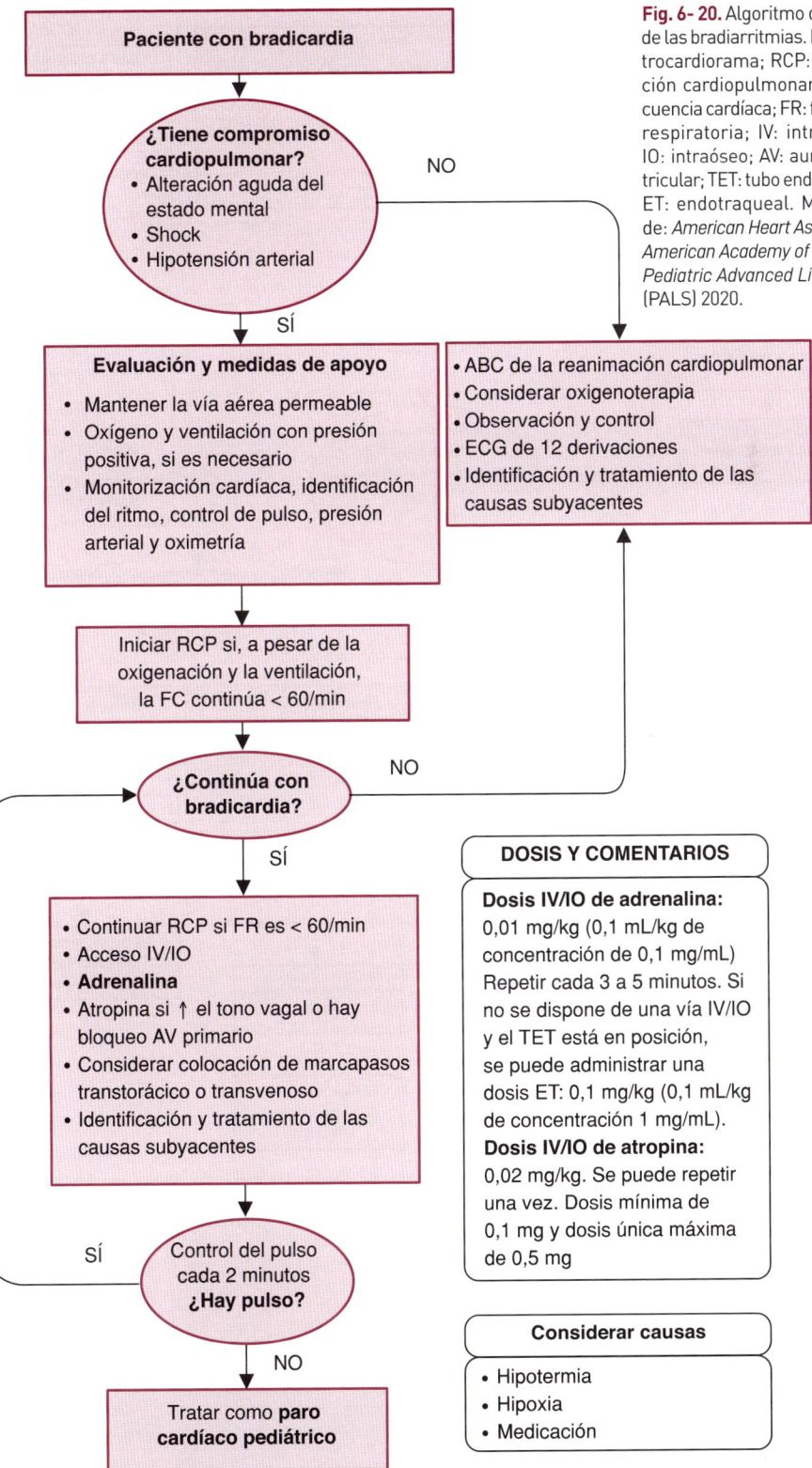

Fig. 6-20. Algoritmo de manejo de las bradiarritmias. ECG: electrocardiorama; RCP: reanimación cardiopulmonar; FC: frecuencia cardíaca; FR: frecuencia respiratoria; IV: intravenoso; IO: intraóseo; AV: auriculoventricular; TET: tubo endotraqueal; ET: endotraqueal. Modificado de: *American Heart Association* y *American Academy of Pediatrics. Pediatric Advanced Life Support (PALS) 2020.*

Paciente con bradicardia

¿Tiene compromiso cardiopulmonar?
- Alteración aguda del estado mental
- Shock
- Hipotensión arterial

NO

SÍ

Evaluación y medidas de apoyo
- Mantener la vía aérea permeable
- Oxígeno y ventilación con presión positiva, si es necesario
- Monitorización cardíaca, identificación del ritmo, control de pulso, presión arterial y oximetría

- ABC de la reanimación cardiopulmonar
- Considerar oxigenoterapia
- Observación y control
- ECG de 12 derivaciones
- Identificación y tratamiento de las causas subyacentes

Iniciar RCP si, a pesar de la oxigenación y la ventilación, la FC continúa < 60/min

¿Continúa con bradicardia?

NO

SÍ

- Continuar RCP si FR es < 60/min
- Acceso IV/IO
- **Adrenalina**
- Atropina si ↑ el tono vagal o hay bloqueo AV primario
- Considerar colocación de marcapasos transtorácico o transvenoso
- Identificación y tratamiento de las causas subyacentes

DOSIS Y COMENTARIOS

Dosis IV/IO de adrenalina:
0,01 mg/kg (0,1 mL/kg de concentración de 0,1 mg/mL) Repetir cada 3 a 5 minutos. Si no se dispone de una vía IV/IO y el TET está en posición, se puede administrar una dosis ET: 0,1 mg/kg (0,1 mL/kg de concentración 1 mg/mL).
Dosis IV/IO de atropina:
0,02 mg/kg. Se puede repetir una vez. Dosis mínima de 0,1 mg y dosis única máxima de 0,5 mg

SÍ

Control del pulso cada 2 minutos **¿Hay pulso?**

NO

Tratar como **paro cardíaco pediátrico**

Considerar causas
- Hipotermia
- Hipoxia
- Medicación

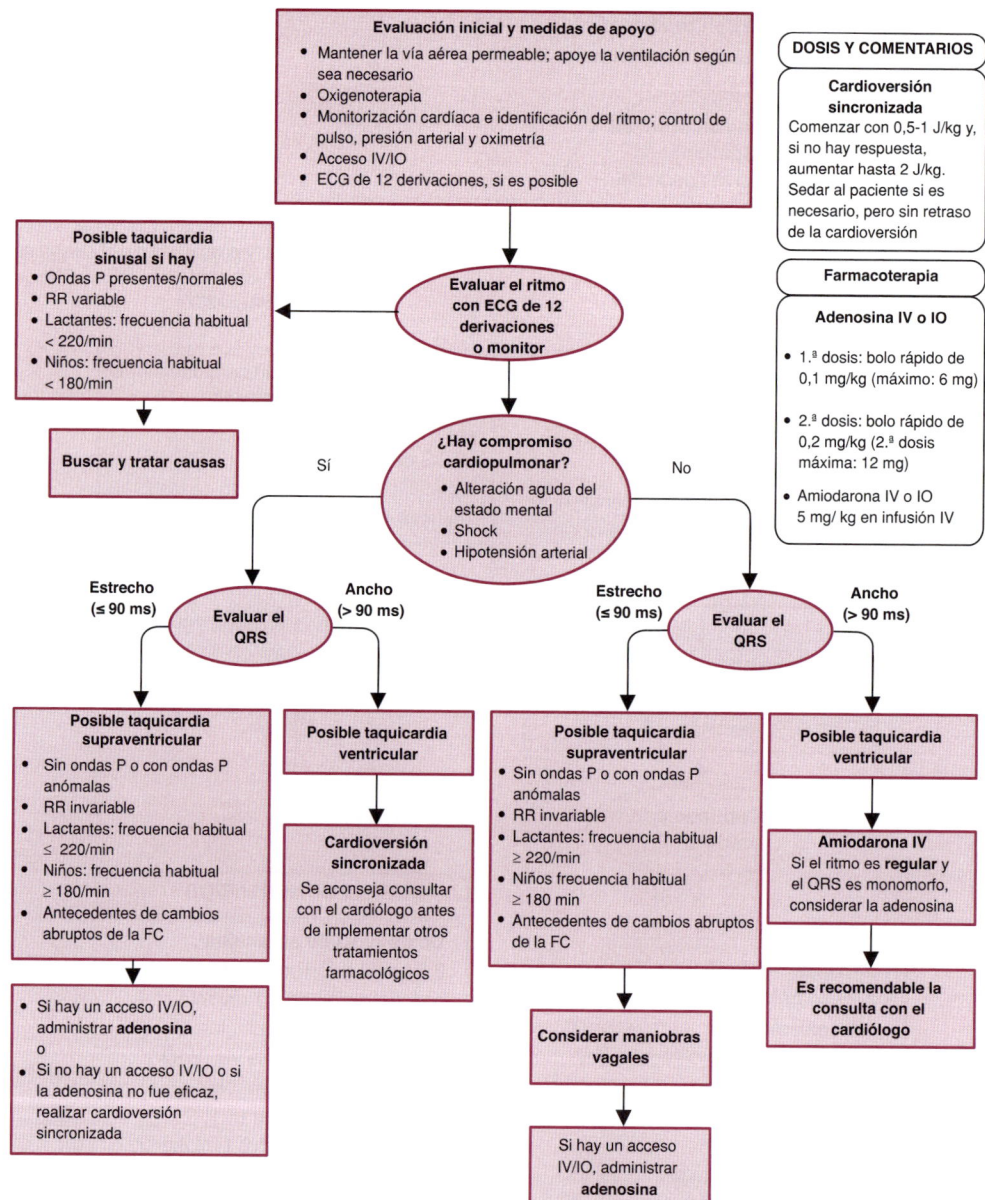

Evaluación inicial y medidas de apoyo
- Mantener la vía aérea permeable; apoye la ventilación según sea necesario
- Oxigenoterapia
- Monitorización cardíaca e identificación del ritmo; control de pulso, presión arterial y oximetría
- Acceso IV/IO
- ECG de 12 derivaciones, si es posible

DOSIS Y COMENTARIOS

Cardioversión sincronizada
Comenzar con 0,5-1 J/kg y, si no hay respuesta, aumentar hasta 2 J/kg. Sedar al paciente si es necesario, pero sin retraso de la cardioversión

Farmacoterapia

Adenosina IV o IO
- 1.ª dosis: bolo rápido de 0,1 mg/kg (máximo: 6 mg)
- 2.ª dosis: bolo rápido de 0,2 mg/kg (2.ª dosis máxima: 12 mg)
- Amiodarona IV o IO 5 mg/ kg en infusión IV

Evaluar el ritmo con ECG de 12 derivaciones o monitor

Posible taquicardia sinusal si hay
- Ondas P presentes/normales
- RR variable
- Lactantes: frecuencia habitual < 220/min
- Niños: frecuencia habitual < 180/min

Buscar y tratar causas

¿Hay compromiso cardiopulmonar?
- Alteración aguda del estado mental
- Shock
- Hipotensión arterial

Sí

No

Estrecho (≤ 90 ms)

Evaluar el QRS

Ancho (> 90 ms)

Estrecho (≤ 90 ms)

Evaluar el QRS

Ancho (> 90 ms)

Posible taquicardia supraventricular
- Sin ondas P o con ondas P anómalas
- RR invariable
- Lactantes: frecuencia habitual ≤ 220/min
- Niños: frecuencia habitual ≥ 180/min
- Antecedentes de cambios abruptos de la FC

Posible taquicardia ventricular

Posible taquicardia supraventricular
- Sin ondas P o con ondas P anómalas
- RR invariable
- Lactantes: frecuencia habitual ≥ 220/min
- Niños frecuencia habitual ≥ 180 min
- Antecedentes de cambios abruptos de la FC

Posible taquicardia ventricular

- Si hay un acceso IV/IO, administrar **adenosina** o
- Si no hay un acceso IV/IO o si la adenosina no fue eficaz, realizar cardioversión sincronizada

Cardioversión sincronizada
Se aconseja consultar con el cardiólogo antes de implementar otros tratamientos farmacológicos

Amiodarona IV
Si el ritmo es **regular** y el QRS es monomorfo, considerar la adenosina

Es recomendable la consulta con el cardiólogo

Considerar maniobras vagales

Si hay un acceso IV/IO, administrar **adenosina**

Fig. 6-21. Algoritmo de manejo de las taquiarritmias. FC: frecuencia cardíaca; IV: intravenoso; IO: intraóseo. Modificado de: *American Heart Association* y *American Academy of Pediatrics. Pediatric Advanced Life Support* (PALS) 2020.

CONCEPTOS CLAVE

- El trastorno del ritmo cardíaco más frecuente en la población pediátrica (sin contar las extrasístoles ventriculares benignas) es la taquicardia supraventricular, cuyo mecanismo desencadenante no siempre es conocido.
- De los pacientes que son estudiados por presentar una arritmia, el 50% obedece a una verdadera alteración del ritmo cardíaco.
- Las arritmias más graves se presentan en pacientes con cardiopatías congénitas.
- Ante un trastorno del ritmo cardíaco, considerar:
  - Monitorizar al paciente y realizar un ECG de 12 derivaciones. Determinar si el ritmo es rápido o lento. En las taquicardias, determinar si la onda P es visible y precede al QRS. Determinar también si la FC se modifica con la actividad, el llanto u obedece a una causa externa.
  - Si genera inestabilidad hemodinámica (deterioro del sensorio, mala perfusión periférica, shock, etc.), actuar inmediatamente. Recordar el triángulo de evaluación pediátrica y la secuencia ABC.
  - Estar preparado para la cardioversión sincronizada en las taquiarritmias inestables. Usar modo no sincrónico (desfibrilación) en la TV polimorfa y la FV.
  - Ante bradicardia con FC < 60 lpm y descompensación hemodinámica, iniciar compresiones torácicas. Considerar la colocación de un marcapasos transcutáneo en los bloqueos AV de alto grado.
  - Buscar y tratar las causas desencadenantes. Orientarse con la regla de las H y T.
- Recuerde familiarizarse con los antiarrítmicos de uso frecuente, disponga de un proceso de acceso rápido a una consulta con un especialista en cardiología pediátrica y la posibilidad de estudios más detallados.

BIBLIOGRAFÍA

Almendral J, Castellanos E, Ortiz M. Taquicardias paroxísticas supraventriculares y síndromes de Preexitacion. Rev Esp Cardiol 2012;65(5):456-69.

American Red Cross. Pediatric Advanced Life Support Participant's Manual. The American National Red Cross; 2019.

Benjamín M. Electrofisiología Pediátrica. Arritmias en pediatría. Jornada de Manejo Inicial de Cardiopatías Congénitas. Buenos Aires: SAP; 2017.

Gaztañaga L, Marchlinskia FE, Betensky BP. Mecanismos de las arritmias cardíacas. Rev Esp Cardiol 2012;65(2):174-85.

Medina Concebida LE. Manejo de arritmias en el paciente pediátrico grave. En: Sociedad Latinoamericana de Cuidados Intensivos Pediátricos (SLACIP). Manual de Cuidados Intensivos Pediátricos. 2018. Disponible en: https://slacip.org/manual-slacip/descargas/SECCION-5/5.5-Arritmias.pdf [consultado 9 de junio de 2023].

Obeyesekere MN, Klein GJ. The asymptomatic Wolff-Parkinson-White patient. Time to be more proactive? Circulation 2014;130:805-7.

Pérez FJ, Lescure P. Prevención de la muerte súbita cardíaca en Pediatría: el papel esencial del pediatra de atención primaria. Rev Pediatr Aten Primaria 2015;17(65):77-86.

Pérez Lescure FJ, Echávarri Olavarría F. El electrocardiograma en Pediatría de Atención Primaria (II). Cambios relacionados con la edad y arritmias básicas. Rev Pediatr Aten Primaria 2005;7:463-80.

Perkins GD, Graesner JT, Semeraro F, et al. European Resuscitation Council Guidelines 2021: Executive summary. Resuscitation 2021;161:1-6.

Ribes González M, Ayerza Casas S, Samper Villagrasa P y cols. Epidemiología de los trastornos del ritmo cardíaco en una población infantil. Revista Española de Pediatría 2013;69(2):94-9.

Ribes González M. Epidemiología de los trastornos del ritmo cardíaco en una población infantil. Departamento Pediatría, Radiología y Medicina Física Facultad de Medicina Universidad de Zaragoza; 2012.

Ribes González M. Epidemiología de los trastornos del ritmo cardíaco en una población infantil. Trabajo Fin de Máster. Curso Académico 2011-2012. Universidad de Zaragoza.

Rodríguez Artuza C, Mejías J, Labarca M. Taquicardias supraventriculares. En: Electrocardiograma 2015.

Sánchez Pérez I. Arritmias más frecuentes en la población infantojuvenil. Pediatr Integral 2016;XX(8):527-38.

Scaglione J. Arritmias en pediatría: un enfoque práctico. 2.ª ed. Buenos Aires: Silver Horse; 2019.

Fundamentos de la reanimación cardiopulmonar

3

Detección del deterioro clínico súbito

7

Patricia Isabel Rodríguez, Anabel Rodríguez y Mariana Julieta Cyunel

OBJETIVOS DE APRENDIZAJE

- Identificar los tres pilares fundamentales de la valoración inicial del paciente pediátrico.
- Comprender el proceso de evaluación ABCDE en la atención pediátrica de emergencia.
- Reconocer la importancia de la revaluación continua de los elementos ABCDE y la adaptación de las intervenciones, según sea necesario.

VALORACIÓN INICIAL

Cualquiera sea el escenario (prehospitalario, sala de emergencias, sala de internación, etc.), la **valoración** o **impresión inicial**, obtenida de la sola apreciación visual y auditiva del paciente durante los primeros 30-60 segundos, es fundamental para tener idea del tipo y la gravedad del problema que lo afecta y, además, permite reconocer aquellos estados que significan una amenaza para la vida y requieren intervención inmediata.

Se basa en la valoración de tres pilares fundamentales: apariencia clínica, respiración, circulación. Comúnmente se conoce como Triángulo de Evaluación Pediátrica[1] y se detalla en la **figura 7-1**.

- Apariencia: se debe observar el estado general (aspecto) y de conciencia (conexión con el medio, tono muscular, actitud, llanto, capacidad para encontrar consuelo y mirada).
- Trabajo respiratorio: se deben evaluar el esfuerzo respiratorio, los ruidos respiratorios audibles a distancia y la posición corporal.
- Circulación: se refiere al color del paciente (palidez, rubicundez, piel reticulada o marmórea, cianosis) y a las características de la piel, como lesiones purpúricas, o hemorragias visibles.

Si en esta observación se detectan eventos que amenazan la vida, como falta de respuesta, apnea o respiración agónica, bradipnea, aumento considerable del esfuerzo respiratorio, cianosis, extrema palidez, piel marmórea, hemorragia profusa, etc., se deberán realizar las maniobras necesarias para revertir esa situación.[2]

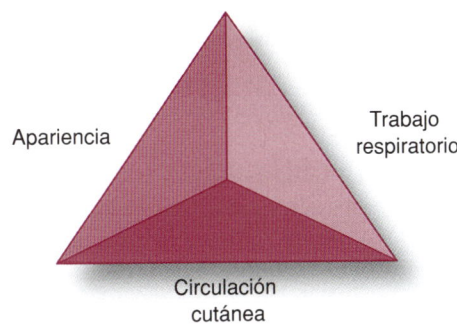

Fig. 7-1. Triángulo de Evaluación Pediátrica. Adaptada de Dieckmann RA, Brownstein D, Gausche-Hill M. The Pediatric Assessment Triangle. Pediatric Emergency Care 2010;26(4):312-5.

EVALUACIÓN ABCDE

Evaluación primaria

A. Vía aérea

Luego de la valoración inicial se debe realizar una evaluación sistemática, comenzando por la vía aérea (A), la cual podrá encontrarse:

- Permeable: permite la entrada de aire con expansión torácica visible.
- Mantenible (con medidas simples):
  - Posición óptima:
    - Si el paciente responde: dejar que elija posición más cómoda. Podrá elevarse la cabecera de la cama.
    - Si el paciente no responde: realizar maniobra de extensión de la cabeza y elevación del mentón.
    - Maniobra de tracción mandibular (ante sospecha de lesión de la columna cervical). En caso de no lograr permeabilizar la vía aérea, se realizará la maniobra anterior.
    - El cuello debe mantenerse en posición neutra en la línea media (ni flexionado ni hiperextendido).
  - Aspirar las secreciones, sangre, cuerpos extraños, etc. que puedan obstruir la boca y la nariz.
  - Colocar una vía aérea orofaríngea (cánula orofaríngea) para evitar obstrucción por el desplazamiento posterior de la lengua.
- No mantenible: requiere intervención rápida con la inserción de una vía aérea avanzada:
  - Vía aérea supraglótica: máscara laríngea, i-gel, etc.
  - Vía aérea definitiva:
    - Intubación orotraqueal.
    - Vía aérea quirúrgica: cuando los otros métodos anteriores resultan infructuosos, se prefiere realizar una cricotirotomía de urgencia.

B. Buena ventilación

Aquí se debe observar la frecuencia respiratoria, la expansión torácica, el esfuerzo respiratorio, la presencia de retracciones torácicas, aleteo nasal, cabeceo, ruidos respiratorios audibles a distancia (estridor y quejidos) y patrones respiratorios irregulares.

También, se evalúa la entrada de aire a través de la auscultación para reconocer la presencia o no de ruidos agregados y la saturación de oxígeno.

La dificultad respiratoria es la alteración de la frecuencia o del esfuerzo respiratorio, lo que puede determinar un estado de insuficiencia respiratoria si la oxigenación, la ventilación o ambas se ven afectadas.

Son signos de insuficiencia respiratoria la taquipnea grave, bradipnea, apnea, el esfuerzo respiratorio inadecuado, considerable o ausente, la respiración paradojal o disociación toracoabdominal (expande el abdomen y retrae el tórax durante la inspiración), la respiración agónica o *gasping*, el quejido, la ausencia de movimiento de aire distal, la taquicardia extrema o bradicardia, la cianosis, la baja saturación de oxígeno a pesar del aporte suplementario, y la alteración del estado de conciencia.

C. Circulación

Se valora la frecuencia y ritmo cardíacos, los pulsos centrales (carotideo, axilar, braquial y femoral) y periféricos (radial, tibial posterior y pedio), su presencia y sus características, y el relleno capilar (normal de dos segundos o menos). También la coloración y temperatura de la piel, la presión arterial, el ritmo de diuresis y el nivel de conciencia.

Se deben reconocer los signos de shock, como la taquicardia grave o bradicardia, los pulsos débiles o saltones, la hipotensión arterial, la mala perfusión periférica, los cambios de coloración de la piel (palidez, cianosis y piel marmórea), así como también la oliguria y la depresión del sensorio.

D. Déficit neurológico

Se valora el nivel de conciencia a través de la Escala de Coma de Glasgow utilizada frecuentemente en el entorno intrahospitalario (**cuadro 7-1**), o la Escala de Respuesta Pediátrica AVDI (**cuadro 7-2**), que se prefiere en el prehospitalario por su rapidez, y además permite estimar el Glasgow del paciente:

- A: alerta (equivale a una puntuación de 15/15 en la Escala de Glasgow).
- V: responde solo a la voz (Glasgow 13/15).
- D: responde solo al dolor (Glasgow 8/15).
- I: inconsciente. No responde (Glasgow 6/15).

En este punto se valoran la postura y el tono muscular, así como también la presencia de convulsiones. Se deben evaluar las pupilas (tamaño y respuesta a la luz); la capacidad de respuesta disminuida puede ser un signo de shock, insuficiencia respiratoria, así como también los niveles bajos de glucemia en sangre (igual o menor de 45 mg/dL en neonatos, igual o menor de 60 mg/dL en niños).

La anisocoria, midriasis y la falta de respuesta pupilar a la luz pueden indicar herniación cerebral.

Por lo tanto, es de suma importancia valorar la perfusión, oxigenación, ventilación, y realizar una prueba de glucosa al pie de la cama.

E. Exposición

Para completar el examen detallado, se debe realizar con el paciente desnudo. Se podrán observar lesiones en la piel, heridas, hemorragias activas, quemaduras, púrpura, deformidades, etc.

Se debe tomar la temperatura corporal, con el fin de tratar los estados de hipertermia e hipotermia.

Evaluación secundaria

Una vez que ha finalizado la evaluación sistemática del ABCDE, se elaborará la correspondiente historia clínica y el examen físico detallado. Se debe mantener una revaluación continua tanto del ABCDE como de los resultados de las intervenciones realizadas.

Exámenes complementarios

Se deben solicitar las pruebas diagnósticas necesarias (imágenes, laboratorios, etc.).

Cuadro 7-1. Escala de Coma de Glasgow			
Puntuación		**> 1 año**	**< 1 año**
Respuesta apertura ocular	4	Espontánea	Espontánea
	3	A la orden verbal	Al grito
	2	Al dolor	Al dolor
	1	Ninguna	Ninguna
Respuesta motriz	6	Obedece órdenes	Espontánea
	5	Localiza el dolor	Localiza el dolor
	4	Defensa al dolor	Defensa al dolor
	3	Flexión anormal	Flexión anormal
	2	Extensión anormal	Extensión anormal
	1	Ninguna	Ninguna
Respuesta verbal	5	Se orienta-conversa	Balbucea
	4	Conversa confusa	Llora-consolable
	3	Palabras inadecuadas	Llora persistente
	2	Sonidos raros	Gruñe o se queja
	1	Ninguna	Ninguna

Cuadro 7-2. Escala de Respuesta Pediátrica AVDI	
Alerta	El niño está despierto, activo y responde correctamente a los padres y a los estímulos externos. Por "respuesta correcta" se entiende la respuesta prevista según la edad del niño, el entorno o la situación
Voz	El niño responde solo a la voz (p. ej., al llamarlo por su nombre o al hablar en voz alta)
Dolor	El niño solo responde a estímulos dolorosos, como al pincharle el lecho ungueal
Inconciencia	El niño no responde a ningún estímulo

CONCEPTOS CLAVE

- La valoración inicial es crucial para identificar los problemas graves que ponen en riesgo la vida de los pacientes pediátricos en los primeros 30-60 segundos de contacto.
- La evaluación ABCDE en pediatría proporciona un enfoque sistemático que aborda la vía aérea, la buena ventilación, circulación, los déficits neurológicos y la exposición en la atención de las emergencias.
- La revaluación continua es esencial para vigilar y adaptar constantemente las intervenciones terapéuticas en situaciones de emergencia en pediatría, con el fin de garantizar la efectividad y la detección temprana de cambios en el estado del paciente.

REFERENCIAS

1. Dieckmann RA, Brownstein D, Gausche-Hill M. The pediatric assessment triangle: a novel approach for the rapid evaluation of children. Pediatr Emerg Care 2010;26(4):312-15.

2. American Heart Association. Part 3: Systematic Approach to the Seriously ill or Injured Child. En: Pediatric advanced life support: provider manual. Dallas, TX: American Heart Association; 2016. pp. 36-67.

Papel de los equipos de respuesta rápida pediátricos

8

Marcela Verónica Cuartas y Norma Beatriz Raúl

◎ OBJETIVOS DE APRENDIZAJE

- Comprender por qué es esencial identificar en forma temprana el deterioro clínico súbito en pacientes pediátricos hospitalizados y su relevancia en la prevención del paro cardiorrespiratorio (PCR).
- Adquirir conocimientos sobre la función y la composición de los sistemas de respuesta rápida (SRR) en situaciones de emergencia médica.
- Explorar las estrategias y los beneficios de la implementación de los SRR.

INTRODUCCIÓN

Poder identificar precozmente los signos clínicos propios de la insuficiencia respiratoria o circulatoria permite detectar de forma temprana a los pacientes con riesgo de presentar PCR y también poder instaurar las medidas terapéuticas para su prevención.

En un esfuerzo por mejorar los resultados de la atención de pacientes críticamente enfermos, varios centros de salud de mediana y alta complejidad (pediátricos y de adultos) han implementado los SRR intrahospitalarios.

¿QUÉ SON LOS EQUIPOS DE RESPUESTA RÁPIDA?

Cuando un paciente presenta un PCR, la intervención requiere un enfoque basado en un equipo de reanimadores que tengan conocimientos, habilidades clínicas y de comunicación interpersonal. Asimismo, es necesario alguien que cuente con habilidades de liderazgo para desempeñarse en un ámbito de alto riesgo. Se debe conformar un equipo de reanimación eficaz con personal idóneo, involucrado en el proceso de reanimación con el entrenamiento y las competencias necesarias para encarar el tratamiento del PCR con mayor posibilidad de éxito.[1,2]

Cada integrante debe contar con funciones previamente asignadas y ser capaz de realizar un trabajo coordinado y de llevar adelante una comunicación eficaz para poder sincronizar las actividades del equipo. El líder debe poder comunicarse con claridad con el resto de los integrantes, coordinar la atención y anticipar los problemas en la secuencia de reanimación. Por tal motivo, es importante el entrenamiento para el liderazgo de equipos de reanimación y la demostración de conductas de liderazgo, como establecer tareas claras, tomar decisiones y adoptar enfoques prácticos.

El grupo de expertos recomienda que los equipos de reanimación cuenten con un líder que dirija y coordine todos los elementos de la reanimación, y preste especial atención a la realización de una RCP de alta calidad.[3]

Funcionamiento

Idealmente, este equipo de reanimación o de respuesta rápida (ERR) debe estar formado por al menos un médico con experiencia en atención pediátrica aguda y una enfermera pediátrica, y debe ser convocado para evaluar a niños potencialmente críticos que aún no estén en la unidad de cuidados intensivos pediátricos. Existe una gran variación en cuanto a la composición de los equipos, pero los procesos para detectar el deterioro temprano son clave para reducir la morbimortalidad de niños gravemente enfermos o lesionados.[4]

Se pueden utilizar escalas de valoración específicas, como el Sistema de Puntuación de Alerta Temprana Pediátrica (PEWS), pero tampoco hay evidencias que avalen que estas escalas mejoren el proceso de decisión ni los resultados clínicos.[4]

Como muestra el **cuadro 8-1**, el PEWS es uno de los sistemas más simples y flexibles, se realiza rápidamente, no es específico de la edad y tiene cinco dominios: comportamiento,

estado cardiovascular, estado respiratorio, uso de nebulizadores y vómitos posquirúrgicos persistentes. El PEWS ha sido validado en estudios retrospectivos sobre pacientes hospitalizados en sala general de hospitales pediátricos.[5] Se han ido desarrollando otras iniciativas como el *Score de Brighton*, Birmingham/Toronto, CHEWS, Cardiff & Vale PEWS, *Melbourne Activation Criteria*, Bedside PEWS y Canada PEWS.

La activación del ERR puede reducir el riesgo de paro respiratorio o cardíaco en niños que se encuentran hospitalizados fuera del área de cuidados críticos, aunque la evidencia en este punto es baja.[4] Su implementación en un número mayor de hospitales se ha visto favorecida por la disponibilidad de la historia clínica electrónica.[6]

Cuadro 8-1- Sistema de Puntuación de Alerta Temprana Pediátrica

	0	1	2	3	Puntuación
Comportamiento	Apropiado	Somnolencia	Irritabilidad	Letargia/confusión o poca respuesta al dolor	
Cardiovascular	Piel rosada o relleno capilar menor de 2 segundos	Palidez o relleno capilar 3 segundos	Piel grisácea o cianosis o relleno capilar de 4 segundos o taquicardia (> 20 lpm por encima del límite superior)	Piel grisácea o cianosis y reticulado o relleno capilar mayor o igual a 5 segundos o taquicardia (> 30 lpm por encima del límite superior) o bradicardia	
Respiratorio	Parámetros normales, sin tiraje	> 10 rpm por encima del límite superior o uso de músculos accesorios o FiO_2 > 30% o > 3L/min	> 20 rpm por encima del límite superior o tiraje o FiO_2 > 40% o > 6 L/min	> 5 rpm por encima del límite superior con tiraje o quejido o FiO_2 > 50% o > 8 L/min	

Dos puntos adicionales por cada 15 minutos de nebulizaciones (o nebulizaciones continuas) o vómitos persistentes posoperatorios.
Usar L/min cuando se use una cánula nasal. Usar FiO_2 cuando se use cánula de alto flujo.
lpm: latidos por minuto; rpm: respiraciones por minuto.
Modificado de Gold DL, et al. Evaluating the Pediatric Early Warning Score (PEWS) System for Admitted Patients in the Pediatric Emergency Department. Academic Emergency Medicine 2014;21(11):1249-56.

Los objetivos principales de los ERR se basan en la disminución de la incidencia de los casos de PCR y de la mortalidad asociada con ellos, y también en la reducción de las internaciones en las unidades de cuidados intensivos. El establecimiento de los ERR es una de las seis estrategias propuestas en la Campaña para salvar 100 000 vidas (*100 000 Lives Campaign*) del *Institute for Healthcare Improvement* (IHI).[7]

Es importante contar con protocolos de diagnóstico y tratamiento temprano de las enfermedades que causan PCR con más frecuencia en cada centro (p. ej., las enfermedades respiratorias y la sepsis), crear un sistema de detección temprana de los niños con riesgo de PCR con criterios sencillos y rápidos de valorar, y la conformación de un SRR.[8]

Los beneficios de la puesta en marcha de los ERR incluyen la mejora de la seguridad de los pacientes, estadías hospitalarias más cortas, menos activaciones del código azul, disminución del número de transferencias a cuidados intensivos, aumento en la sensibilización e identificación de los criterios de alerta, disminución de la mortalidad y morbilidad, aumento de la satisfacción entre enfermeros,

médicos, pacientes y familiares. El desarrollo de un Comité de Revisión para la seguridad del paciente faculta a todo el personal para operar en un mayor nivel de competencia.[9]

Estos equipos también pueden ofrecer programas para educar a otros proveedores de cuidado (enfermeros, médicos, kinesiólogos, y otros) en el reconocimiento de los signos y síntomas de inestabilidad fisiológica, el desarrollo de "criterios de alerta" y protocolos de activación del equipo de médicos de cabecera del paciente para su evaluación, tratamiento y, posiblemente, "triage" a otro entorno, como la sala de operaciones o una unidad de cuidados intensivos.[9]

La **figura 8-1** detalla los criterios para la implementación de los ERR, entre ellos:

- Identificación del personal clave para formar el equipo.
- Establecimiento de criterios y mecanismos de alerta.
- Educación del personal.
- Uso de un instrumentos de documentación estructurada.
- Establecimiento de mecanismos de retroalimentación.
- Medición de la eficacia.

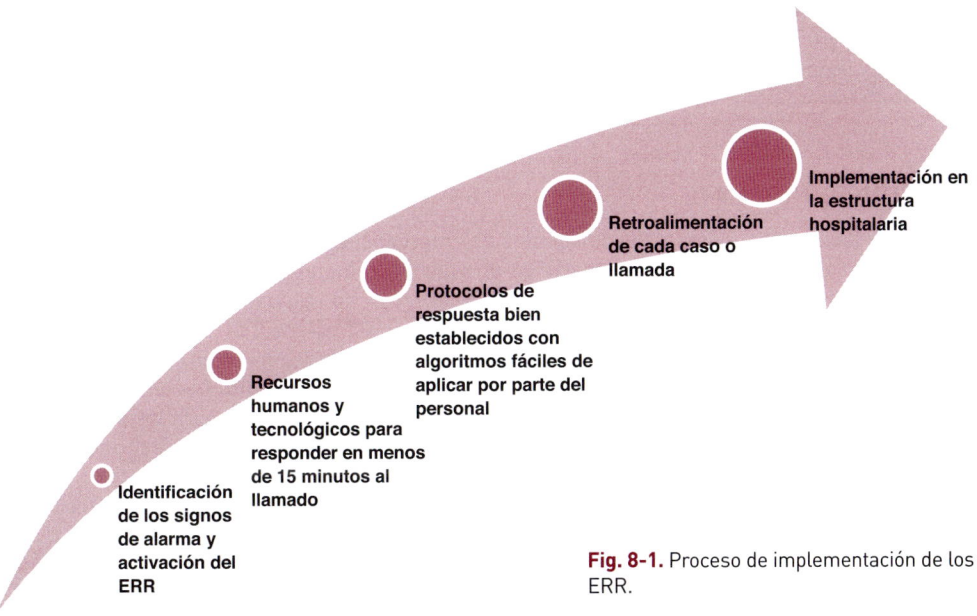

Fig. 8-1. Proceso de implementación de los ERR.

En esta estructura participan cuatro grupos coordinados:

- Grupo de activación: alertan al ERR a través de una llamada.
- Grupo de respuesta: conformado por el ERR.
- Grupo de mejoramiento de la calidad: revisan y evalúan los datos obtenidos con el fin de mejorarlos.
- Grupo de gestión y administración: aseguran que los cambios en los procesos se ejecuten. El ERR debe tener el conocimiento y responder a la situación, antecedentes, evaluación y recomendación.[9]

RECOMENDACIONES

Para los SRR

Los hospitales que atienden a pacientes pediátricos deben desarrollar e implementar un SRR. Esto debe incluir:

- Estándares para la monitorización de signos vitales.
- Criterios de llamada o puntajes de alerta temprana.
- Un brazo de respuesta planificado.
- Un proceso de monitorización de calidad y brazo administrativo.
- Educación sobre detección temprana y manejo de pacientes deteriorados para proveedores de atención en primera línea.

Para los ERR

Se debe prestar especial atención a los siguientes detalles de implementación:

- Composición (habilidades y disciplinas) y disponibilidad de recursos.
- Criterios de llamada.
- Conocimiento e interfaz con el personal del hospital.
- Métodos de activación.

Una estrategia para conformar estos equipos es la motivación de los profesionales involucrados en la práctica de habilidades, capacitaciones y actualizaciones en reanimación.

El uso de simulación de alta fidelidad puede alentar a los participantes a comprometerse física y emocionalmente con el ambiente, lo que ayuda a promover el trabajo en equipo, la toma de decisiones y su inmersión en el entorno de aprendizaje experimental.

En pediatría se observó que las actualizaciones frecuentes con simulación y uso de maniquíes mejoraron las puntuaciones de rendimiento clínico y conductual, y requirieron menos tiempo entre los reentrenamientos, en comparación con los intervalos estándar.

Los intervalos de reentrenamiento para soporte vital básico y avanzado de la *American Heart Association* son de un máximo de dos años, a pesar de existe evidencia de que las habilidades y conocimientos decaen luego de tres a doce meses de la formación inicial.[2]

CONCEPTOS CLAVE

- Si bien la implementación de equipos de emergencia médica no pareció mejorar la mortalidad,[10] podría formar parte de un enfoque continuo y exitoso más amplio en la mejora de la calidad de atención y, por lo tanto, no se puede esperar que estos equipos modifiquen las curvas de mortalidad por sí mismos.[11]
- El entrenamiento de los equipos de emergencias médicas pediátricas con simulación in situ, con énfasis en el reconocimiento del niño con deterioro, la comunicación, el trabajo en equipo y la participación del personal directivo mejora la respuesta del personal a la evolución crítica de la enfermedad y el resultado del paciente en la unidad de cuidados intensivos. Los costos asociados con la introducción y el mantenimiento del programa de capacitación son compensados por una reducción significativa en el número de días/camas de la unidad de cuidados intensivos.[12]
- Las nuevas tecnologías pueden ayudar a los equipos de respuesta rápida a mejorar la idoneidad, confiabilidad y velocidad de las intervenciones.[13]

REFERENCIAS

1. Cheng A, Mikrogianakis A. Rapid response systems for paediatrics: Suggestions for optimal organization and training. Paediatr Child Health 2018;23(1):51-7.
2. Bhanji F, Donoghue AJ, Wolff MS, et al. Part 14: Education: 2015 American Heart Association Guidelines. Update for Cardiopulmonary Resuscitation and Emergency Cardiovascular Care. Circulation 2015;132(18 Suppl 2):S561-73.
3. Meaney PA, Bobrow BJ, Mancini ME, et al. Cardiopulmonary resuscitation quality: improving cardiac resuscitation outcomes both inside and outside the hospital: a consensus statement from the American Heart Association Circulation 2013;128(4):417-35.
4. Monsieurs KG, Nolan JP, Bossaert LL, et al. European Resuscitation Council Guidelines for Resuscitation 2015: Section Executive summary. Resuscitation 2015;95:1-80.
5. Gold DL, Mihalov LK, Cohen DM. Evaluating the Pediatric Early Warning Score (PEWS) system for admitted patients in the pediatric emergency department. Acad Emerg Med 2014;21(11):1249-56.
6. Lambert V, Matthews A, MacDonell R, et al. Paediatric early warning systems for detecting and responding to clinical deterioration in children: a systematic review. BMJ Open 2017;7(3):e014497.
7. Berwick DM, Calkins DR, McCannon CJ, et al. The 100,000 lives campaign: setting a goal and a deadline for improving health care quality. JAMA 2006;295(3):324-7.
8. Lopez Herce J. Mejorando el resultado de la reanimación cardiopulmonar en Pediatría. Medicina Intensiva 2013;30(3):123-5.
9. Carrillo Esper R, Ramirez Rosillo F, Carrillo Córdova JR, et al. Equipo de respuesta rápida. Rev de la Asoc Mex Med Crít y Ter Intensiva 2009;XXIII(1):38-46.
10. Kutty S, Jones PG, Karels Q, et al. Association of pediatric medical emergency teams with hospital Mortality. Circulation 2018;137(1):38-46.
11. Koch J, Das SR. Rapid response teams in pediatric patients: well intentioned, but do they really help? Circulation 2018;137(1):47-8.
12. Theilen U, Fraser L, Jones P, et al. Regular in-situ simulation training of paediatric Medical Emergency Team leads to sustained improvements in hospital response to deteriorating patients, improved outcomes in intensive care and financial savings. Resuscitation 2017;115:61-7.
13. Lyons PG, Edelson DP, Churpek MM. Rapid response systems. Resuscitation 2018;128:191197.

Reanimación cardiopulmonar básica

9

Patricia Isabel Rodríguez y Anabel Rodríguez

⊚ OBJETIVOS DE APRENDIZAJE

- Conocer los eslabones que constituyen la cadena de supervivencia pediátrica.
- Reconocer rápidamente el paro cardiorrespiratorio pediátrico e iniciar de forma inmediata las maniobras de reanimación cardiopulmonar básica correspondientes a cada grupo etario.
- Realizar una reanimación cardiopulmonar de alta calidad.
- Utilizar el desfibrilador externo automático (DEA) de manera correcta y oportuna.
- Identificar la obstrucción completa e incompleta de la vía aérea por cuerpo extraño.
- Conocer y realizar las maniobras de desobstrucción de la vía aérea cuando estén indicadas.

INTRODUCCIÓN

La reanimación cardiopulmonar (RCP) básica pediátrica es un conjunto de maniobras que permiten identificar si un niño está en situación de paro cardiorrespiratorio (PCR) y llevar a cabo la sustitución de las funciones circulatoria y respiratoria, sin ningún equipamiento específico, hasta que la víctima pueda recibir un tratamiento más cualificado.

 El objetivo fundamental es mantener la perfusión y oxigenación de los órganos vitales, como el corazón y el cerebro.

Las maniobras pueden ser realizadas inmediatamente por cualquier persona que reconozca el PCR. Los protocolos a seguir dependerán de si el reanimador es un profesional de la salud o no (reanimador lego).

A los fines de protocolizar las maniobras de reanimación, es necesario definir los distintos grupos etarios:

- Neonato: desde el nacimiento hasta el mes de vida.

- Lactante: desde el mes hasta el año de vida.
- Niño: desde el año de vida hasta el comienzo de la pubertad. Los signos de pubertad incluyen la presencia de vello en tórax o axilas en varones y desarrollo mamario en mujeres.

Las maniobras realizadas al recién nacido en sala de partos no serán consideradas en este apartado.

PARO CARDIORRESPIRATORIO EN LA EDAD PEDIÁTRICA

Definición

El PCR es el cese de la circulación sanguínea causada por una actividad mecánica cardíaca ausente o ineficaz. Clínicamente, el niño no responde, no respira o jadea/boquea y tampoco existe pulso detectable.[1]

Causas

Las causas del PCR en pediatría difieren de las causas en los adultos. A diferencia de lo que ocurre en estos últimos, el PCR de causa cardíaca primaria (por fibrilación ventricular y taquicardia ventricular sin pulso) es infrecuente. En los niños suele ocurrir por un deterioro de la función respiratoria o circulatoria (insuficiencia respiratoria o shock) ocasionado por lesiones o enfermedades críticas.

> ⚠ Los ritmos cardíacos terminales más frecuentes en niños son no desfibrilables y están precedidos muy frecuentemente por bradicardia, motivo por el cual se prioriza el comienzo temprano de las compresiones torácicas y ventilaciones.

Se puede sospechar PCR primario (por arritmia) cuando presenciamos el colapso súbito del niño o sabemos que es portador de una enfermedad cardíaca de base.

La prevención del traumatismo por parte de los profesionales de la salud, así como el reconocimiento temprano de las insuficiencias respiratoria y circulatoria o el shock y su tratamiento adecuado y oportuno, son fundamentales y constituyen el primer eslabón de la cadena de supervivencia pediátrica.

Cadena de supervivencia pediátrica

La atención pediátrica de urgencia prestada de manera oportuna y apropiada influye en la supervivencia funcional de los niños en estado crítico.

En 2020, se desarrolló una cadena de supervivencia específica para la población pediátrica que presenta un PCR intrahospitalario (PCIH) para diferenciarla de la que ocurre en el PCR extrahospitalario (PCREH). Además, se ha agregado un sexto eslabón a ambas cadenas, el de recuperación.[2]

Los eslabones de la cadena de supervivencia pediátrica están compuestos por:

- Reconocimiento y prevención de las lesiones.
- Activación temprana del sistema de emergencias médicas (SEM).
- RCP de alta calidad.
- Soporte vital avanzado (SVA).

- Cuidados posparo cardíaco.
- Recuperación.

De esa manera, padres y cuidadores deben estar entrenados en la detección de riesgos, prevención del traumatismo, reconocimiento de los niños que necesitan asistencia médica, primeros auxilios y activación del SEM (**fig. 9-1**).

La principal diferencia con la cadena de supervivencia de adultos es que, en esta última, la activación del SEM antecede al comienzo de las compresiones torácicas (CT), priorizando la llegada del DEA.

REANIMACIÓN CARDIOPULMONAR BÁSICA

Consta de una serie de maniobras que se deben realizar de forma secuencial y rápida; asegurarse de que cada una de ellas sea efectiva.

Secuencia

- **Escenario seguro.** Frente a una probable víctima pediátrica, es primordial corroborar la seguridad del lugar para que al intervenir no aumente el número de víctimas.
- **Estado de conciencia.** Comprobar si la víctima responde. Se comprobará la respuesta del niño ante estímulos, como hablarle en voz alta (¿estás bien?), tocar enérgicamente los hombros en los niños o el talón en los lactantes. Si no hay respuesta, se deberá pedir ayuda.
- **Solicitar ayuda.** Pedir ayuda a las personas que se encuentran cerca (gritando, de ser necesario) para que activen el SEM; en caso contrario, realizarlo al pie de la víctima mediante un dispositivo móvil en modo altavoz.
- **Verificar simultáneamente la respiración y el pulso.** En cuanto a la respiración, evaluar si existe elevación y descenso del tórax de la víctima. Respecto del pulso:

  – Lactante: palpar el pulso braquial.
  – Niño: palpar pulso carotídeo o femoral.

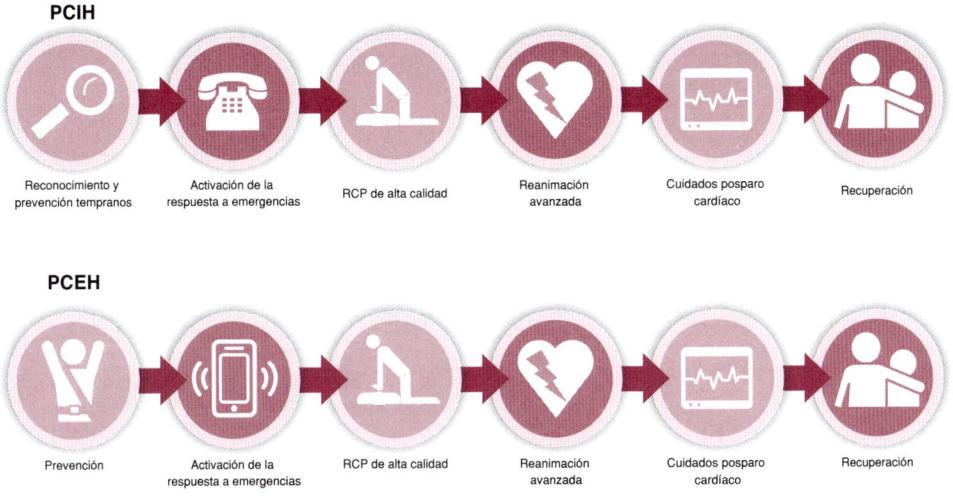

PCIH

Reconocimiento y prevención tempranos | Activación de la respuesta a emergencias | RCP de alta calidad | Reanimación avanzada | Cuidados posparo cardíaco | Recuperación

PCEH

Prevención | Activación de la respuesta a emergencias | RCP de alta calidad | Reanimación avanzada | Cuidados posparo cardíaco | Recuperación

Fig. 9-1. Cadena de supervivencia para el PCIH y PCEH en pediatría. Adaptado de las Guías 2020 de la *American Heart Association*.[2]

Localización del pulso

> ⚠ La palpación del pulso en pacientes inestables resulta difícil, aun si la realizan personas entrenadas. Por este motivo, esta maniobra se **reserva** para el personal de salud y no debe insumir más de 10 segundos.[3]

- Lactantes. Para comprobar el pulso braquial se deberán colocar los dedos índice y medio en la cara interna de la parte superior del brazo, entre el codo y el hombro del paciente (**fig. 9-2**).
- Niños. Se comprobará el pulso carotídeo, utilizando 2 o 3 dedos, entre la tráquea y los músculos laterales del cuello o el pulso femoral, ubicados en el centro e inmediatamente debajo de la arcada inguinal (**fig. 9-3**).
- Víctima que no responde. Se pueden presentar los siguientes escenarios:[2,4]
  - La víctima no responde, pero respira y tiene pulso: colocarla en posición de recuperación, activar el SEM y esperar la ayuda, mientras se revalúa al paciente hasta la llegada del mismo (**fig. 9-4**).

- La víctima no respira (o solo jadea/boquea), pero tiene pulso palpable: realizar respiración de rescate, una cada 2-3 segundos (20-30 por minuto). Si el pulso es menor de 60 latidos por minuto (LPM) y presenta mala perfusión, iniciar las CT. Comprobar el pulso cada dos minutos.
- La víctima no respira (o solo jadea/boquea) y no hay pulso:
  - Colapso súbito presenciado: activar el SEM y solicitar el DEA. Iniciar la RCP de alta calidad con CT y revaluar a la víctima cada 2 minutos. Utilizar el DEA en cuanto esté disponible.
  - Colapso no presenciado: iniciar la RCP de alta calidad con CT durante dos minutos y luego activar el SEM y solicitar el DEA si aún no se ha hecho.

Cuando llegue el DEA, utilizarlo inmediatamente siguiendo las instrucciones que este otorga al encenderlo. Si se detecta:

- **Ritmo desfibrilable.** Indicará administrar una descarga y reanudar la RCP de alta calidad durante dos minutos; verificará

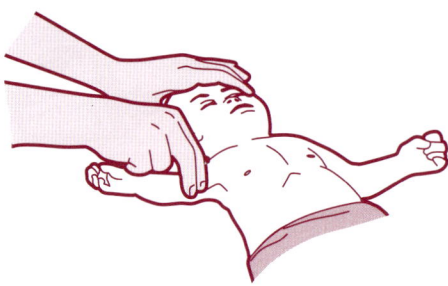

Fig. 9-2. Comprobación del pulso braquial en lactantes.

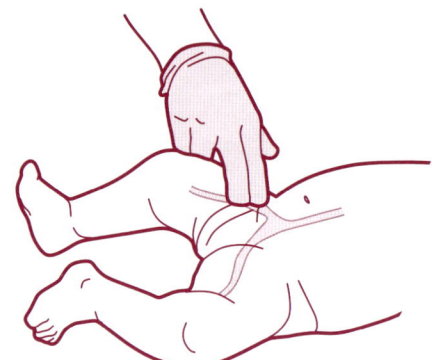

Fig. 9-3. Comprobación del pulso femoral en niños y adolescentes.

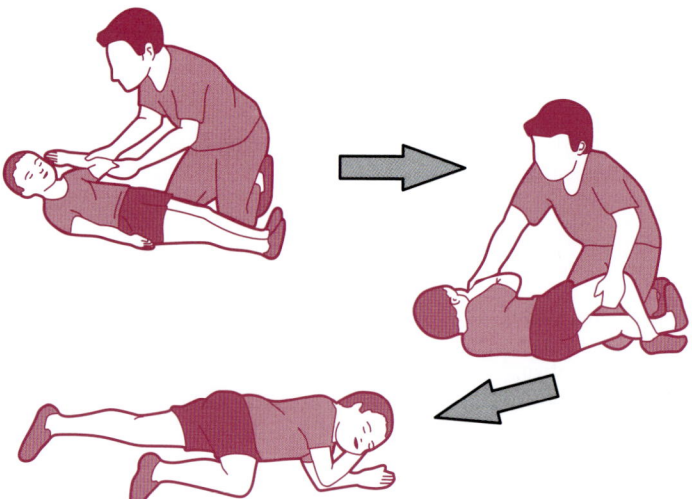

Fig. 9-4. Posición lateral de seguridad o de recuperación.

el ritmo nuevamente para realizar nueva descarga, si corresponde, o continuar con las CT. Se repetirá esta secuencia hasta la llegada del SEM o hasta que el paciente comience a moverse.

- **Ritmo no desfibrilable.** Indicará reanudar la RCP de alta calidad y verificará el ritmo cada dos minutos hasta la llegada del SEM o hasta que el paciente comience a moverse.

REANIMACIÓN CARDIOPULMONAR DE ALTA CALIDAD

Es esencial durante el PCR para proporcionar un flujo sanguíneo adecuado al cerebro y otros órganos vitales.

> ! Cada vez que se interrumpen las CT, el flujo sanguíneo se reduce drásticamente. Cuando estas se reanudan hacen falta varias CT para que el flujo sanguíneo alcance el nivel previo a la interrupción.[5]

Secuencia C-A-B

C. Compresiones torácicas

Las CT hacen circular la sangre hacia los órganos vitales (corazón, cerebro y pulmones) hasta que se pueda realizar una reanimación avanzada.

Si la víctima no responde, no respira (o solo jadea/boquea) ni tiene pulso palpable, o este es inferior a 60 LPM y tiene signos de mala perfusión, iniciar una RCP de alta calidad, comenzando con CT. Para lograr que sean óptimas, se debe colocar al niño en una superficie dura y plana. Se debe quitar o apartar la ropa que cubre el tórax de la víctima.[6]

¿Dónde se comprime?

- Lactantes: en el centro del tórax, inmediatamente debajo de la línea intermamilar.
- Niños: en el centro del tórax, entre los pezones en la parte inferior del esternón.

¿Cómo se comprime?

- Lactantes: existen dos formas posibles:
  - La maniobra con dos dedos es la de elección para un solo reanimador. Se colocan dos dedos por debajo de la línea intermamilar y se evita comprimir el apéndice xifoides, ya que se podrían lesionar los órganos abdominales (**fig. 9-5**).
  - La maniobra con dos pulgares y las manos alrededor del tórax es la de elección si hay dos reanimadores. Se colocan los dos pulgares, juntos o superpuestos (si el bebé es muy pequeño), en el centro del tórax, por debajo de la línea intermamaria, se rodea con las manos y se sostiene la espalda con el resto de los dedos (**fig. 9-6**).

- Niños: también existen dos formas posibles:
  - Con una mano (si el niño es pequeño). Se coloca el talón de la mano en la parte inferior del esternón (**fig. 9-7**).
  - Con las dos manos (en niños mayores y adolescentes). Se coloca el talón de una mano abierta apoyado sobre tórax y la otra mano sobre la primera, con dos dedos entrelazados (**fig. 9-8**).
  - En ambas maniobras los codos deben mantenerse extendidos.

¿Cuánto se comprime?

Al realizar las CT, se considera razonable deprimir el tórax por lo menos un tercio del diámetro anteroposterior, aproximadamente 4 cm (1,5 pulgadas) en lactantes y 5 cm (2 pulgadas) en niños hasta la pubertad. En adolescentes, la profundidad de compresión recomendada es igual a la de los pacientes adultos: al menos 5 cm (2 pulgadas) y como máximo 6 cm (2,4 pulgadas).[4]

¿Con qué frecuencia se realizan las compresiones?

La frecuencia de las CT es de 100 a 120 por minuto, tanto para lactantes como para niños y adolescentes. Se debe dejar que el tórax

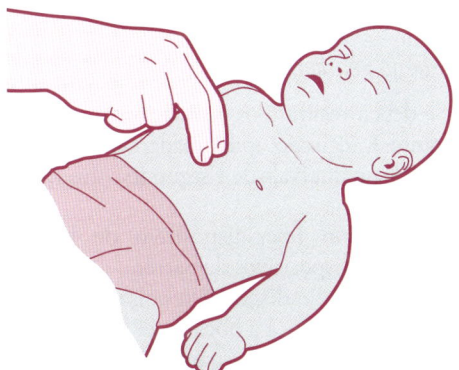

Fig. 9-5. Maniobra de dos dedos para compresiones torácicas en lactantes.

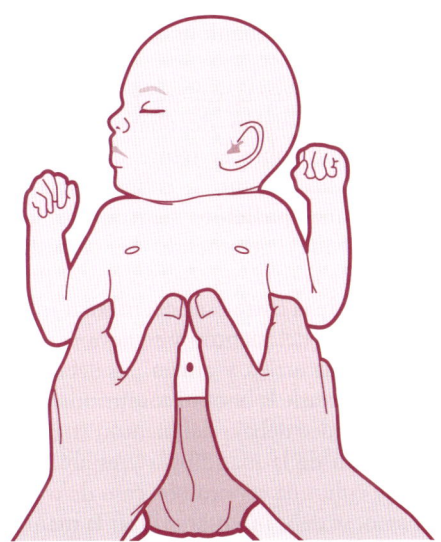

Fig. 9-6. Maniobra con dos pulgares para compresiones torácicas en lactantes.

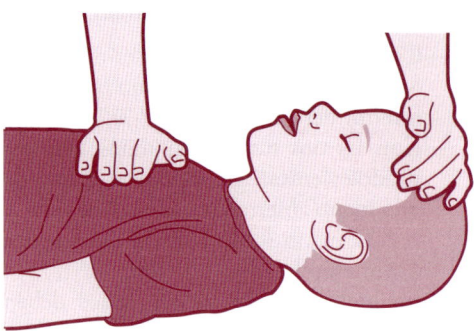

Fig. 9-7. Maniobra de compresiones torácicas con una mano (niños pequeños).

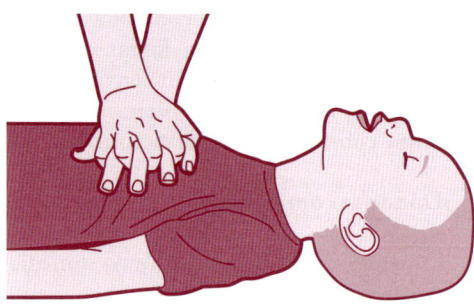

Fig. 9-8. Maniobra de compresiones torácicas con dos manos (niños grandes, adolescentes y adultos).

vuelva a su posición entre una compresión y otra. La expansión del tórax permite que la sangre vuelva a fluir hacia el corazón, y es necesario para que las compresiones torácicas generen circulación sanguínea. Los tiempos de compresión y expansión torácicas deberían ser aproximadamente iguales.

Se deben reducir al mínimo las interrupciones de las compresiones torácicas, las cuales no deben ser mayores de 10 segundos.

A. Apertura de la vía aérea

Se puede realizar la apertura de la vía aérea con las siguientes maniobras:

- Inclinación de la cabeza y elevación del mentón (posición de olfateo): se coloca una mano sobre la frente del niño y se inclina suavemente la cabeza hacia atrás hasta una **posición neutra**. El cuello se extiende ligeramente. Se colocan los dedos de la otra mano, excepto el pulgar, debajo de la parte ósea del maxilar inferior a la altura del mentón y se lleva la mandíbula hacia arriba y afuera. Se debe cuidar de no cerrarle la boca ni comprimir los tejidos blandos debajo del mentón (**fig. 9-9**).
- Tracción de la mandíbula y estabilización de la columna cervical: en caso de traumatismo, se debe intentar utilizar la maniobra combinada de subluxación mandibular

y estabilización de columna cervical para evitar el movimiento del cuello. Se colocan 2 o 3 dedos debajo de cada lado del ángulo del maxilar inferior y se levanta la mandíbula hacia arriba y afuera, sosteniendo firmemente la cabeza y el cuello en posición neutra para impedir el movimiento del cuello. Si hay dos reanimadores, el primero permeabiliza la vía aérea con la maniobra de tracción de la mandíbula, mientras que el segundo asegura absoluta inmovilización de la columna cervical en posición neutra (**fig. 9-10**).

Con frecuencia esta maniobra resulta difícil, por lo que solo se reserva para el personal de salud. Si con ella no se logra permeabilizar la vía aérea, se debe proceder a realizar la inclinación de la cabeza-elevación del mentón.

B. Buena ventilación

Se deben realizar dos ventilaciones, soplando durante 1 segundo aproximadamente en cada una, con un intervalo de 1 segundo entre ambas.

- Ventilación boca-dispositivo de barrera. Utilizar dispositivos de barrera, como mascarilla facial o dispositivo bolsa-máscara.
- Ventilación boca a boca en el niño.
- Ventilación boca a nariz-boca en el lactante.

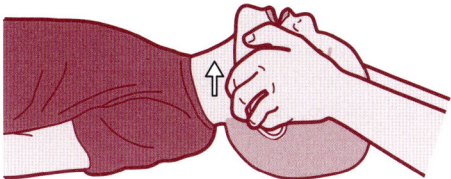

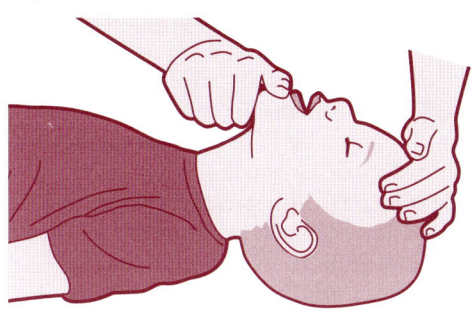

Fig. 9-9. Posición de olfateo.

Fig. 9-10. Maniobra de tracción (subluxación) mandibular y estabilización de la columna cervical.

El tórax debe elevarse en cada ventilación; si esto no sucede, reposicionar la cabeza (reiterar la maniobra de inclinación de la cabeza-elevación del mentón). Si no se consigue insuflar aire a la víctima después de dos intentos, reanudar rápidamente las CT.

Importancia de las ventilaciones en niños y lactantes

Los lactantes y niños que desarrollan un PCR a menudo presentan insuficiencia o paro respiratorio que reduce el contenido de oxígeno en la sangre, incluso antes de que este último se produzca. Es por ello por lo que las CT por sí solas no resultan tan eficaces para administrar oxígeno al corazón y el cerebro como la combinación de compresiones torácicas y ventilaciones. Por este motivo, es recomendable realizar tanto CT como ventilaciones (RCP convencional y NO RCP solo con las manos) en lactantes y niños durante la RCP de alta calidad.[7]

Las guías de Soporte Vital del Paciente Pediátrico de 2017[8] y su actualización de 2020[2] sostienen esta recomendación, sobre la base de tres principios:

- La incidencia de patología crítica en el paciente pediátrico es mucho menor que en los adultos.
- La respuesta fisiopatológica a la enfermedad en el paciente pediátrico difiere de la del adulto.
- Muchas emergencias pediátricas son manejadas en el momento inicial por especialistas con poca experiencia en pediatría.

El carácter asfíctico de la mayoría de los PCR pediátricos hace que la ventilación sea necesaria para una RCP eficaz.

No obstante, puesto que la RCP solo con CT puede ser eficaz en pacientes con PCR primario, si los reanimadores no quieren o no pueden administrar ventilaciones, se recomienda realizar la RCP solo con CT en lactantes y niños con PCR.

En lactantes y niños con pulso, pero con esfuerzo ventilatorio inadecuado o inexistente, es razonable realizar 1 ventilación cada 2 o 3 segundos (20-30 ventilaciones/minuto).[2]

Secuencia compresiones/ventilaciones

- RCP en niños, adolescentes y adultos realizada por un reanimador lego: 30 compresiones /2 ventilaciones (30:2).
- RCP en niños realizada por uno o dos profesionales de la salud: 15 compresiones/ 2 ventilaciones (15:2).

> **!** Es fundamental intercambiar los roles en las CT (entre reanimadores que realizan CT con quienes ventilan o monitorizan el ritmo cardíaco y el manejo del DEA) cada 2 minutos o los equivalentes a 5 ciclos de 30 compresiones/2 ventilaciones o 10 ciclos de 15 compresiones/ 2 ventilaciones, a fin de evitar la fatiga del reanimador y optimizar la calidad de la RCP.

Diferencias entre las pautas de RCP básica de la American Heart Association (AHA) y el European Resuscitation Council (ERC)

En la RCP básica, el ERC y el Consejo Español de Reanimación Cardiopulmonar

(CERCP) siguen recomendando el enfoque ABC en lugar de CAB, ya que no se ha hallado evidencia que respalde la superioridad del último. Además, en el caso del paro cardíaco en niños, la causa suele ser de origen respiratorio, lo cual enfatiza la importancia de la ventilación. Respecto de la activación del servicio de emergencias médicas (SEM), si solo hay un reanimador, se recomienda realizar un minuto de RCP antes de contactar al SEM o de solicitar ayuda.

En la **figura 9-11** se presenta el algoritmo de RCP básica, adaptado del *European Resuscitation Council* 2021. Nótese que inicialmente se realizan 5 ventilaciones de rescate (a diferencia del algoritmo de la *American Heart Association*, que recomienda 2).

Desfibrilador externo automático

Utilice el DEA tan pronto esté disponible. Aunque todos funcionan básicamente de la misma forma, el dispositivo en sí varía en función del modelo y el fabricante. Es importante estar familiarizado con el DEA que se utiliza en su entorno[9] (**fig. 9-12**).

Si bien en los niños de 8 años o más utilizan el DEA al igual que los adultos, algunos están adaptados para administrar energías de descargas apropiadas para niños más pequeños (DEA con sistema de atenuación de descarga para dosis pediátricas) y disponen de parches pediátricos, los cuales serán de utilidad para niños de 1 a 8 años. Utilizar parches pediátricos si se dispone de ellos; de lo contrario, utilizar parches convencionales y asegurarse de que no se toquen entre sí. Si el DEA incluye un adaptador o un interruptor para administrar energía pediátrica, este deberá accionarse.

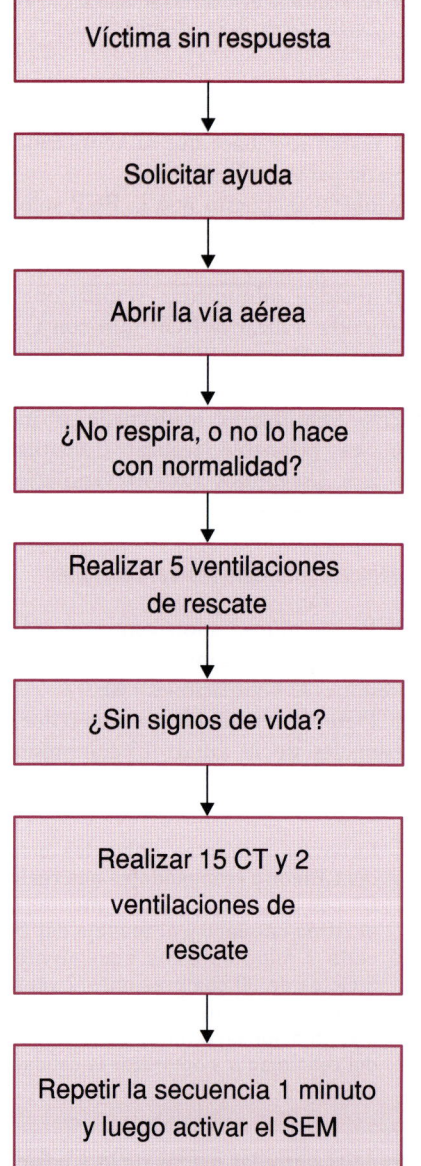

Víctima sin respuesta

↓

Solicitar ayuda

↓

Abrir la vía aérea

↓

¿No respira, o no lo hace con normalidad?

↓

Realizar 5 ventilaciones de rescate

↓

¿Sin signos de vida?

↓

Realizar 15 CT y 2 ventilaciones de rescate

↓

Repetir la secuencia 1 minuto y luego activar el SEM

Fig. 9-11. Algoritmo de RCP básica. Adaptado de Van de Voorde P, Turner NM, Djakow J, et al. European Resuscitation Council Guidelines 2021: Paediatric Life Support. Resuscitation. 2021;161:327-387

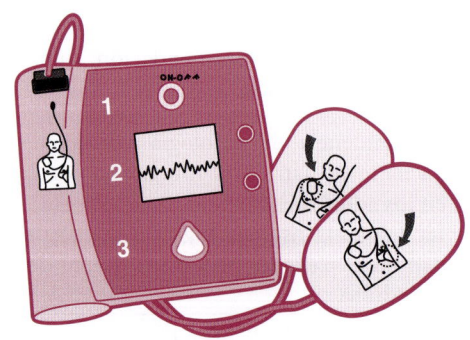

Fig. 9-12. Desfibrilador externo automático.

En el caso de los lactantes, se prefiere el uso de un desfibrilador manual en lugar de un DEA. Si no se cuenta con uno, utilizar un DEA equipado con un sistema de atenuación de la descarga para dosis pediátricas. Si no se dispone de ninguno de estos, utilizar un DEA convencional. El uso de una dosis para adultos es mejor que ningún intento de desfibrilación (**fig. 9-13**).

Se debe recordar continuar con la RCP inmediatamente realizada la descarga, comenzando con las compresiones torácicas durante 2 minutos para luego permitir que el DEA revalue el ritmo cardíaco.

El **cuadro 9-1** resume los conceptos clave para la RCP básica de calidad.

OBSTRUCCIÓN DE LA VÍA AÉREA POR CUERPO EXTRAÑO (OVACE)

La obstrucción de la vía aérea superior (OVAS), es decir, la que se encuentra fuera del tórax, puede ocurrir en la nariz, la faringe o la laringe y ser incompleta o completa.

En cuanto a sus causas, entre ellas se encuentra la aspiración de cuerpo extraño, las infecciones y la tumefacción de la vía aérea (p. ej., crup, epiglotitis, anafilaxia, hipertrofia amigdalina, etc.), así como también masas que obstaculicen la luz (como el absceso periamigdalino), secreciones espesas o cualquier anomalía congénita de la vía aérea. En este apartado se detallan las medidas para la desobstrucción de la OVACE.

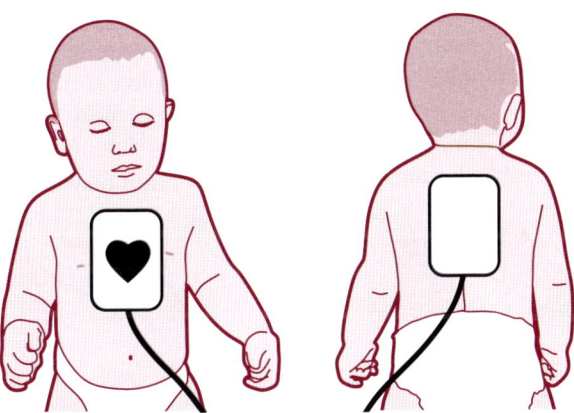

Fig. 9-13. Colocación de los parches del DEA en un lactante.

Cuadro 9-1. Conceptos clave en la RCP de alta calidad para lactantes, niños y adolescentes	
Comprimir rápido	Mantener un ritmo de 100 a 120 compresiones por minuto en lactantes, niños y adolescentes
Comprimir fuerte	Comprimir con fuerza para hundir el tórax aproximadamente 4 cm en lactantes y 5 cm en niños y adolescentes
Permitir una expansión torácica completa	Liberar completamente la presión y permitir que el tórax se expanda después de cada compresión
Minimizar las interrupciones	Intentar limitar las interrupciones de las compresiones torácicas a 10 s o menos
Evitar una ventilación excesiva	Cada ventilación de rescate debe durar 1 s y debería producir una elevación torácica visible. Se indica 1 ventilación cada 2-3 s (20-30 ventilaciones por min)

Maniobras de desobstrucción

> **!** El objetivo fundamental de las maniobras no es expulsar el cuerpo extraño, sino desobstruir la vía aérea.

Las maniobras serán diferentes según:

- Si la víctima está consciente o inconsciente.
- Si la víctima presenta tos y esta es efectiva o no.
- La edad de la víctima, si es lactante o niño.

Sobre la base de estos aspectos mencionados se podrán dar las siguientes situaciones:

- Cuando la tos es efectiva, no se debe intervenir. Dejar que el niño continúe tosiendo, alentarlo a que lo siga haciendo y observar.
- Cuando la tos es inefectiva, hay que actuar inmediatamente; existen diferencias en las maniobras que se deben realizar según se trate de un lactante o un niño:
  - En lactantes:
    - Examinar la boca y eliminar cualquier cuerpo extraño visible. En ningún caso se realizará un barrido "a ciegas" debido al riesgo de introducirlo aún más.
    - Dar cinco golpes rápidos y moderadamente fuertes en la espalda (interescapulares), con el talón de la otra mano en la zona interescapular. Se debe sujetar al niño en una posición inclinada hacia adelante y abajo (**fig. 9-14A**).
    - Girar al niño y realizar cinco compresiones torácicas con dos dedos (índice y medio) en la misma zona que el masaje cardíaco (**fig. 9-14B**).
    - Examinar nuevamente la boca, observar si hay un cuerpo extraño y extraerlo si es posible.
    - Si el cuerpo extraño no ha sido expulsado y la víctima permanece aún consciente, se debe continuar con la secuencia de golpes en la espalda y las compresiones torácicas hasta que empiece a toser o respirar o pierda la consciencia (en ese caso, comenzar rápidamente con la RCP).
  - En niños mayores de un año:

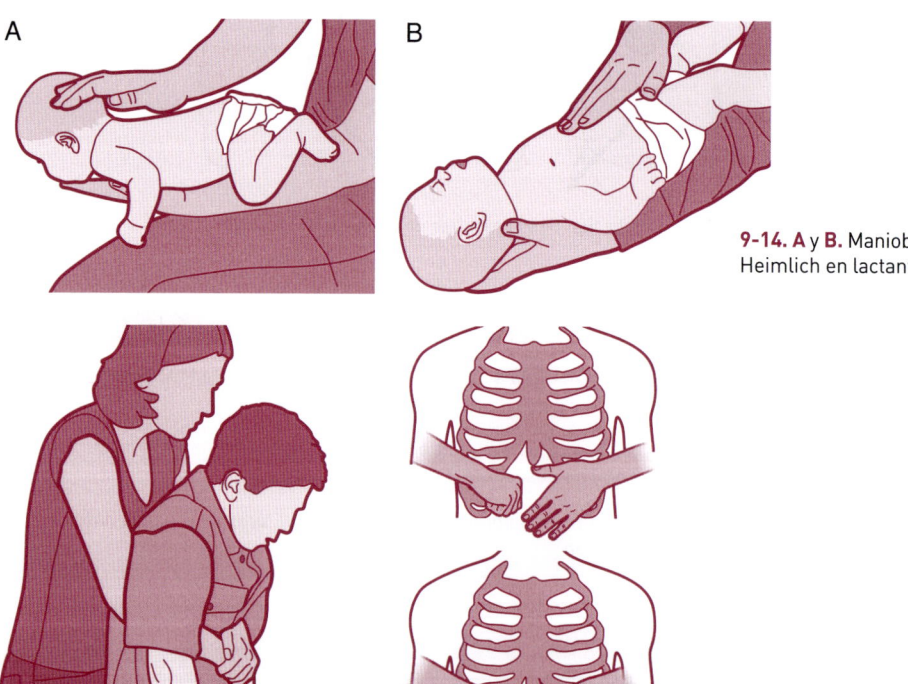

9-14. A y **B.** Maniobra de Heimlich en lactantes.

Fig. 9-15. Maniobra de Heimlich en niños.

- Examinar la boca y eliminar cualquier cuerpo extraño visible. En ningún caso se realizará un barrido "a ciegas" debido al riesgo de introducirlo aún más.
- Compresiones abdominales (maniobra de Heimlich): tomar al niño/adolescente por detrás y debajo de los brazos. Luego, colocar el puño cerrado 4 dedos por arriba del ombligo, justo en la línea media del abdomen, y colocar la otra mano sobre el puño. Reclinar el cuerpo hacia adelante y efectuar una presión abdominal centrada hacia atrás y arriba, a fin de presionar el abdomen y diafragma (tos artificial) (**fig. 9-15**). Continuar la maniobra hasta conseguir la desobstrucción o que la víctima pierda la conciencia (en este caso comenzar RCP).

CONCEPTOS CLAVE

- Si el niño tose, déjelo.
- Si la tos es inefectiva, se debe actuar rápidamente utilizando las maniobras de desobstrucción adecuada para la edad del niño.
- Si las maniobras no son suficientes para lograr la expulsión del cuerpo extraño y el niño pierde la conciencia, comenzar en forma inmediata la RCP.

REFERENCIAS

1. American Heart Association. Part 4: Recognition and Management of Cardiac Arrest. En: Pediatric advanced life support: Provider manual. Dallas, TX: American Heart Association; 2016. p. 73.
2. American Heart Association. Aspectos destacados de las guías la AHA 2020 para RCP y ACE. American Heart Association; 2020. pp. 17-25.
3. Berg KM, Bray JE, Ng K, et al. 2023 International Consensus on Cardiopulmonary Resuscitation and Emergency Cardiovascular Care Science With Treatment Recommendations: Summary From the Basic Life Support; Advanced Life Support; Pediatric Life Support; Neonatal Life Support; Education, Implementation, and Teams; and First Aid Task Forces. Circulation 2023;148(24):e187-e280. Disponible en: https://doi.org/10.1161/CIR.0000000000001179 [consultado dic 2023].
4. Veliz-Pintos RA, Lizalde-Isunza ML. Novedades en las guías de soporte vital básico y avanzado pediátrico 2015 de la American Heart Association (AHA). Sección Aspectos clave y principales cambios en la RCP pediátrica para profesionales de la salud. Revista Mexicana de Pediatría 2016;83(3): 93-100.
5. American Heart Association. Part 1: Course Overview. En: Pediatric advanced life support: Provider manual (Spanish Version). Dallas, TX: American Heart Association (2016); p. 12.
6. American Heart Association. Part 3: Systematic Approach to the Seriously ill or Injured Child. En: Pediatric advanced life support: Provider manual (Spanish Version). Dallas, TX: American Heart Association (2016); p. 19.
7. American Heart Association. Part 3: Systematic Approach to the Seriously ill or Injured Child. En: Pediatric advanced life support: Provider manual (Spanish Version). Dallas, TX: American Heart Association (2016); p. 23.
8. Veliz-Pintos RA, Lizalde-Isunza ML. Novedades en las guías de soporte vital básico y avanzado pediátrico 2015 de la American Heart Association (AHA). Sección 1: Proceso de revisión de ILCOR y recomendaciones AHA. Revista Mexicana de Pediatría 2016;83:(1)24-8.
9. Soporte vital avanzado pediátrico. Libro del proveedor. American Heart Association (AHA) 2017; Apartado, pp. 26-7.

Reanimación cardiopulmonar avanzada

10

Cristian Rodrigo Barbaro, María Fernanda Boccadoro y Mariana Julieta Cyunel

◎ OBJETIVOS DE APRENDIZAJE

- Reconocer el paro cardiorespiratorio (PCR) e intervenir precozmente de forma apropiada con reanimación cardiopulmonar (RCP) de alta calidad.
- Desarrollar competencias en identificar y tratar los ritmos cardíacos desfibrilables y no desfibrilables.
- Conocer y administrar eficazmente los fármacos y la terapia eléctrica requeridos durante la RCP.
- Adquirir competencias para aplicar una dinámica de equipo eficaz.

INTRODUCCIÓN

A modo de recuerdo, el PCR se define como la interrupción de manera brusca, generalmente inesperada y potencialmente reversible de la circulación sanguínea y la respiración espontánea.

> ❗ En pacientes pediátricos, suele ser consecuencia del deterioro progresivo de las funciones respiratorias o circulatorias secundarias a una enfermedad o a causas externas.

Los signos del PCR incluyen:

- Ausencia de respuesta al dolor (coma).
- Apnea o respiración agónica (*gasping*).
- Ausencia de circulación definida como la ausencia de pulsos palpables.
- Palidez o cianosis.

En pediatría, el PCR presenta una mortalidad elevada y la supervivencia del paciente depende, en gran parte, del diagnóstico temprano y la aplicación de las técnicas adecuadas de RCP llevadas a cabo por el equipo de salud que se enfrenta con esta situación.[1]

El pronóstico de estos pacientes es multifactorial, es decir, depende de varios factores[1,2] y la posibilidad de sobrevida está determinada por las siguientes variables:

- Lugar donde ocurre: todos los autores enfatizan que el PC intrahospitalario (PCIH) tiene mejor sobrevida que el PC extrahospitalario (PCEH), lo cual también se observa en cuanto a las secuelas neurológicas. De los niños que sufren un PCIH, prácticamente las dos terceras partes presentan retorno a la circulación espontánea (RCE) y, de ellos, el 25% sobrevive hasta el alta hospitalaria y el 75% de los que sobreviven no tiene secuelas neurológicas. En el PCEH, los resultados son peores, ya que menos del 10% sobrevive y la mayoría lo hace con secuelas neurológicas. Los estudios de investigación al respecto tratan de establecer factores predictivos para evaluar la supervivencia y la posibilidad de secuelas; entre ellos se incluyen: RCE antes de llegar al hospital (considerado uno de los factores más importantes), PC presenciado por un testigo, ritmo de inicio desfibrilable, lego en escena que comienza la RCP y etiología de causa cardíaca.
- Condiciones preexistentes del paciente: cardiopatía congénita, enfermedad pulmonar, etc.
- Período de tiempo en el que no hay flujo pulsátil previo a la RCP (no *flow*).

- Ritmo de inicio desfibrilable: detectado por primera vez en la monitorización; si aparece secundario a una asistolia o actividad eléctrica sin pulso (AESP) implica un peor pronóstico.
- Calidad del soporte vital básico (SVB) y avanzado (SVA): la mejora en la supervivencia del PCR, tanto intrahospitalario como extrahospitalario, se basa en iniciar compresiones torácicas (CT) de alta calidad y desfibrilación ni bien ocurre el PCR.[3-5]

REANIMACIÓN CARDIOPULMONAR AVANZADA

Comprende maniobras, procedimientos y materiales especiales que, al ser aplicados por personal entrenado, tiene como objetivo el RCE.

> ! La RCP avanzada implica realizar CT de calidad, mantener una vía aérea permeable con métodos avanzados, proporcionar ventilación y oxigenación, monitorizar el ritmo cardíaco para el diagnóstico y tratamiento de las arritmias, y colocar accesos vasculares para administrar fármacos y líquidos.

La ecografía puede ayudar a detectar actividad cardíaca y algunas causas del PCR potencialmente tratables y, en caso de estar disponible, debe efectuarse sistemáticamente en menos de 10 segundos por personal entrenado.[1]

Reanimación cardiopulmonar de alta calidad

La RCP de alta calidad es el componente principal en la supervivencia del PCR, y debe administrarla personal entrenado que trabaje de manera coordinada con todo el equipo tratante. La RCP de alta calidad implica:

- CT fuertes y rápidas en el centro del tórax, manteniendo una frecuencia de 100 a 120 compresiones por minuto y a una profundidad de al menos 2 pulgadas o 5 cm del del tórax en adultos y adolescentes, o 1/3 del diámetro anteroposterior del tórax en lactantes y niños.

- Minimizar las interrupciones entre las compresiones torácicas, manteniendo una fracción de compresión del 80%. Permitir la expansión torácica entre las compresiones.
- Evitar la ventilación excesiva. Para ello, se recomienda la administración de 10 ventilaciones por minuto, de 1 segundo de duración y con la fuerza suficiente para elevar visiblemente el tórax.[6]

Monitorización del ritmo durante el paro cardiorrespiratorio

Por orden de frecuencia, los ritmos que se detectan en el registro electrocardiográfico (ECG) durante el PCR en los niños son los siguientes:[1]

- Bradicardia extrema.
- Asistolia.
- Actividad eléctrica sin pulso (AESP), también llamada disociación electromecánica.
- Taquicardia ventricular sin pulso (TVSP).
- Fibrilación ventricular (FV).
- Bloqueo auriculoventricular completo.

ALGORITMO DE MANEJO DEL PARO CARDIORRESPIRATORIO

Ante el diagnóstico de PCR, se debe iniciar la secuencia de RCP básica detallada en el **capítulo 9, Reanimación cardiopulmonar básica**: 30 CT + 2 ventilaciones con un rescatador o 15 compresiones más 2 ventilaciones con dos rescatadores. En caso de disponer, se recomienda iniciar ventilaciones con dispositivo de bolsa-máscara y oxígeno suplementario.

Tan pronto se encuentre disponible el monitor/desfibrilador, se deben colocar las paletas, planchas adhesivas o electrodos (o un desfibrilador externo automático si está disponible primero) para identificar la presencia de ritmos desfibrilables (FV/TVSP) o no desfibrilables (bradicardia, asistolia, AESP y bloqueos).

De acuerdo con el registro ECG, se actuará de la siguiente manera:

Ritmos no desfibrilables

Asistolia

Es un ritmo de colapso sin actividad eléctrica discernible ni pulso palpable. Se representa con una línea recta (isoeléctrica) en el ECG (**fig. 10-1**). Siempre se debe recordar chequear los pulsos en el PCR, ya que esta línea puede deberse a un artefacto producto de una derivación mal conectada o suelta.

AESP

No es un ritmo específico, sino un síndrome clínico, en el cual la actividad eléctrica organizada no origina flujo sanguíneo medible. No se corresponde con FV/TVSP. Su frecuencia puede ser lenta (lo más común), normal o rápida: una AESP muy lenta puede considerarse como ritmo agónico (**fig. 10-2**).

Se debe continuar con las CT y ventilaciones con dispositivo de bolsa-máscara y oxígeno al 100%.

Tan pronto como sea posible, se debe obtener un acceso vascular de urgencia, ya sea intravenoso (IV) o intraóseo (IO), y administrar una dosis de adrenalina de 0,01 mg/kg (que equivale a 0,1 mL/kg de una dilución 1:10 000). Se repetirá la misma dosis de adrenalina cada 3-5 min.

Se debe chequear el ritmo cada 2 minutos o el equivalente a 5 ciclos (30 CT + 2 ventilaciones) o 10 ciclos (15 CT + 2 ventilaciones con dos rescatadores). De ser necesario, continuar con las CT, teniendo en cuenta que se deben minimizar las interrupciones entre ellas y cambiar la persona encargada de realizarlas cada 2 minutos.

Se deben buscar y tratar causas potencialmente reversibles, como obstrucción de la vía aérea (crup, epiglotitis y traqueostomía ocluida), insuficiencia respiratoria (bronquiolitis, asma y ahogamiento), shock (hipovolémico, séptico y cardiogénico), anafilaxia y traumatismo.

Para ello, se utiliza la regla nemotécnica de las 6H: hipoxia, hipovolemia, acidosis (hidrogeniones), hipotermia, hipopotasemia e hiperpotasemia; y la de las 5T: neumotórax hipertensivo, taponamiento cardíaco, tóxicos (toxinas), trombosis coronaria y trombosis pulmonar. Es esencial buscar la presencia de traumatismo oculto cuando se han descartado todas las causas.

Ritmos desfibrilables

FV

Consiste en un ritmo desorganizado, anárquico y sin contracciones coordenadas. Por

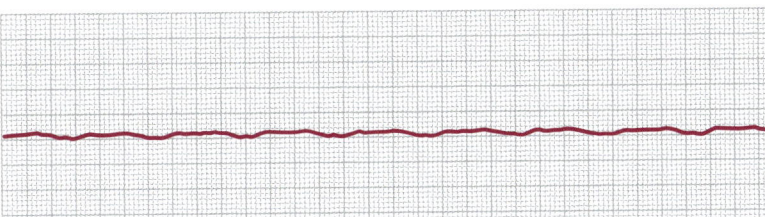

Fig. 10-1. Asistolia

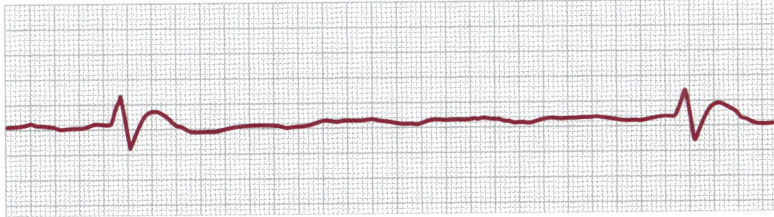

Fig. 10-2. Actividad eléctrica sin pulso (representa un ritmo agónico).

lo tanto, el corazón no bombea sangre (**fig. 10-3**). Puede verse como ritmo inicial en el 5 al 15% de los casos; sin embargo, la prevalencia general puede ser mayor porque la FV puede ocurrir de manera temprana en el PCR y deteriorar rápidamente a asistolia, o bien, observarse en algún momento de la RCP (hasta el 27% de los casos). Sin causa subyacente puede observarse en adolescentes sanos durante la actividad deportiva, en cuyo caso puede existir una alteración cardíaca no diagnosticada o una canalopatía (p. ej., QT largo) y también un impacto súbito en el tórax (*commotio cordis*).[7]

TVSP

Se caracteriza por presentar complejos QRS anchos y organizados (**fig. 10-4**). Se debe recordar que la TV es un ritmo que puede observarse en pacientes que tienen pulso, quienes tendrán un tratamiento distinto porque la TVSP se trata como la FV, es decir, se desfibrila. La duración de este ritmo suele ser breve antes de deteriorarse a FV o asistolia.

Una vez detectada la FV/TVSP, se debe desfibrilar lo más rápido posible. Se obtendrá un acceso IV/IO, pero este no debe demorar la desfibrilación.

Luego de la primera descarga se reinician de inmediato las CT y las ventilaciones durante 2 minutos, y se procede a revaluar el trazado del ECG y el pulso. En caso de persistir FV/TVSP, se realizará otra desfibrilación con la misma dosis de energía y la administración de 0,01 mg/kg de adrenalina, que puede repetirse cada 3 a 5 minutos. En el PCR con FV/TVSP refractaria se considerará adicionar un antiarrítmico, como lidocaína o amiodarona (**fig. 10-5**).[8]

Puntos para considerar durante la reanimación cardiopulmonar avanzada

Vía aérea

Ventilación bolsa-máscara con oxígeno suplementario: la concentración de oxígeno debe ser lo más cercana al 100% (con un flujo 15 L/min).[1]

Vía aérea avanzada: se puede colocar un dispositivo supraglótico o proceder a la intubación orotraqueal. Esta última previene la aspiración de contenido gástrico, además de asegurar un aporte de oxígeno al 100%. Si se va a colocar un tubo orotraqueal, el procedimiento debe realizarlo personal experimentado y el intento no debe prolongarse más allá de los 30 segundos. Las CT deben interrumpirse solo si es necesario y durante el menor tiempo posible.

En todo paciente con vía aérea avanzada debe monitorizarse el dióxido de carbono al fin de la espiración (EtCO$_2$), ya sea para confirmar

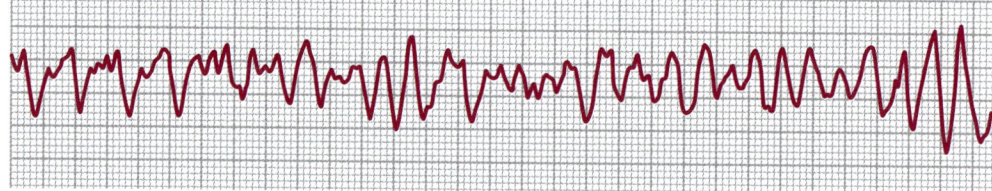

Fig. 10-3. Fibrilación ventricular.

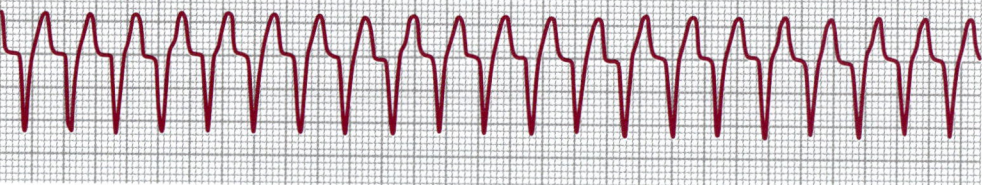

Fig. 10-4. Taquicardia ventricular sin pulso.

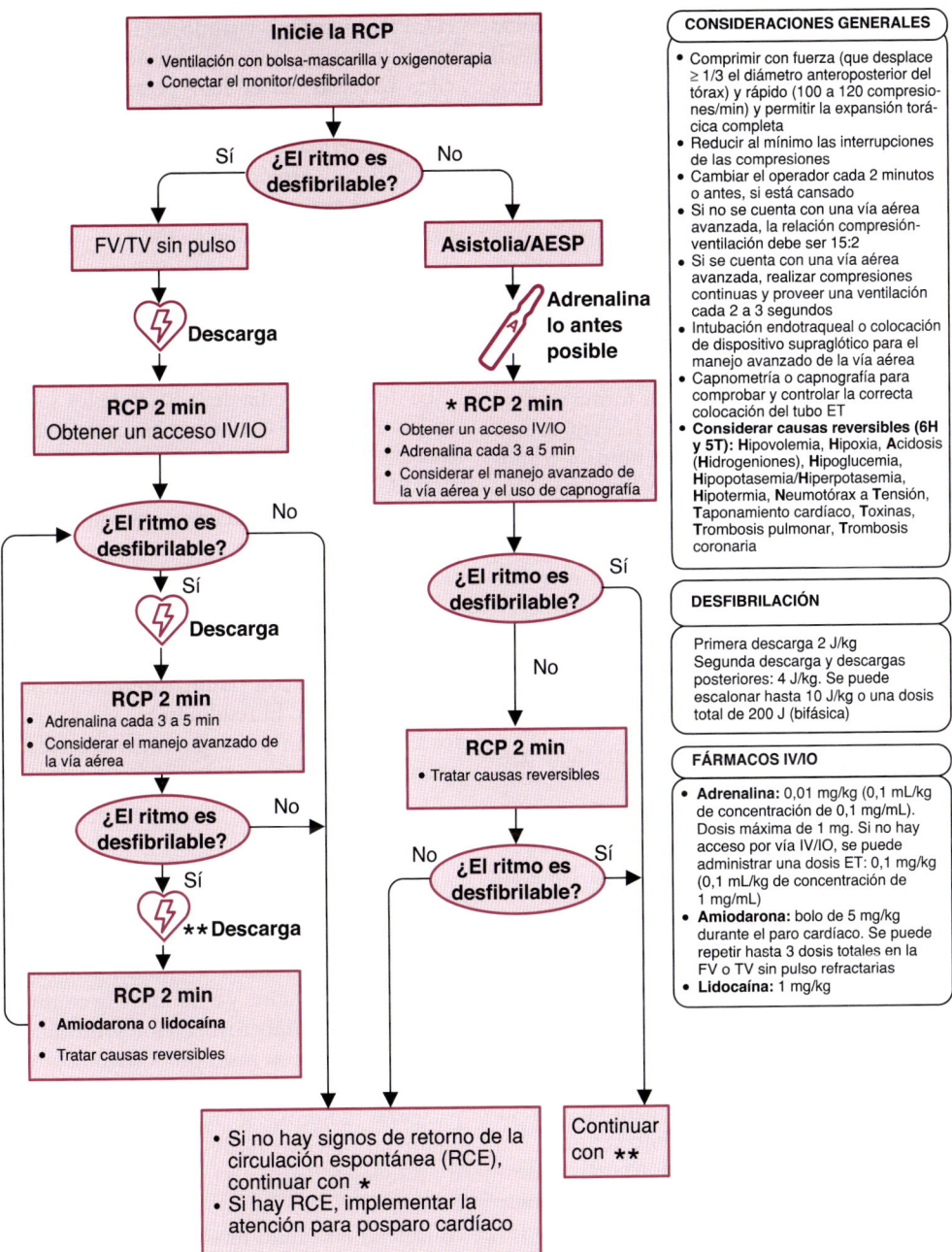

Inicie la RCP
- Ventilación con bolsa-mascarilla y oxigenoterapia
- Conectar el monitor/desfibrilador

Sí ← **¿El ritmo es desfibrilable?** → No

FV/TV sin pulso

Descarga

RCP 2 min
Obtener un acceso IV/IO

¿El ritmo es desfibrilable? → No

Sí ↓

Descarga

RCP 2 min
- Adrenalina cada 3 a 5 min
- Considerar el manejo avanzado de la vía aérea

¿El ritmo es desfibrilable? → No

Sí ↓

✶✶ Descarga

RCP 2 min
- **Amiodarona o lidocaína**
- Tratar causas reversibles

Asistolia/AESP

Adrenalina lo antes posible

✶ RCP 2 min
- Obtener un acceso IV/IO
- Adrenalina cada 3 a 5 min
- Considerar el manejo avanzado de la vía aérea y el uso de capnografía

¿El ritmo es desfibrilable? → Sí

No ↓

RCP 2 min
- Tratar causas reversibles

No ← **¿El ritmo es desfibrilable?** → Sí

- Si no hay signos de retorno de la circulación espontánea (RCE), continuar con ✶
- Si hay RCE, implementar la atención para posparo cardíaco

Continuar con ✶✶

CONSIDERACIONES GENERALES
- Comprimir con fuerza (que desplace ≥ 1/3 el diámetro anteroposterior del tórax) y rápido (100 a 120 compresiones/min) y permitir la expansión torácica completa
- Reducir al mínimo las interrupciones de las compresiones
- Cambiar el operador cada 2 minutos o antes, si está cansado
- Si no se cuenta con una vía aérea avanzada, la relación compresión-ventilación debe ser 15:2
- Si se cuenta con una vía aérea avanzada, realizar compresiones continuas y proveer una ventilación cada 2 a 3 segundos
- Intubación endotraqueal o colocación de dispositivo supraglótico para el manejo avanzado de la vía aérea
- Capnometría o capnografía para comprobar y controlar la correcta colocación del tubo ET
- **Considerar causas reversibles (6H y 5T):** Hipovolemia, Hipoxia, Acidosis (Hidrogeniones), Hipoglucemia, Hipopotasemia/Hiperpotasemia, Hipotermia, Neumotórax a Tensión, Taponamiento cardíaco, Toxinas, Trombosis pulmonar, Trombosis coronaria

DESFIBRILACIÓN

Primera descarga 2 J/kg
Segunda descarga y descargas posteriores: 4 J/kg. Se puede escalonar hasta 10 J/kg o una dosis total de 200 J (bifásica)

FÁRMACOS IV/IO
- **Adrenalina:** 0,01 mg/kg (0,1 mL/kg de concentración de 0,1 mg/mL). Dosis máxima de 1 mg. Si no hay acceso por vía IV/IO, se puede administrar una dosis ET: 0,1 mg/kg (0,1 mL/kg de concentración de 1 mg/mL)
- **Amiodarona:** bolo de 5 mg/kg durante el paro cardíaco. Se puede repetir hasta 3 dosis totales en la FV o TV sin pulso refractarias
- **Lidocaína:** 1 mg/kg

Fig. 10-5. Algoritmo de manejo avanzado del paro cardiorrespiratorio en pediatría. RCP: reanimación cardiopulmonar; FV: fibrilación ventricular; TV: taquicardia ventricular; IV: intravenosa; IO: intraósea; AESP: actividad eléctrica sin pulso; J: julios; ET: endotraqueal. Modificado de: American Heart Association y American Academy of Pediatrics. Pediatric Advanced Life Support (PALS) 2020.

la colocación del tubo en la tráquea, así como también para monitorizar la calidad de la RCP.

En raras oportunidades se requerirá una vía aérea quirúrgica. La cricotiroidotomía es de elección y está indicada cuando no sea posible realizar la intubación orotraqueal porque existe obstrucción grave, cuerpo extraño en la glotis o en caso de traumatismo facial.[1]

Soporte circulatorio

En caso de necesitar establecer un acceso vascular, se prefieren los accesos IV o IO.[9] Este último puede insertarse de forma manual o con dispositivos mecánicos 1-3 cm debajo de la meseta tibial interna en niños < 6 años o 3 cm por arriba del maléolo tibial en niños > 6 años. En adolescentes o adultos, el húmero es una alternativa viable.[1]

La adrenalina sigue siendo el primer fármaco de elección, a una dosis de 0,01mg/kg (máximo 1 mg) cada 3-5 min. Se recomienda administrar la primera dosis durante los primeros 5 minutos desde el inicio de las CT. Las dosis altas o escalonadas no han demostrado mejorar la supervivencia ni el pronóstico neurológico.

En FV o TVSP se pueden administrar antiarrítmicos como segundo fármaco: amiodarona 5 mg/kg en bolo o lidocaína 1 mg/kg (máximo 100 mg).[1]

La atropina se restringe a la bradicardia o a los bloqueos de origen vagal. Tampoco se recomienda la administración rutinaria de bicarbonato de sodio.[1]

Administrar un bolo de hasta 10 mL de cristaloides luego de cada administración de fármacos de reanimación para facilitar su llegada rápida al compartimento central.

Si se requiere una reanimación con líquidos, los cristaloides isotónicos (solución isotónica de cloruro de sodio o Ringer lactato) en bolos de 20 mL/kg son de preferencia.

La vía intratraqueal deberá evitarse por su absorción errática.[1]

Soporte circulatorio externo

En niños con PCR producido por causas potencialmente reversibles (p. ej., cardiopatías) y refractarias a la RCP convencional, se valorará la RCP con circulación extracorpórea (ECPR), siempre y cuando sea implementada en centros con capacidades necesarias para ello. Diversas series han postulado que el ECPR temprano se asocia con un aumento de la sobrevida al alta y sobrevida con buen pronóstico neurológico. Son necesarios estudios correctamente diseñados para demostrar beneficios y recomendar su uso.

Factores pronósticos

Duración de la RCP

La duración media de la RCP de los sobrevivientes fue de 10 minutos en comparación con 25 minutos para los no sobrevivientes. Las RCP prolongadas con buen pronóstico se asociaron con pacientes posquirúrgicos cardiovasculares (más jóvenes y con ritmos desfibrilables).[10]

Tipo de patología

Los pacientes con traumatismo tuvieron el peor pronóstico. El resultado fue similar para los pacientes con patología médica cardíaca, quirúrgica y médica general.[8]

Presión arterial

En pacientes con PCR cuya medición de PA invasiva se encontraba en curso se evidenció que el mantenimiento de la PA diastólica media de ≥ 25 mm Hg durante los primeros minutos de la RCP en lactantes y ≥ 30 mm Hg en niños mayores de un año tuvo mejor sobrevida al alta y sobrevida con buen pronóstico neurológico. Aunque la pauta deriva de las guías para pacientes adultos, se recomienda también seguir un objetivo de PA durante la RCP y, si no se logra llegar a este, se debe mejorar la calidad de la RCP, administrar vasopresores o considerar las causas reversibles de PCR.[11]

Uso de EtCO$_2$

En pacientes adultos, los valores de EtCO$_2$ durante la RCP < 10 mm Hg se asociaron con una mayor mortalidad, mientras que los > 20 mm Hg tuvieron mejor pronóstico. No se ha demostrado que este parámetro mejore la sobrevida en pacientes pediátricos.[12]

Profundidad de las CT

En pacientes mayores de un año, la profundidad de las CT > 51 mm (o 2 pulgadas) se asoció con mayor RCE y sobrevida a las 24 horas.[13]

Adrenalina

Las normas internacionales apoyan el uso de adrenalina para mejorar la tasa de RCE y la supervivencia.[14]

Tipo de acceso vascular

En la evidencia analizada no hubo diferencias estadísticamente significativas entre los accesos IV/IO sobre el fármaco administrado y la tasa de RCE. Los estudios no incluyeron a lactantes ni a niños. En adultos, la preferencia de la vía IV sobre la IO tiene un nivel de evidencia muy bajo.[15]

 Gran parte de estas recomendaciones se basan en la extrapolación de resultados de estudios realizados en pacientes adultos, por lo que deben considerarse con nivel de evidencia intermedio o bajo; además, es necesario poner el contexto de acuerdo al paciente y la situación que se debe tratar.

Diferencias entre las guías de la *American Heart Association* (AHA) y la *European Resuscitation Council* (ERC)

En RCP básica y avanzada, las recomendaciones actuales del ERC, así como del Consejo Español de Resucitación, para el orden de la secuencia de maniobras sigue siendo el ABC (en vez de CAB), dado que no existe ninguna evidencia que demuestre que esta última sea superior. Además, en el niño con PCR, la causa con frecuencia es frecuentemente y en ella la ventilación es fundamental.

Respecto de la activación del SEM, si hay un solo reanimador, este debe realizar un minuto de RCP antes de disponerse a activarlo o pedir ayuda.

En cuanto al algoritmo de PCR para ritmos desfibrilables, se recomienda realizar la primera descarga a 4 Joules/kg y, respecto de los fármacos durante la RCP, las guías ERC mantienen la amiodarona como primera opción si persisten FV/TVSP al tercero y quinto ciclo; o sea, en ritmos refractarios a la desfibrilación.[16-19]

 ## CONCEPTOS CLAVE

- Las acciones que se asocian con mayor RCE y aumento de la sobrevida incluyen las CT de alta calidad, la desfibrilación rápida y la administración temprana de adrenalina.
- Se destaca la importancia de seguir los protocolos durante la RCP. En el estudio de una cohorte de PCR intrahospitalario se encontró que los errores más frecuentes en la implementación de los protocolos fueron el manejo de vía aérea (38,8%), seguido de errores en la administración de fármacos (26,8%) y en la colocación del acceso vascular (13,5%).
- En los PCR con ritmo no desfibrilable, el retraso > 5 minutos en la administración de la primera dosis de adrenalina se asoció con una disminución de la sobrevida al alta y peor pronóstico neurológico.
- Durante la RCP realizada por legos en los PCR extrahospitalarios, los pacientes pediátricos que recibieron RCP convencional (compresiones torácicas y ventilaciones) tuvieron mayor sobrevida con buen pronóstico neurológico que aquellos que recibieron RCP solo con las manos (CT solamente). Esto se explicaría porque la etiología más frecuente del PCR en pediatría es secundaria a hipoxia y la ventilación durante la RCP sería necesaria en los pacientes pediátricos.
- El uso de dispositivos con retroalimentación (*feedback*) durante la RCP brinda información acerca de la calidad de las CT y debería emplearse en la medida de lo posible.
- Realizar un informe clínico escrito (debrief) después de un PCR y el entrenamiento en CT pueden mejorar la calidad de los procedimientos y los resultados neurológicos. El entrenamiento de baja intensidad y alta frecuencia (más de dos entrenamientos por mes) acorta el tiempo para comenzar una RCP de alta calidad.[2]

REFERENCIAS

1. Martínez Mejía A. Reanimación cardiopulmonar básica y avanzada pediátrica. Protocolos diagnósticos y terapéuticos en urgencias de pediatría. Sociedad Española de Urgencias de Pediatría (SEUP); 2019.
2. Wolfe H, Morgan R, Zhang B, et al. Deviations from AHA Guidelines During Pediatric Cardiopulmonary Resuscitation are associated with decreased event survival. Resuscitation 2020;149:89-99.
3. Young KD, Gausche-Hill M, McClung CD, et al. A prospective population-based study of the epidemiology and outcome of out-of-hospital pediatric cardiopulmonary arrest. Pediatrics 2004;114:157-64.
4. Moler FW, Donaldson AE, Meert K, et al. Multicenter cohort study of out of hospital pediatric cardiac arrest. Crit Care Med 2011;39(1):141-9.
5. Meert K, Telford R, Holubkov R, et al. Pediatric out of hospital cardiac arrest characteristics and their association with survival and neurobehavioral outcome. Pediatr Crit Care Med 2016;17(12):e543-50.
6. Sutton R, Morgan R, Kilbaugh T, et al. Cardiopulmonary resuscitation in pediatric and cardiac intensive care units. Pediatric Clinics 2017;64(5):961-72.
7. Noreña Ángel JA. Reanimación cardiopulmonar en el lactante y niño mayor. En: Martínez Parada Y, Lince Varela R, Quevedo Vélez A, et al. El niño en estado crítico. Bogotá: Ed. Médica Panamericana; pp. 15-20.
8. American Heart Association (AHA) and American Academy of Pediatrics. Pediatric Advanced Life Support (PALS). Provider Manual. AHA 2020.
9. American Heart Association. SVAP Manual para proveedores. American Heart Association; 2003.
10. Matos R, Watson R, Nadkarni V, et al. Duration of cardiopulmonary resuscitation and illness category impact survival and neurologic outcomes for in-hospital pediatric cardiac arrests. Circulation 2013;127:442-51.
11. Berg R, Sutton R, Reeder R, et al. Association between diastolic blood pressure during pediatric in-hospital cardiopulmonary resuscitation and survival. Circulation 2018;137(17):1784-95.
12. Berg R, Reeder R, Meert K, et al. End-tidal carbon dioxide during pediatric in-hospital cardiopulmonary resuscitation. Resuscitation 2018;133:173-9.
13. Sutton R, French B, Niles D, et al. 2010 American Heart Association Recommended Compression Depths During Pediatric In-hospital Resuscitations are Associated with Survival. Resuscitation 2014; 85(9):1179-84.
14. Kool M, Scholefield B. Epinephrine in paediatric bradycardic cardiac arrest: Time for a rethink? Resuscitation 2020;149:230-2.
15. Granfeldt A, Avis S, Lind P, et al. Intravenous vs. intraosseous administration of drugs during cardiac arrest: a systematic review. Resuscitation 2020;149:150-7.
16. Monsieurs K, Nolan J, Bossaert L, et al . European Resuscitation Council Guidelines for Resuscitation Section 1: Executive summary. Resuscitation 2015;95;1-80.
17. López-Herce J y cols. Novedades en las recomendaciones de reanimación cardiopulmonar pediátrica. Asociacion española de pediatría. Anales de pediatría (Barc) 2017;86(4).
18. Fernández Lozano I, Urkía C, Lopez Mesa JB, et al. Guías de resucitación cardiopulmonar 2015 del Consejo Europeo de Resucitación: puntos clave. Consejo Español de Resucitación Cardiopulmonar Rev Esp Cardiol 2016;69(6):588-Diponible en: https://www.revespcardiol.org/es-pdf-S0300893216300045.
19. Navarette Espinosa C. Resucitación cardiopulmonar. Recomendaciones Principales modificaciones. Junta de Andalucía [Internet]. [citado: mayo de 2023]. Disponible en: https://www.sspa.juntadeandalucia.es/servicioandaluzdesalud/chjaen/files/pdf/1462866306.pdf.

Manejo del síndrome posparo cardiorrespiratorio

11

Mauricio Ariel Paradelo y Hernán Esteban Oddone

◎ **OBJETIVOS DE APRENDIZAJE**

- Para el manejo de los pacientes con síndrome posparo cardiorrespiratorio (SPPC) se plantea la estrategia de abordaje por sistemas.
- En cada uno de ellos se desarrollan los objetivos de tratamiento, las variables para monitorizar, la evaluación clínica y el tratamiento específico, con especial atención en los sistemas cardiovascular, respiratorio y neurológico, dado que son los más afectados y sensibles a la detención de la circulación espontánea.

INTRODUCCIÓN

La sistematización de la enseñanza de la reanimación cardiopulmonar (RCP) ha permitido la optimización de cada uno de los eslabones de la cadena de supervivencia pediátrica. Este incremento de la sobrevida posparo cardiorrespiratorio (PCR) ha determinado una nueva condición clínica conocida como síndrome posparo cardiorrespiratorio (SPPC). En su fisiopatología se combinan la lesión cerebral anóxica, la disfunción miocárdica, la respuesta sistémica por daños de reperfusión, con el agregado de las manifestaciones y persistencia de la patología de base.

> ❗ En la primera etapa, durante el posparo inmediato, se ofrece al paciente el soporte vital avanzado según la secuencia ABC;1 en la segunda, después de la estabilización, se procederá a su traslado a una unidad de cuidados intensivos pediátricos (UCIP) o un centro que cuente con una.

Véase también el **capítulo 22, Transporte del paciente posparo cardiorrespiratorio.**

DEFINICIÓN

El SPPC es una entidad clínica que se establece a partir del retorno de la circulación espontánea (RCE) luego de un PCR que respondió efectivamente a la RCP básica y avanzada.

FISIOPATOLOGÍA

Podemos diferenciar cuatro momentos:

- Etapa pre-PCR. Caracterizada por las manifestaciones propias de la enfermedad de base que generarán el PCR, cuyo reconocimiento y tratamiento serán fundamentales para que este no progrese.
- Etapa de ausencia de flujo. Cuando el PCR no es advertido o no se realiza la RCP.
- Etapa de flujo reducido (*low flow*). Cuando se realizan las maniobras de RCP.
- Etapa pos-RCP. Una vez restablecido el RCE, se producen acontecimientos bioquímicos, tisulares y celulares:

    – *Etapa inmediata* (primeros 20 minutos de la RCE): se libera óxido nítrico con hiperemia y daño endotelial por esa reperfusión.[2,3] La exposición de fosfolípidos de la membrana celular y la generación de radicales libres incrementarán la lesión del endotelio.

- *Etapa temprana* (20 minutos y 6-12 horas) de la RCE: le sigue el vasoespasmo y edema tisular; puede disminuir hasta el 50% el flujo sanguíneo cerebral.
- *Etapa intermedia* (6-12 y 72 horas): los mecanismos de lesión y reperfusión aún están presentes, el flujo sanguíneo cerebral puede volver a valores normales o disminuir al mínimo.
- Etapa de rehabilitación (a partir del 3.er día): si se estabiliza al paciente, el pronóstico es más predecible.

En pacientes que sobreviven en estado vegetativo se produce gliosis de reemplazo de neuronas muertas, extensas zonas de necrosis cortical cerebral y múltiples microinfartos. Estos acontecimientos determinarán en los órganos y sistemas comprometidos[4] las siguientes alteraciones:

Lesión cerebral

Es la primera causa de mortalidad y morbilidad pos-PCR. Las neuronas más sensibles a la isquemia[5] y a la reperfusión se localizan en la corteza cerebral y en el hipocampo. De los mecanismos fisiopatológicos del sistema nervioso central (SNC) podemos mencionar: alteraciones del cerebelo y tálamo, de la homeostasis del calcio, formación de radicales libres de oxígeno (citotoxicidad, peroxidación lipídica) y alteración de la microcirculación (fenómenos de "no reflujo") que generan oclusiones microvasculares y microinfartos. Se producen también alteraciones en la autorregulación sanguínea cerebral que generan una "reperfusión-hiperémica" que empeora el edema cerebral y favorece el daño por reperfusión. Este edema cerebral, junto con la hipertensión endocraneal, causa herniación cerebral y habitualmente la muerte dentro de las primeras 72 horas pos-PCR. La presencia de hipertermia (T.ª > 37,8 ºC) puede

duplicar la mortalidad, así como también la hiperglucemia y las convulsiones, y exacerbar la isquemia cerebral.

Disfunción miocárdica

Si la causa primaria del PCR no fue cardíaca, las lesiones producidas pueden ser reversibles. Clínica y fisiopatológicamente se presenta como un shock cardiogénico, con disminución de la fracción de eyección ventricular, aumento de la presión de fin de diástole ventricular izquierda con perfusión coronaria normal. Este *atontamiento miocárdico* cursa dentro de las primeras 48 a 72 horas, y por lo general tiene un buen pronóstico, con recuperación completa.

Isquemia sistémica y daño por reperfusión

La isquemia generada a nivel tisular durante el PCR activa, a la altura del endotelio, la cascada de la coagulación (factor de necrosis tumoral, radicales libres, interleucinas, mediadores proinflamatorios y leucocitos), deprime la respuesta inmunitaria y disminuye los factores anticoagulantes.

Se generan trastornos en la microcirculación, inmunodepresión que incrementa el riesgo de endotoxemia, infecciones y fallo multiorgánico. Este síndrome de respuesta inflamatoria sistémica presenta similitud con lo que sucede en la sepsis,[6] por lo tanto, las intervenciones terapéuticas son similares.

Persistencia de la patología de base

A las manifestaciones del SPPC se suman las relacionadas con la entidad patológica que generó el PCR. Reconocerlas y tratarlas en conjunto mejora el pronóstico y evita la recurrencia.

Durante el transcurso del SPPC y secundario a las lesiones por reperfusión, es frecuente la posibilidad de bacteriemia e infecciones por translocación bacteriana de la vía intestinal; por lo que sumaremos los elementos ligados a la sepsis e incluso el shock séptico.

Dentro de las situaciones previas se deben considerar: patologías específicas (traumatismo previo, casi-ahogamiento, descarga eléctrica, intoxicaciones y patologías preexistentes), tiempo transcurrido entre el PCR y el inicio de las maniobras de RCP (período de ausencia de flujo o PCR no tratado), así como también el tiempo de RCP hasta lograr el RCE (período de flujo reducido o RCP). También debemos diferenciar si el paciente sufrió un paro respiratorio o PCR, ya que en el primer caso es poco probable que haya manifestaciones del SPPC.

El ritmo inicial y de progresión durante las maniobras de RCP (bradicardia, asistolia, fibrilación o taquicardia ventricular sin pulso o actividad eléctrica sin pulso) y las intervenciones realizadas, como RCP básica y avanzada, deben tenerse en consideración.

ESTRATEGIA DE ABORDAJE DEL SÍNDROME POSPARO CARDIORRESPIRATORIO POR SISTEMAS

Sistema respiratorio

Objetivos

Establecer una oxigenación adecuada (saturación de oxígeno mayor o igual al 94%, pero menor del 100%) para reducir el riesgo de lesión por reperfusión, y mantener una ventilación y $PaCO_2$ dentro de los parámetros normales.

Monitorización

 En la medida de lo posible, emplear monitorización multiparamétrica.

Esta incluye: frecuencia cardíaca con registro del electrocardiograma (ECG), frecuencia respiratoria, presión arterial no invasiva (podría considerarse medir la presión arterial invasiva en pacientes con shock o insuficiencia respiratoria) y saturación de O_2 por oximetría de pulso. En pacientes con ventilación mecánica (VM), considerar la medición del dióxido de carbono al final de la espiración ($EtCO_2$) por capnografía.

Evaluación clínica y estudios complementarios

Se debe examinar el grado de afectación pulmonar a través de la evaluación de la presencia de taquipnea, esfuerzo respiratorio (puesta en juego de músculos respiratorios accesorios), cianosis o signos de claudicación respiratoria inminente. Si el paciente no está intubado, la toma de muestra de sangre arterial (pH ácido, $PaCO_2$ elevada o PaO_2 baja) permitirá, junto con el cuadro clínico, establecer la necesidad de realizar la intubación orotraqueal con secuencia de intubación rápida e iniciar VM.

En pacientes intubados, se debe constatar la posición normal del tubo endotraqueal (TET) y su permeabilidad, asegurarlo con la correcta fijación en el labio y documentar (p. ej., TET N.º 4 - Fijado en 12 cm en el labio y la fecha).

 Ante la movilización del paciente bajo cualquier circunstancia, especialmente durante los traslados, descartar que el TET no se haya desplazado.

Verificar que la expansión torácica sea simétrica y que la entrada de aire a la auscultación sea pareja. Verificar también la presencia de ruidos respiratorios anormales o asimetrías que indiquen una patología pulmonar preexistente, como neumopatía, neumotórax o hemotórax y, en caso de sospecha, solicitar una radiografía de tórax. Al realizar cambios de parámetros de la VM, estos deberán chequearse a los 15 minutos de su implementación para observar el impacto generado con un nuevo análisis de gases en sangre arterial. Si se cuenta con $EtCO_2$, este permitirá evitar extracciones reiteradas de sangre arterial por medio de monitorización no invasiva. Si no se cuenta con este dispositivo, se puede colocar un acceso arterial para las tomas de sangre repetidas que permitirá, además, la monitorización de la presión arterial invasiva.

Tratamiento específico

Si no se consigue sostener una oxigenación y ventilación adecuadas, ya sea por suministro de O_2 al 100% con máscara de no reinhalación, se puede plantear el inicio de ventilación no invasiva (si el paciente está alerta y la tolera), en caso contrario, se debe considerar la intubación orotraqueal.[1] Esto último es válido si el paciente requiere mantener la vía aérea segura debido a un nivel de conciencia disminuido.

Configurar los parámetros de la VM de acuerdo con la edad y la patología de base. El objetivo principal del tratamiento estará enfocado a lograr y sostener una oxigenación y ventilación adecuadas. Las estrategias de ventilación estarán sujetas a la edad del paciente, la condición previa al PCR y la evolución respiratoria pos-PCR (ventilación controlada por presión, ventilación controlada por volumen, nivel de PEEP, etc.). La oxigenación deberá asegurar una saturación de oxígeno por oximetría periférica entre 94 y 99% para evitar tanto la desaturación como la hiperoxia. Se desaconseja el uso de oxígeno en exceso debido a la producción de radicales libres de oxígeno y el daño celular correspondiente, como ocurre en el hipocampo en el cerebro.[2,3,5]

Tener en cuenta que, en patologías previas como cardiopatías congénitas o patologías pulmonares crónicas, pueden objetivarse valores de saturación menores. Utilizar estrategias ventilatorias que permitan sostener valores de $PaCO_2$ entre 35 y 45 mm Hg.[7,8] Considerar que existen estrategias de acuerdo con la patología de base, para las que la hipercapnia permisiva puede ser una alternativa. Por lo general se debe evitar la exposición a hipocapnia o hipercapnia graves y la hiperventilación rutinaria, excepto en casos en los que existan signos de herniación cerebral inminente.

Considerar la potencial fuga de aire durante la VM (uso de TET sin manguito); si esta impide una expansión torácica adecuada, evaluar cambiar el TET por uno más grande o con manguito. En caso de que el paciente tenga colocado un TET con manguito, asegurarse que la presión sea < 20-25 cm H_2O (según la recomendación del fabricante). Se puede permitir una pequeña fuga, siempre y cuando no impida una buena expansión torácica. Colocar siempre una sonda nasogástrica u orogástrica para evitar la distensión del estómago.

> **!** Ante el deterioro agudo del paciente, controlar que el TET no se haya desplazado ni obstruido, descartar neumotórax y controlar el funcionamiento del equipo (mnemotecnia DONE) e intervenir rápidamente.

En aquellos niños que estén traqueostomizados, descartar siempre la disfunción de la cánula. En ese caso, se debe colocar una nueva; si esto no es posible, colocar un TET por vía orotraqueal y posterior oclusión de la ostomía.

Para lograr una buena sincronización paciente-equipo en todos los pacientes bajo VM, agregar analgésicos (p. ej., fentanilo, morfina) y sedantes (midazolam, lorazepam). En caso de oxigenación o ventilación inadecuadas, presión elevada en la vía aérea o necesidad de PEEP elevada en un contexto de síndrome de dificultad respiratoria aguda, considerar la administración de agentes bloqueantes neuromusculares (p. ej., vecuronio, rocuronio y pancuronio). En situaciones de inestabilidad hemodinámica, utilizar dosis menores; si se está administrando morfina, rotar por fentanilo, ya que la morfina libera histamina y esta perpetua la hipotensión arterial.

Sistema cardiovascular

Objetivos

Mantener una presión arterial normal y un gasto cardíaco (GC) adecuado para permitir, de esta manera, una correcta distribución del flujo sanguíneo y, por ende, una entrega de oxígeno y de sustrato metabólico óptima para los tejidos.

Monitorización

Se deben monitorizar la frecuencia y el trazado del ECG (descartar la presencia de arritmias), la presión arterial y de pulso, y la saturación de oxígeno por oximetría de pulso. También la diuresis mediante sonda vesical y la temperatura del paciente.

Si el paciente tiene colocado un acceso venoso central, monitorizar la presión venosa central y la saturación venosa central de O_2 ($SvcO_2$).

Se debe considerar colocar un acceso arterial para monitorizar la presión arterial invasiva. También pueden utilizarse técnicas de monitorización de oxigenación tisular mediante espectroscopia cercana al infrarrojo, si están disponibles.

La realización de un ecocardiograma transtorácico como estudio complementario no invasivo permite valorar la función ventricular y estimar el GC, así como también la respuesta a la administración de líquidos.

Evaluación clínica

Se debe realizar con frecuencia y de manera sistemática un examen clínico detallado hasta lograr la estabilización del paciente. Prestar atención a la presencia y calidad de los pulsos centrales y periféricos, relleno capilar, color y temperatura de los miembros. Auscultar la presencia de ruidos cardíacos y signos patológicos (presencia de soplos, alteraciones de ritmo cardíaco, etc.). Monitorizar la presión arterial no invasiva de forma frecuente.

Examinar la función de otros órganos y sistemas (p. ej., función del sistema nervioso central, función renal, etc.) como parte de la evaluación hemodinámica. Solicitar estudios complementarios: gasometría arterial y estado ácido-base (con medición de ácido láctico), hematocrito, hemoglobina, glucemia, uremia, creatinina, sodio, potasio y calcio. Obtener una radiografía de tórax si no se ha hecho previamente, y prestar atención a la silueta y el tamaño cardíaco. Observar los campos pulmonares (imágenes compatibles con edema pulmonar, neumopatías aspirativas, etc.), la ubicación del TET y la punta del catéter venoso central. Se debe obtener un ECG de 12 derivaciones para descartar ritmos patológicos y la presencia de isquemia.

Tratamiento específico

Se debe asegurar contar con dos accesos vasculares de grueso calibre. Si el paciente requiere reanimación con volumen o administración de fármacos y no es posible establecer un acceso intravenoso, se puede considerar un acceso intraóseo. Se recomienda la colocación de un acceso venoso central, sobre todo en pacientes en shock. Si se administran líquidos para reponer el espacio intravascular, utilizar cristaloides isotónicos (solución fisiológica de cloruro de sodio o Ringer lactato) en forma de bolos de 10 a 20 mL/kg para administrar entre 5 a 20 minutos. Evitar administrar grandes volúmenes en pacientes normovolémicos o con sospecha disfunción miocárdica. Utilizar líquidos de mantenimiento de acuerdo con la edad y el peso. Si lo amerita, administrar sangre o coloides.

Debe tratarse inmediatamente la hipotensión arterial, a fin de evitar la lesión secundaria; si esta es secundaria a arritmias, estas se deben tratar sin demora (tratamiento médico o cardioversión). Si se debe a vasoplejía (p. ej., sepsis), utilizar vasopresores. En caso de que se considere que la causa de la hipotensión es el déficit de volumen, utilizar volumen para mejorar la precarga (shock hipovolémico). Evitar las expansiones excesivas en caso de shock séptico, priorizar el uso de inotrópicos según algoritmos (véase **cap. 4**) y brindar suministro de oxígeno al 100% hasta confirmar la saturación de oxígeno. Posteriormente, titular hasta obtener una saturación entre 94-99%. Mantener niveles de hemoglobina adecuados.

La hipotensión dentro de las primeras horas del posparo se ha asociado con mayor mortalidad al alta hospitalaria y peores resultados neurológicos.[9]

Para disminuir el consumo metabólico es imprescindible tratar en forma enérgica el dolor con analgésicos opiáceos (p. ej., morfina, fentanilo) y, en caso de agitación que no se deba a hipoxemia, hipercapnia o shock, utilizar sedantes (p. ej., lorazepán, midazolán). Se debe tener en cuenta que estos fármacos pueden generar hipotensión.

Si el paciente se encuentra en shock, el trabajo respiratorio es excesivo o se encuentra en insuficiencia ventilatoria, iniciar VM de inmediato.

El **cuadro 11-1** orienta sobre el manejo de estos pacientes, pero es importante aclarar que se pueden presentar diferentes escenarios, si se tiene en cuenta que luego de un PCR existe prevalencia de alguno o habitualmente una combinación de diferentes tipos de shock.

En el SPPC es posible encontrar contracción del espacio intravascular (shock de tipo hipovolémico), alteración en la contractilidad miocárdica (shock de tipo cardiogénico) y resistencia vascular sistémica disminuida (shock de tipo distributivo).[10]

En el shock distributivo en niños por lo general se presume que la resistencia vascular sistémica se encuentra baja, pero en aquellos casos que se muestran resistentes a los bolos de líquidos, es más probable que esta sea más alta que baja y que, en realidad, estos presentan una alteración de contractilidad cardíaca grave (shock cardiogénico). Por lo tanto, ante este deterioro, existirá un incremento, en forma compensatoria, de la resistencia vascular sistémica y pulmonar con el fin de sostener una presión arterial adecuada. Esto puede ser contraproducente, ya que incrementará la poscarga en el ventrículo izquierdo y empeorará la disfunción del miocardio comprometido.

Los predictores más importantes de supervivencia al alta hospitalaria en niños con SPCC son: frecuencia cardíaca normal, presión arterial normal y diuresis inicial > 1 mL/kg/hora.[11]

Sistema neurológico

Objetivos

Si se tiene en cuenta que las lesiones neurológicas son las que causan la mayoría de las muertes tempranas pos-PCR, el objetivo del cuidado y tratamiento se centrará en evitar las lesiones secundarias y preservar las funciones del SNC. Para ello, el enfoque estará puntualizado en sostener una presión de perfusión cerebral adecuada, tratar el aumento de la presión intracraneal, tratar y controlar las convulsiones, así como también la temperatura y la glucemia, de manera estricta.

Monitorización

Se debe realizar una monitorización estricta de la temperatura, especialmente durante las primeras 24 horas. Si se sospecha estado de mal epiléptico, se deberá considerar realizar una monitorización electroencefalográfica

---

Cuadro 11-1. Manejo del shock posparo cardiorrespiratorio

Shock posparo cardiorrespiratorio	
Considerar la administración de bolos de cristaloides de forma controlada (5-10 mL/kg) si la función cardíaca está deteriorada Si continúan los signos de shock, medir la presión arterial	
Shock con hipotensión	**Shock con normotensión**
Considerar la administración de bolos adicionales de líquidos	
Adrenalina: 0,1 a 1 µg/kg/min o Dopamina: 10 a 20 µg/kg/min o Noradrenalina: 0,1 a 2 µg/kg/min	Dobutamina: 2 a 20 µg/kg/min o Dopamina: 2 a 20 µg/kg/min o Adrenalina: 0,05 a 0,3 µg/kg/min o Milrinona: - Dosis de carga: 50 a 75 µg/kg durante 10 a 60 min - Mantenimiento: 0,5 a 0,75 µg/kg/min

continua. La monitorización del Doppler transcraneal permite estimar valores iniciales y evolutivos del flujo sanguíneo cerebral medido sobre la arteria cerebral media y, además, predecir complicaciones y realizar el diagnóstico de muerte cerebral en forma temprana, aunque no ha sido un factor determinante para el pronóstico.[12] Los potenciales evocados somatosensitivos también son buenos predictores de pronóstico neurológico. Respecto de las neuroimágenes, una resonancia magnética normal entre 72 horas y 2 semanas pos-PCR tiene alta sensibilidad para un pronóstico favorable.[12]

Evaluación clínica

Se debe utilizar la Escala de Coma de Glasgow modificada para Pediatría para evaluar el estado neurológico y el grado de coma (pronóstico), y observar la respuesta pupilar que presenta el paciente y su simetría o asimetría. La presencia de reflejo pupilar en las primeras 12 horas después del PCR es considerada altamente sensible como factor de buen pronóstico. La presencia de anisocoria, más la triada de Cushing (hipertensión arterial, bradicardia y respiraciones irregulares o apneas) indican herniación inminente. Buscar la presencia de reflejos corneales y oculocefálicos; así como también de movimientos anormales (mioclonías o hiperreflexia), convulsiones o posturas anormales (descerebración, decorticación).

Monitorizar la glucemia, el medio interno y los niveles de calcio en sangre. Si se sospecha infección del SNC, se sugiere realizar un análisis fisicoquímico del líquido cefalorraquídeo. Buscar la presencia de tóxicos y drogas depresoras del SNC. En estos pacientes se recomienda realizar una tomografía computarizada.

Tratamiento específico

Se enfoca en la PPC, es decir, el mantenimiento de la presión arterial media y el GC que aseguren el transporte de oxígeno y sustrato metabólico hacia el SNC. Mantener la normocapnia y evitar la hiperventilación (con la consiguiente vasoconstricción cerebral e hipoperfusión encefálica). Mantener la cabecera elevada a 30° y la cabeza en posición media,

a fin de evitar un aumento de la presión intracraneal. Ante signos de herniación encefálica inminente, realizar una hiperventilación transitoria, y tratamiento con solución hipertónica de cloruro de sodio o manitol. El control de la temperatura radica en el tratamiento agresivo de la hipertermia con dispositivos de enfriamiento o fármacos antipiréticos.

La monitorización invasiva de la presión intracraneal no ha mostrado evidencia de mejora en los resultados en pacientes con hipoxia-isquemia pos-PCR.

En la actualidad, no hay evidencia de mejores resultados neurológicos y mortalidad al año con el uso de hipotermia (32-34 °C) en pacientes pediátricos que persisten comatosos después del RCE.[13] Existen dos estudios recientes internacionales multicéntricos aleatorizados y controlados (THAPCA) que comparan el uso de hipotermia 32-34 °C frente a normotermia 36-37,5 °C en el manejo del pos-PCR intrahospitalario (THAPCA-IH) y extrahospitalario (THAPCA-OH).[14] El THAPCA-OH no ha mostrado diferencias en los resultados neurológicos ni en la mortalidad al año de evolución. El grupo de hipotermia mostró mayores trastornos electrolíticos (hipopotasemia, hipomagnesemia, hipocalcemia e hiperglicemia) y mayor número de trombocitopenia. La morbimortalidad también fue mayor en pacientes en quienes la hipotermia fue difícil de controlar y estuvo por debajo de los 32 °C. El THAPCA-IH se suspendió antes debido a la futilidad del estudio, ya que no presentaba diferencia alguna entre los dos grupos.

En pacientes hipotérmicos, luego del RCE (< 33 °C) no se debe realizar recalentamiento activo, a no ser que se encuentren en fallo hemodinámico y que este sea atribuible a esa condición.

En lo que respecta al control de las convulsiones, realizar tratamiento agresivo con benzodiazepinas, fenitoína o barbitúricos. Realizar también un chequeo y tratamiento de los trastornos hidroelectrolíticos (hiponatremia o hipernatremia, hipoglucemia, hipocalcemia, acidemia o alcalemia). Considerar las enfermedades metabólicas e intoxicaciones y, si fuere necesario, realizar una monitorización con EEG.

Para el control de la glucemia se sugiere la monitorización. En caso de hiperglucemia o hipoglucemia, realizar el tratamiento en forma inmediata.

Podemos concluir que en los pacientes pediátricos que sobreviven y permanecen comatosos después de un PCR extrahospitalario, la hipotermia terapéutica comparada con la normotermia no ha demostrado ser beneficiosa en cuanto a supervivencia con buen pronóstico neurológico al año del evento. Tampoco aumentó la supervivencia a los 12 meses.

Sistema renal

Objetivos

El fallo renal por lo general es secundario al shock; por lo que la optimización del GC es fundamental para asegurar la perfusión renal y evitar lesiones secundarias. Corregir los disturbios hidroelectrolíticos y del ácido-base es otro de los objetivos.

Monitorización

Se debe realizar un control estricto de la diuresis por medio de una sonda vesical. El examen físico radica en un examen abdominal y búsqueda de globo vesical (mantener la sonda vesical permeable). Puede ser de utilidad la monitorización de la presión intraabdominal (para detectar síndrome compartimental abdominal).

Realizar un laboratorio y estudios complementarios para el control de la función renal, como uremia y creatininemia, electrolitos y calcio. También monitorizar y tratar las alteraciones del equilibrio ácido-base, anión GAP, niveles de lactato y análisis de orina (glucosuria y electrolitos en orina).

Tratamiento específico

Cómo parte del tratamiento específico, se debe sostener una buena perfusión renal por medio del soporte hemodinámico. Forzar la diuresis con diuréticos de asa (furosemida) ante la sospecha de sobrecarga de volumen o manejo deficiente de líquidos (pacientes ventilados, insuficiencia cardíaca).

Valorar la insuficiencia renal intrínseca para la restricción hídrica y el control estricto de la potasemia, y evitar, en lo posible, los fármacos nefrotóxicos. La corrección del desequilibrio ácido-base se realiza teniendo en cuenta el anión GAP, el ácido láctico y la hipercloremia, para la implementación de terapéuticas específicas (uso de bicarbonato, mejora de la presión de perfusión renal, restricción del aporte de cloro, etc.).[15]

Sistema gastrointestinal

Objetivos

El principal objetivo es sostener la función gastrointestinal (que incluye páncreas e hígado) y evitar la distensión gástrica con el riesgo que supone de aspiración en la vía aérea. Es importante corregir las alteraciones hidroelectrolíticas (hipopotasemia o hipomagnesemia) para evitar que estas contribuyan a la instalación o persistencia del íleo intestinal.

Monitorización

Colocar una sonda nasogátrica u orogástrica para evitar la distensión y monitorizar la característica y cantidad del débito (gástrico, bilioso, porráceo). Realizar un examen físico meticuloso para observar si existe distensión abdominal y presencia o ausencia de ruidos hidroaéreos. Descartar la presencia de tensión a la palpación abdominal que pueda indicar una patología grave, cómo perforación o sangrado intraabdominal. En ese caso, solicitar estudios adicionales (p. ej., radiografía directa de abdomen, ecografía de abdomen, tomografía computarizada, etc.) y consultar inmediatamente con cirugía.

Si antecede la posibilidad de un traumatismo abdominal, considerar realizar una tomografía de abdomen con contraste enteral o intravenoso. Durante el examen sanguíneo, incluir función hepática y biliar (p. ej., transaminasas, bilirrubina, glucosa, amoníaco, fosfatasa alcalina, 5´nucleotidasa, albúmina y pruebas de coagulación) y función pancreática (p. ej., amilasa, lipasa). En caso de sangrado con alteraciones de los factores de coagulación, administrar plasma fresco congelado, crioprecipitados o factor VII.

Sistema hematológico

Se debe identificar la existencia o no de hemorragia externa o interna y priorizar su tratamiento. Observar las membranas mucosas y la piel en busca de presencia de petequias o hematomas. Solicitar al laboratorio un hemograma completo con recuento de plaquetas, coagulograma completo, fibrinógeno, dímero-D y degradación de la fibrina.

Considerar la posibilidad de transfundir concentrados de hematíes en caso de shock hemorrágico resistente a cristaloides isotónicos luego de 2 o 3 expansiones a 20 mL/kg de peso. En caso de no contar con sangre compatible de forma inmediata, considerar realizar una transfusión con sangre grupo 0 factor RH negativo. En caso de transfusiones reiteradas, considerar las complicaciones, como

hipocalcemia, hiperpotasemia o alteraciones de la coagulación.

Si existe riesgo de sangrado con recuentos de plaquetas menores de 20 000 o si presenta sangrado activo (moderado a grave) con recuentos entre 50 000 y 100 000, administrar plaquetas a razón de 1 unidad cada 5 kg de peso. En caso de trastornos de la coagulación con factores de riesgo de sangrado, utilizar plasma fresco a 10 a 15 mL/kg de peso. El anticoagulante usado con el plasma fresco es el citrato y provoca una disminución brusca del calcio ionizado que, además de ser cofactor de la coagulación, generará vasodilatación y disminución de la contractilidad del miocardio (se traducirá en hipotensión a pesar de la administración del coloide). Administrar vitamina K, en caso de depleción de factores dependientes de esta vitamina.

 CONCEPTOS CLAVE

- El SPPC es gatillado por el RCE abrupto y su gravedad dependerá de muchos factores, como la patología preexistente, el tiempo transcurrido entre este y el comienzo de la RCP, la duración del PCR y el tiempo transcurrido hasta el RCE. Si todos estos tiempos son cortos y las maniobras de RCP son eficaces, es posible que el SPCC no se presente en toda su dimensión y la disfunción multiorgánica sea parcial, pero cuando este se presenta con su compromiso multisistémico, la mortalidad es muy alta y por lo general secundaria a lesiones de reperfusión en el SNC.[16,17]
- Nuestros objetivos, una vez establecido el RCE, serán evitar la recurrencia de nuevos episodios de PCR, establecer una monitorización adecuada para evaluar los órganos y sistemas comprometidos, buscando restituir como eje fundamental una buena oxigenación y ventilación, y optimizar el GC en busca de una adecuada perfusión en todos los órganos.
- Corregir el medio interno con sostenimiento de una glucemia adecuada, así como también evitar la hipertermia y las convulsiones, son partes del eje central del tratamiento.
- El mayor conocimiento sobre la lesión, inflamación, muerte y apoptosis celular en el SPPC, así como también las nuevas estrategias terapéuticas, generarán en el futuro nuevos avances e intervenciones que permitirán una mayor sobrevida de niños y con menores secuelas.

REFERENCIAS

1. Topjian AA, de Caen A, Wainwright MS, et al. Pediatric post-cardiac arrest care: a scientific statement from the American Heart Association. Circulation 2019;140:e194-e233.
2. Hazelton JL, Balan I, Elmer GI, et al. Hyperoxic reperfusion after global cerebral ischemia promotes inflammation and long-term hippocampal neuronal death. J Neurotrauma 2010;27:753-62.
3. Richards EM, Fiskum G, Rosenthal RE, et al. Hyperoxic reperfusion after global ischemia decreases hippocampal energy metabolism. Stroke 2007;38:1578-84.
4. Neumar RW, Nolan JP, Adrie C, et al. Post-cardiac arrest syndrome: epidemiology, pathophysiology, treatment,and prognostication: a consensus statement from the International Liaison Committee on Resuscitation (ILCOR); the American Heart Association Emergency Cardiovascular Care Committee; the Council on Cardiovascular Surgery and Anesthesia; the Council on Cardiopulmonary, Perioperative, and Critical Care;the Council on Clinical Cardiology; and the Stroke Council. Circulation 2008;118:2452-83.
5. Mata-Vicente JF. Encefalopatía anoxo-isquémica posterior al paro cardiorrespiratorio. Med Int Mex 2013;29:388-98.
6. Adrie C, Adib-Conquy M, Laurent I, et al. Successful cardiopulmonary resuscitation after cardiac arrest as a "sepsislike" syndrome. Circulation 2002;106:562-8.
7. ILCOR staff. Oxygen and carbon dioxide targets in pediatric patients with return of spontaneous circulation after cardiac arrest (PLS): ILCOR Systematic Review [Internet]. 2020 [citado: mayo de 2023]. Disponible en: https://costr.ilcor.org/document/oxygen-and-carbon-dioxide-targets-in-pediatric-patients-with-return-of-spontaneous-circulation-after-cardiac-arrest-task-force-systematic-review.
8. Del Castillo J, Lopez-Herce J, Matamoros M, et al. Hyperoxia, hypocapnia and hypercapnia as outcome factors after cardiac arrest in children. Resuscitation 2012;83(12):1456-61.
9. Topjian AA, French B, Sutton RM, et al. Early postresuscitation hypotension is associated with increased mortality following pediatric cardiac arrest. Crit Care Med 2014;42:1518-23.
10. Jentzer JC, Chonde MD, Dezfulian C. Myocardial dysfunction and hock after cardiac arrest. Biomed Res Int 2015;2015:314796.
11. Lin YR, Li CJ, Wu TK, et al. Post-resuscitative clinical features in the first hour after achieving sustained ROSC predict the duration of survival in children with non-traumatic out-of-hospital cardiac arrest. Resuscitation 2010;81:410-7.
12. Berg KM, Bray JE, Ng KC, et al. 2023 International Consensus on Cardiopulmonary Resuscitation and Emergency Cardiovascular Care Science With Treatment Recommendations: Summary From the Basic Life Support; Advanced Life Support; Pediatric Life Support; Neonatal Life Support; Education, Implementation, and Teams; and First Aid Task Forces. Circulation 2023;148(24):e187-e280.
13. ILCOR staff. Pediatric Targeted temperature management post cardiac arrest (PLS): ILCOR Systematic Review [Internet]. 2019 [citado: mayo de 2023]. Disponible en: https://costr.ilcor.org/document/pediatric-targeted-temperature-management-post-cardiac-arrest.
14. Moler FW, Silverstein FS, Holubkov R, et al. THAPCA Trial Investigators Therapeutic hypothermia after out of hospital cardiac arrest in children. N Engl J Med 2015;372(20):1898-908.
15. Neumayr TM, Gill J, Fitzgerald JC, et al. Identifying risk for acute kidney injury in infants and children following cardiac arrest. Pediatr Crit Care Med 2017;18:e446-54.
16. Lopez-Herce J, del Castillo J, Matamoros M, et al. Post return of spontaneous circulation factors associated with mortality in pediatric in-hospital cardiac arrest: a prospective multicenter multinational observational study. Criticalcare (London, England) 2014;18(6):607.
17. de Caen AR, Berg MD, Chameides L, et al. Pediatric Advanced Life Support: 2015 American Heart Association Guidelines Update for Cardiopulmonary Resuscitation and Emergency Cardiovascular Care. Circulation 2015;132:S526-42.

Medidas adyuvantes a la reanimación cardiopulmonar

4

Manejo de la vía aérea

12

Patricia Cristina González

OBJETIVOS DE APRENDIZAJE

- Analizar las diferencias entre la vía aérea de los niños y la de los adultos.
- Conocer las diferentes maniobras y dispositivos para mantener la permeabilidad de la vía aérea.
- Distinguir los diferentes sistemas de administración de oxígeno.
- Aprender de forma óptima la técnica de ventilación con bolsa y máscara.
- Conocer las indicaciones de intubación orotraqueal, comprender su técnica y la secuencia de intubación rápida.

INTRODUCCIÓN

En pediatría, las patologías respiratorias originadas en la vía aérea superior e inferior, que comprometen las diferentes estructuras anatómicas y la dinámica funcional, son frecuentes y pueden conducir al paro cardiorrespiratorio (PCR). Por tal motivo, la evaluación y las decisiones terapéuticas deben ser simultáneas y realizadas con celeridad para prevenir la claudicación respiratoria inminente y el PCR, el cual tiene un pronóstico ominoso. Es importante saber reconocer e intervenir de manera temprana en las emergencias respiratorias pediátricas.[1]

CONSIDERACIONES ANATÓMICAS Y FISIOLÓGICAS

Las diferencias anatómicas y fisiológicas entre la vía aérea del adulto y la del niño deben ser tenidas en cuenta en el tratamiento de estos pacientes. Los lactantes tienen la cabeza y el occipucio grande respecto del cuerpo. La lengua es proporcionalmente más grande respecto de la boca. La epiglotis es más cefálica, anterior, comúnmente grande y, a menudo, flexible. El volumen pulmonar es menor, y desde el punto de vista fisiológico, moviliza un volumen corriente proporcionalmente más reducido y tiene una capacidad residual funcional más limitada. Por ese motivo, incluso con la preoxigenación adecuada, la reserva del espacio aéreo oxigenado es menor. Hay que tener en cuenta también que los niños tienen una tasa metabólica más alta y, por lo tanto, consumen oxígeno (O_2) a una tasa que puede ser el doble de los adultos, lo que incrementa la frecuencia respiratoria (**cuadro 12-1**). Estos factores se combinan para crear un menor tiempo seguro de apnea.[1-4]

MANEJO BÁSICO DE LA VÍA AÉREA SUPERIOR

Posicionamiento del paciente

El primer paso es mantener la permeabilidad de la vía aérea mediante la "posición de olfateo", como se muestra en la **figura 12-1**. En algunos pacientes, una posición adecuada es todo lo que se necesita para corregir la dificultad respiratoria. En el caso de que se requiera intubación orotraqueal (IOT), una posición adecuada puede mejorar la visualización de las cuerdas vocales.[1,2,4]

Cuadro 12-1. Frecuencias respiratorias esperables en pacientes pediátricos

Grupo etario	Frecuencia respiratoria (rpm)
Neonatos	24 a 50
30 días a 1 año	24 a 38
1 a 3 años	22 a 30
4 a 6 años	20 a 24
7 a 9 años	18 a 24
10 a 14 años	16 a 22
14 a 18 años	14 a 20

rpm: respiraciones x minuto.

Posición óptima de la cabeza

La cabeza debe alinearse de forma tal que sea posible el pasaje del aire a través de las vías aéreas. La posición óptima de la cabeza y el cuello por sí sola puede proporcionar una vía aérea permeable. Sin embargo, las variaciones en la postura de estas estructuras en lactantes y niños, aunque sean sutiles, pueden alterar significativamente la permeabilidad de la vía aérea.

Las técnicas comúnmente utilizadas para lograrlo incluyen: la posición de olfateo, las maniobras de inclinación de la cabeza y elevación y la tracción de la mandíbula.[2]

Posición de olfateo

Tradicionalmente la posición de olfateo se recomienda para facilitar el manejo de la vía aérea en pacientes que no tienen riesgo de lesión de la columna cervical. Se logra mediante la elevación de la cabeza (15°) y extensión del cuello (35°) de un paciente en decúbito supino. Su principal ventaja es proporcionar una exposición óptima de la glotis con la alineación de los ejes oral, faríngeo y laríngeo[1,2] (**fig. 12-2**).

Maniobras en la vía aérea

Tracción de la mandíbula

Se prefiere la tracción de la mandíbula a las técnicas mencionadas anteriormente en casos conocidos o sospechosos de lesiones de la columna cervical porque la cabeza y el cuello permanecen en una posición más neutra cuando se la aplica. El proveedor debe sujetar la mandíbula y evitar comprimir los tejidos blandos submentonianos (en los niños pequeños, la vía aérea puede comprimirse fácilmente, o la lengua puede ser empujada obstruyendo la vía aérea). Para realizar esta maniobra, el operador se debe ubicar detrás de la cabeza del paciente, con los dedos de ambas manos colocados debajo de los ángulos de la mandíbula, y aplicar presión hacia adelante y hacia arriba. Como en la maniobra

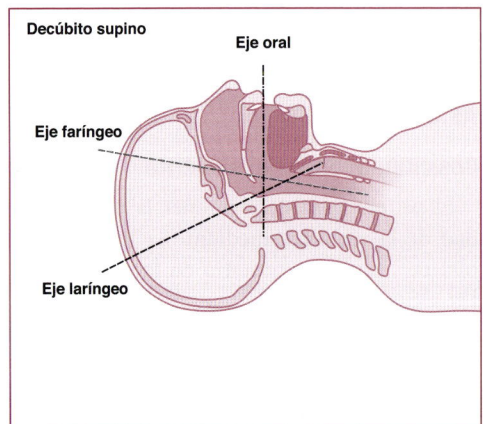
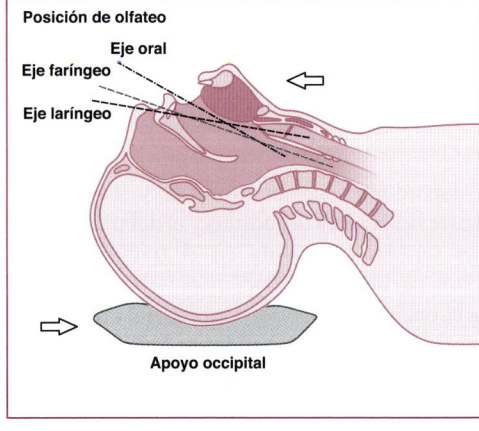

Fig. 12-1. Posición de olfateo. Modificada de: Pardo M Jr, Miller R. Basics of Anesthesia. 17.ᵗʰ ed. Elsevier; 2018.

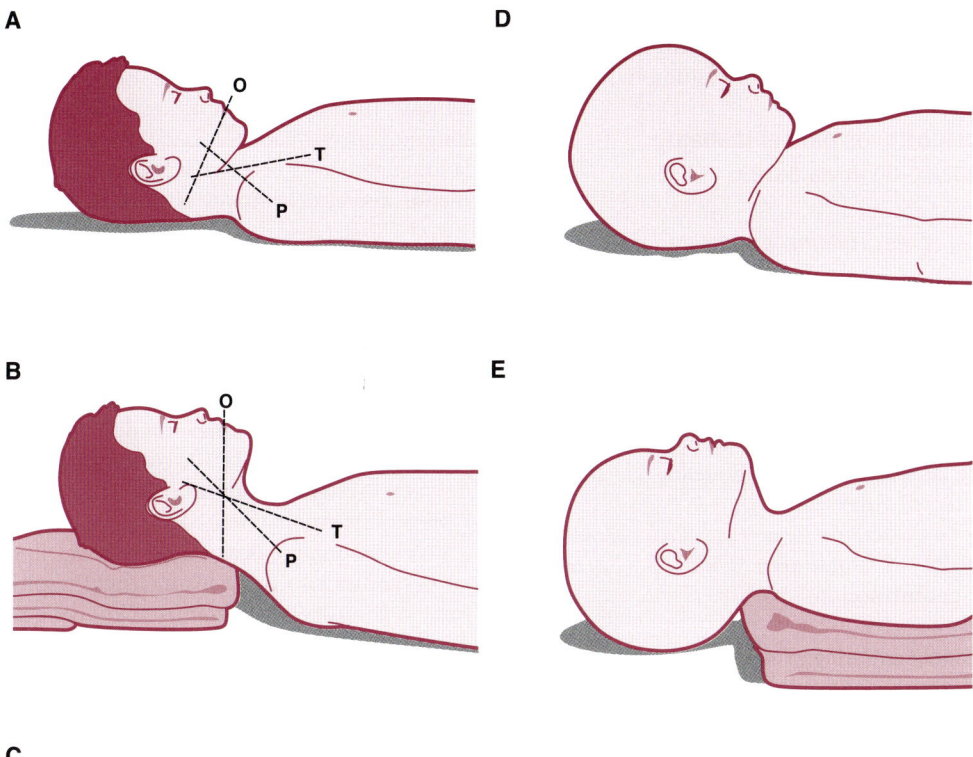

Fig. 12-2. Posicionamiento correcto de lactantes y niños. **A.** Ejes oral (O), faríngeo (P) y traqueal (T) en tres planos no alineados. **B.** Un apoyo colocado debajo del occipucio alinea los ejes P y T. **C.** La extensión de la unión atlas-occipital alinea los ejes O, P y T cuando el paciente se coloca en posición de olfateo. **D.** Lactante con el cuello en flexión. **E.** La colocación de un apoyo debajo del tórax alinea el occipucio. Aquí, el conducto auditivo externo se encuentra en posición anterior respecto del hombro.

anterior, el empuje de la mandíbula desplaza la lengua desde la faringe posterior, pero lo hace manteniendo la cabeza y el cuello del paciente en una posición neutral. Esta maniobra implica el desplazamiento anterior de la mandíbula sin movimiento de la cabeza, en el caso de lesión en la columna cervical[5] (véase **fig. 9-10**).

Aspiración

Debido a que los lactantes respiran preferentemente por la nariz, la obstrucción de las narinas con secreciones puede provocar dificultad respiratoria grave. Aspirar las secreciones de la nariz o nasofaringe puede mejorar el patrón respiratorio de un niño pequeño con bronquiolitis o infección de las vías aéreas superiores. Las secreciones excesivas pueden acumularse en la orofaringe posterior y causar obstrucción de la vía aérea, especialmente en casos de epistaxis, hemorragia de la cavidad oral, bronquiolitis, o cuadros neurológicos transitorios (convulsiones, entre otros). En pacientes que requieren IOT, la aspiración permite eliminar las secreciones que provocan la obstrucción y mejorar la visualización durante la laringoscopia; una vez colocado el tubo endotraqueal (TET) permite confirmar la permeabilidad y la obtención de muestras para cultivo bacteriano y estudio virológico.

Dispositivos para el manejo basico de la vía aérea

Vía aérea orofaríngea y nasofaríngea

Como se mencionó anteriormente, los lactantes y niños pequeños tienen una lengua proporcionalmente más grande en relación con su cavidad bucal. Esto es una causa común de obstrucción de la vía aérea, por ejemplo, en niños con hipotonía o aumento de las secreciones y en aquellos pacientes con alteración del sensorio.

La colocación de una vía aérea nasofaríngea (NPA) u orofaríngea (OPA) puede revertir esta obstrucción.[5]

Cánula orofaríngea (Mayo o Guedell)

La OPA debe usarse solo en pacientes comatosos o sedados, sin reflejo nauseoso. La elección del tamaño apropiado puede determinarse colocando la cánula desde la comisura labial hasta el ángulo de la mandíbula.

La OPA debe estar apoyada en el lado de la cara del niño. La punta debe extenderse desde la comisura de la boca hasta el ángulo de la mandíbula. Es importante que el tamaño sea el apropiado para el paciente, como se muestra en la **figura 12-3**.[3,5] Luego, se la introduce con suavidad directamente en la orofaringe. Puede ser útil usar un bajalenguas para apartar la lengua. Posterior a la inserción, la cabeza y la mandíbula deben estar en posición correcta para mantener la vía aérea permeable. Aspirar las secreciones según sea necesario.

Cánula nasofaríngea

La NPA se puede colocar en pacientes despiertos o semiconscientes, y su uso está contraindicado si existe una posible fractura basilar del cráneo, fuga de líquido cefalorraquídeo o coagulopatía. Las cánulas nasofaríngeas deben colocarse con precaución en lactantes pequeños, ya que las adenoides

y amígdalas pueden traumatizarse durante la inserción y provocar sangrado. Este dispositivo debe insertarse con el bisel lejos del tabique nasal para minimizar la lesión. La longitud adecuada de la cánula se mide desde la fosa nasal hasta el trago, y el ancho debe ser menor que el del orificio externo de la de la nariz[2,3,6] (**fig. 12-4**).

Oxigenación y ventilación

Oxigenoterapia

La oxigenoterapia es la administración de O_2 en concentraciones mayores de la presente en el aire ambiente (21%), con la intención de tratar los signos y síntomas de la hipoxemia y prevenir tempranamente la hipoxia tisular.

El O_2 es una medicación de primera línea en el tratamiento de la insuficiencia respiratoria y, como tal, su administración debe ser monitorizada, con el fin de ajustar la dosis y evaluar la respuesta.

La oxigenoterapia suele indicarse ante:

- Disminución de la presión arterial de oxígeno (PaO_2) < 60 mm Hg o saturación de O_2 (SaO_2) < 90% (respirando aire ambiente).
- PaO_2 o SaO_2 debajo del rango deseable para una situación clínica determinada.
- En cualquier situación aguda en la que se sospeche hipoxemia.[6,7]

Para la monitorización de la oxigenación contamos con métodos no invasivos es invasivos:

- No invasivos: SaO_2 medida por oximetria de pulso cuyo valor normal se encuentra entre 94-99%.[7,8]
- Invasivos: PaO_2 medida por gasometria arterial cuyo valor normal se encuentra entre 80-100 mm Hg.

Sistema de aporte de oxígeno de bajo flujo o rendimiento variable

La fracción inspirada de oxígeno (FiO_2) depende de varios factores: a) el flujo utilizado; b) el patrón ventilatorio del paciente;

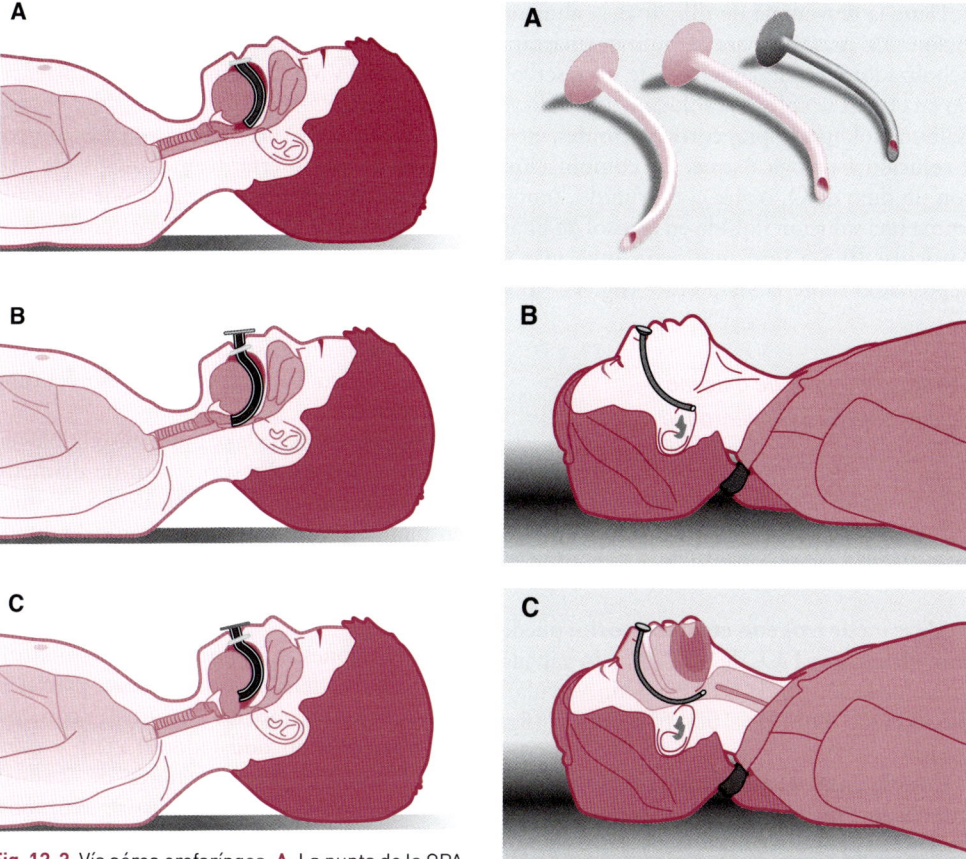

Fig. 12-3. Vía aérea orofaríngea. **A.** La punta de la OPA debe terminar justo en el ángulo de la mandíbula, de forma tal que, cuando se introduzca, quede alinea con la abertura glótica. **B.** Si es demasiado grande, obstruirá la vía aérea al presionar la epiglotis. **C.** Si es pequeña, empeorará la obstrucción al empujar la lengua hacia la parte posterior de la garganta.

Fig. 12-4. Vía aérea nasofaríngea. **A.** Dispositivos de vía aérea nasofaríngea. **B** y **C.** Dispositivo de vía aérea nasofaríngea insertado.

c) el tamaño del reservorio; d) la capacidad de llenado del reservorio durante la espiración; e) el tamaño de la nasofaringe y la orofaringe.

Cánula nasal simple: es fácil de usar, tiene bajo costo, es bien tolerada por el paciente y este puede hablar y alimentarse. El flujo adecuado para la cánula nasal es de 0,25 a 4 L/min. (rango bien tolerado por el paciente). Proporciona una FiO_2 entre 22 y 60%, dependiente de la frecuencia y el esfuerzo respiratorio, el tamaño del niño, de la velocidad del flujo inspiratorio, del volumen del aire inspirado y de la resistencia nasal

y orofaríngea. Hay que recordar que puede generar lesiones en el puente nasal[9] y que su eficacia disminuye en los respiradores bucales (**fig. 12-5A**).

Máscara de O_2 simple/máscara nebulizadora: puede suministrar una FiO_2 de 35-60% y necesita flujos mayores de 5 L /min. Es conveniente usar flujos > 6 L /min para evitar la reinhalación de dióxido de carbono (CO_2). La FiO_2 máxima no supera el %60 porque, durante la inspiración, ingresa aire ambiente en los espacios entre la mascarilla y la cara y también a través de los orificios respiratorios de esta.

Tiene la desventaja de dificultar la alimentación. La máscara para nebulizar (máscara nebulizadora) consta, además, de un reservorio en el cual se coloca la solución a nebulizar (salbutamol, ipratropio, corticosteroides, etc., y solución fisiológica) que, en combinación con un flujo de O_2 o aire comprimido, transforma una solución líquida en aerosol de finas partículas (0,5-5 μm) que serán inhaladas y depositadas sobre la vía aérea[3,7] (**fig. 12-5B** y **C**).

Sistema de aporte de oxígeno de alto flujo o rendimiento fijo

> ! Suministran una fracción inspirada de oxígeno, independientemente del patrón respiratorio del paciente.

Máscara de oxígeno con reservorio: puede suministrar una FiO_2 de 40-70% (sin válvula de reinhalación) o de 60-80% (con válvula). Necesita un flujo de 10 a 15 L/min[4,9] (**fig. 12-6**).

Cánula nasal de alto flujo (CAFO): es una interfaz que proporciona O_2 suplementario al paciente. Están diseñadas para soportar flujos altos humidificados y calentados.

Constituye un método de ventilación no invasivo relativamente seguro y efectivo, que ha sido aceptado recientemente como una opción de tratamiento agudo para pacientes con insuficiencia respiratoria hipoxémica moderada.

El mecanismo de acción incluye disminución en la resistencia nasofaríngea, reducción de la entrada de aire ambiental, lavado del espacio muerto, aumento en la presión de la vía aérea, mejora de la distensibilidad (*clearance*) mucociliar y la consiguiente reducción del trabajo respiratorio.

En los niños, los ajustes del nivel de flujo (1-2 L/kg/min) son cruciales, considerando su máxima eficacia y complicaciones. Los diferentes estudios controlados aleatorizados sugieren que esta terapia puede instaurarse en casos de bronquiolitis moderada a grave, o en hipoxemia refractaria a terapia de bajo flujo (**cuadro 12-2**). La CAFO también puede reducir la tasa de IOT y la ventilación mecánica (VM) en niños con insuficiencia respiratoria.[4,10,11]

Un sistema CAFO requiere cuatro componentes: 1) una interfaz (cánula adaptable a las narinas del paciente más rígida que la cánula convencional); 2) uno o varios dispositivos de suministro de gas para controlar el flujo y la FiO_2; 3) un humidificador; 4) un tubo flexible de mayor diámetro próximo a la punta de la cánula y un elástico alrededor del cuello que se conecta para soportar el peso del tubo de conexión.

Los diámetros de las cánulas disponibles en pediatría son de 2,4 a 3,7 mm de diámetro externo (extensión de tabique de 4,5 a 8 mm) en infantes;[10] 2,4 mm (extensión del tabique de 2,5 mm) en prematuros y de 3,5 mm para recién nacidos[11] (**fig. 12-7**).

- Indicaciones: insuficiencia respiratoria aguda moderada con respuesta parcial al tratamiento médico habitual (corticosteroides, broncodilatadores, etc.) y *Score* de Wood > 4 (en menores de 2 años); bronquiolitis (*Score* de Taussing < 6); obstrucción de la vía aérea superior, hipoxemia refractaria al O_2 convencional (cánula, O_2 o con máscara con reservorio).
- Contraindicaciones: inestabilidad hemodinámica; deterioro del sensorio (Glasgow < 8/15); alteración de la vía aérea o traumatismo facial; cardiopatía congénita

Cuadro 12-2. Características de los sistemas de entrega de oxígeno a alto flujo		
Tamaño	**Peso (kg)**	**Flujo máx (L/min)**
Neonatal	Hasta 4	8
Infante	5-15	20
Pediátrico	12-25	25
Adulto	> 30	40

A

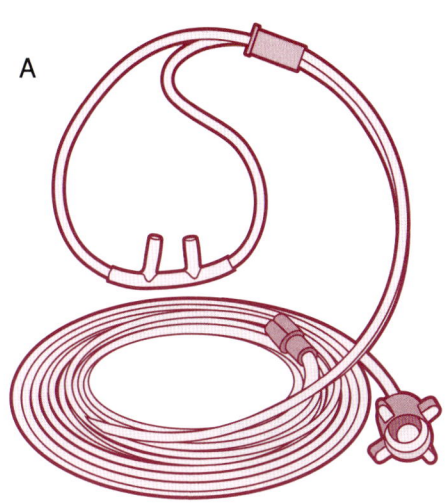

B

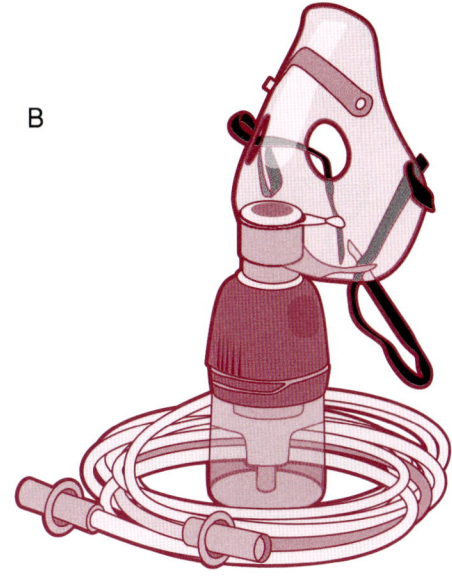

C

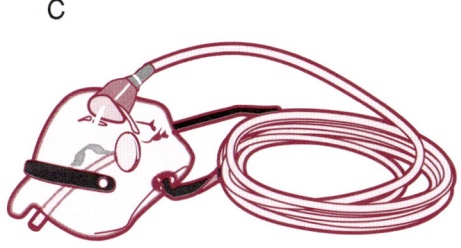

Fig. 12-5. Sistema de aporte de oxígeno de bajo flujo o rendimiento variable. **A.** Cánula nasal. **B.** Máscara de oxígeno simple. **C.** Máscara nebulizadora.

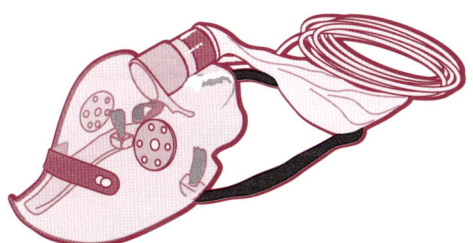

Fig. 12-6. Máscara de oxígeno con reservorio no recirculante.

cianótica; enfermedad neuromuscular reagudizada; radiografía de tórax con compromiso > 1 cuadrante; acidosis respiratoria (pH < 7,30; $PaCO_2$ > 45-50 mm Hg).[9-11]

Apoyo ventilatorio

Ventilación con bolsa-máscara

El reanimador manual utilizado en la ventilación con bolsa y máscara (VBM) es la piedra angular del manejo básico de la vía aérea.

La VBM exitosa requiere una vía aérea permeable, un sellado adecuado de la mascarilla y una presión/ventilación apropiada. Por lo tanto, se necesita un entrenamiento continuo para la colocación eficaz de las manos en el sellado de la máscara (maniobra de la C y E), compresión manual coordinada de la bolsa con la ventilación y selección adecuada del material para utilizar (tamaño de la bolsa y de la mascarilla).

Existen dos tipos de dispositivos de ventilación manual:

- Bolsa inflable por flujo (**fig. 12-8A**): requiere un flujo continuo de gas de una fuente

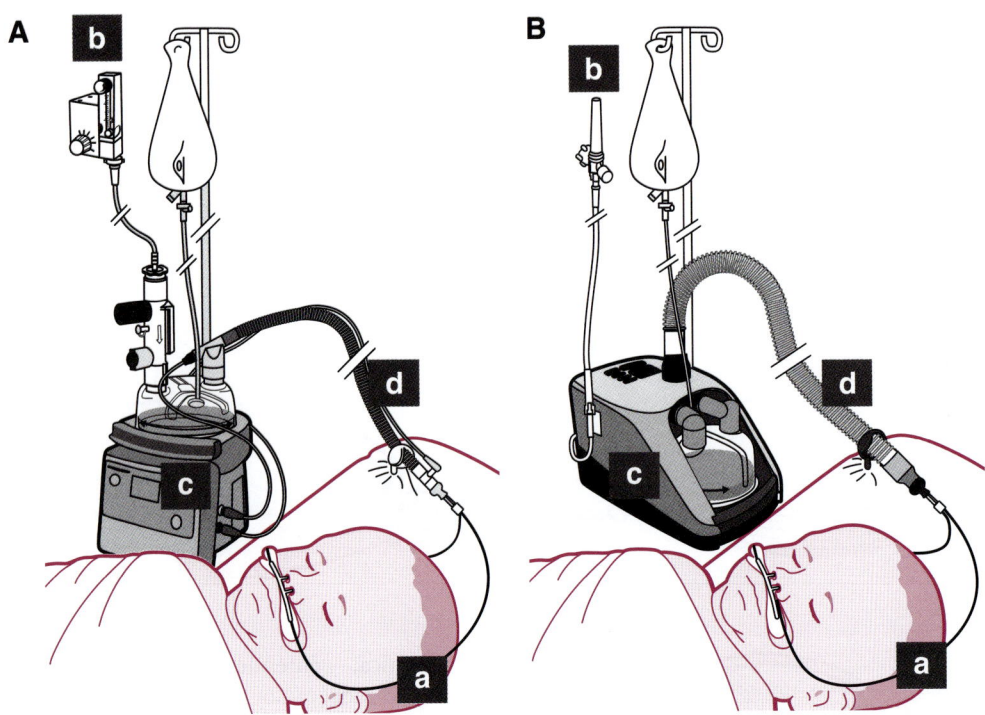

12-7. A y **B.** Sistemas de cánula nasal de alto flujo con sus componentes: a) interfase; b) regulador de flujo; c) sistema humidificador; d) tubo corrugado. Adaptada de: Wegner A, Neumol Pediatr 2017;12(1):5-8.

externa, y la presión está controlada por el ajuste de flujo y la válvula de alivio de presión. Estas bolsas son capaces de administrar tanto presión positiva en la vía aérea (CPAP) como presión positiva al final de la expiración (PEEP). Las bolsas de insuflado por flujo se utilizan principalmente en la población neonatal y en el quirófano durante la inducción de la anestesia.

• Sistema de bolsa autoinflable-válvula-máscara y reservorio (**fig. 12-8B**): consta de una válvula de entrada de aire, una válvula de no reinhalación (cuando la bolsa está comprimida, la válvula dirige el gas de la bolsa al paciente), una válvula de oxígeno de entrada y un depósito de oxígeno (ya sea un corrugado o depósito de bolsa). Este tipo de bolsas también incorporan una válvula de liberación de presión para evitar una acumulación excesiva de presión. La PEEP también se puede obtener utilizando una válvula externa; sin embargo, en algunos casos (como cuando se produce acumulación de secreciones), las válvulas PEEP pueden agregar resistencia a la exhalación. La presión en la bolsa hace que el gas exhalado por el paciente se dirija a través de una válvula, mientras la bolsa se vuelve a inflar automáticamente con gas enriquecido con oxígeno del depósito. Aunque las bolsas autoinflables pueden llenarse sin necesidad de fuente de gas externa (es decir, con aire ambiente), por lo general se utilizan con una fuente de oxígeno externa. Estos tipos de bolsas se encuentran en prácticamente todos los entornos hospitalarios que involucran a pacientes pediátricos y adultos, para su uso durante la emergencia.

Para iniciar la VBM se debe seleccionar una mascarilla apropiada (tamaño adecuado a la edad), preferentemente transparente, para que permita observar la presencia de vómitos

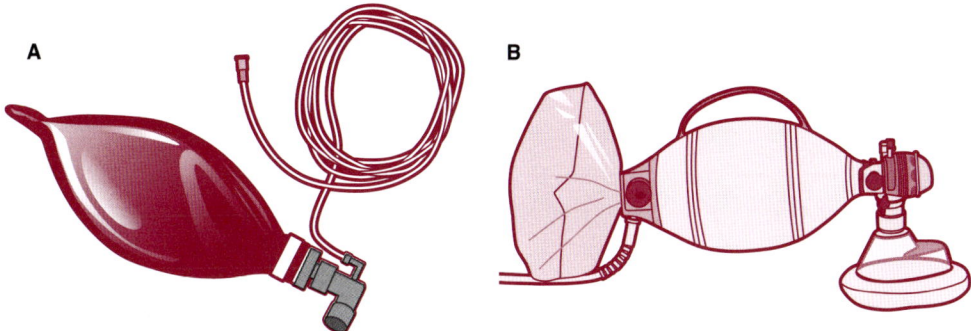

Fig. 12-8. Sistemas de ventilación manual. **A.** Bolsa autoinflable por flujo. **B.** Sistema de bolsa autoinflable-válvula-máscara y reservorio de oxígeno.

o secreciones, y con bordes siliconados para evitar lesiones y formar un sello adecuado que impida la presencia de fugas. Se debe proporcionar una ubicación adecuada (la máscara se coloca en la cara del paciente, con la porción nasal en el puente de la nariz). Los puntos de referencia faciales que deben cubrirse para una ventilación eficaz son el puente de la nariz, las dos eminencias malares y el arco mandibular (**fig. 12-9A**).

Los métodos aceptados para el sellado eficaz de la mascarilla durante la VBM son los siguientes:

- Técnica con una sola mano (**fig. 12-9B**) (una sola persona): los dedos pulgares e índice se colocan contra el conector de la mascarilla y proporcionan una presión uniforme en la cara para obtener un sello (formando una letra C). Los dedos medio, anular y meñique se colocan en la mandíbula (formando la letra E) y elevan el mentón.
- Técnica con dos manos (**fig. 12-9C**) (dos personas): requiere dos reanimadores y se considera el método de VBM más eficaz en el paciente no intubado, tanto en niños como en adultos. Se utiliza también la maniobra de la C y E.

Durante la VBM, la presión o el volumen excesivos pueden provocar un aumento del aire que ingresa al estómago, causar distensión gástrica y aumentar la posibilidad de regurgitación y aspiración. Por lo tanto, la presión cricoidea podría reducir la cantidad de aire que ingresa al estómago y bajar la probabilidad de regurgitación, aunque se debe aclarar que no es recomendable utilizar esta técnica de manera habitual en casos de PCR.

La distensión gástrica también puede potenciar la elevación del diafragma y reducir su movimiento; por lo tanto, la colocación de una sonda nasogástrica podría ayudar a disminuirla. La excursión del tórax, la facilidad de bolseo y el color de la piel pueden ayudar al reanimador en la evaluación de la VBM, así como también la falta de elevación del tórax o la dificultad para realizar la ventilación a presión positiva deben alertarnos para actuar, en primer término, reposicionando la cabeza o la mascarilla para aumentar la eficacia de la VBM. Hay diferentes situaciones en las cuales se hace difícil la VBM, como pacientes obesos, malformaciones, baja distensibilidad (*compliance*) y alta resistencia pulmonar, entre otras.[3,4,12,13]

Manejo avanzado de la vía aérea

Intubación orotraqueal

A pesar de los avances significativos en las técnicas no invasivas, la IOT continúa siendo indispensable en el manejo de la vía aérea en muchos pacientes que requieren cuidados intensivos, anestesia general, así como también en otras emergencias médicas.[14]

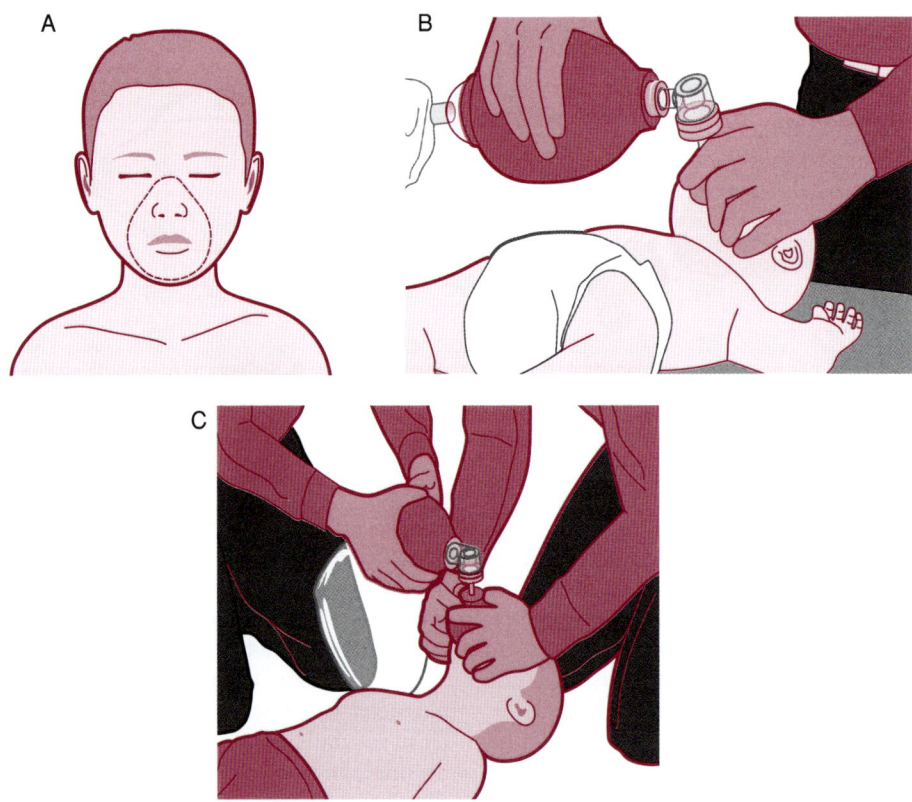

Fig. 12-9. A-C. Métodos para selección y sellado de la máscara durante la VBM.

El objetivo principal de esta etapa es lograr una condición adecuada para la ventilación, permeabilizando la vía aérea de forma definitiva en los pacientes bajo anestesia general o con requerimiento de soporte ventilatorio.[15]

Las principales indicaciones de IOT son:

- Apnea o PCR, si existe un proveedor entrenado durante la RCP.
- Insuficiencia respiratoria con necesidad de VM, para asegurar una ventilación y oxigenación adecuada.
- Ausencia de reflejos protectores de la vía aérea (p. ej., pacientes en coma), para evitar la aspiración.
- Obstrucción de la vía aérea superior secundaria a traumatismos de mandíbula o laringe, inhalación de humo o infecciones (epiglotitis aguda, laringitis y abscesos retrofaríngeos) y anomalías congénitas.

- Acumulación de secreciones pulmonares por aumento en su producción (neumonías) o disminución del aclaramiento (enfermedades neuromusculares y desnutrición grave).
- VM electiva (p. ej., en pacientes con hipertensión intracraneal o en shock).

La IOT debe ser realizada por, o en presencia de, un operador experimentado y se debe contar con los siguientes materiales:

- Paciente con dos accesos vasculares permeables.
- Fármacos:

  – Sedación y analgesia: benzodiazepinas (midazolam), ketamina, etomidato y opioides (morfina y fentanilo).
  – Bloqueantes neuromusculares (rocuronio y succinilcolina).

– Adyuvantes: lidocaína; atropina, etcétera.
- Sistema de bolsa-válvula-máscara con reservorio de O_2 conectado a una fuente.
- Máscaras faciales de tamaño adecuado a la edad del paciente.
- Sondas de aspiración rígidas conectadas a un sistema de aspiración en funcionamiento y con adecuada presión. Sondas flexibles para aspiración nasal, de ser necesario.
- TET adecuado al tamaño del paciente y de diámetros adicionales.
- Dispositivo para la medición del dióxido de carbono al final de la espiración ($EtCO_2$), ya sea mediante capnógrafo (preferentemente) o un dispositivo colorimétrico de medición cualitativa.
- Cintas para fijar el tubo, jeringas para inflar el manguito y estetoscopio.

Cálculo para la elección del tamaño del TET:

- De acuerdo al peso:
  – < 750 g → diámetro interno del TET: 2,5 cm.
  – 750 -2000 g → diámetro interno del TET: 2,5 cm.
  – 2001-3500 g → diámetro interno del TET: 3,5 cm.
  – > 3500 g → diámetro interno del TET: 4,5 cm.

- Fórmula de Cole modificada (tamaño del TET sin manguito): N.º de tubo = edad en años / 4 + 4.
- Fórmula de Khine (tamaño del TET con manguito): N.º de tubo = edad en años / 4 + 3,5.

Cálculo para la profundidad de inserción del TET:

- Para niños mayores de 1 año:[16]
  – Profundidad de inserción (cm) para la intubación orotraqueal = edad / 2 +12.
  – Profundidad de inserción (cm) para la intubación nasotraqueal = edad / 2 +15.

- Para niños menores de 1 año:[16]
  – Profundidad de inserción del tubo orotraqueal (cm) = peso / 2 + 8
  – Profundidad de inserción del tubo nasotraqueal (cm) = peso / 2 + 9

Lista de verificación *(check list)* previa al manejo avanzado de la vía aérea:

- Se recomienda revisar los siguientes pasos a fin de minimizar riesgos y estar preparado para resolverlos durante la IOT:
  – Posición adecuada de la cabeza y el cuello.
  – Elección de máscara.
  – Selección del tamaño y la forma de la hoja del laringoscopio.
  – Elección de un TET apropiado, disponer de tamaños adicionales.
  – Preoxigenación efectiva
  – Eliminación de las secreciones de las vías aéreas superiores.
  – Sedación eficaz y parálisis (en el caso de intubación electiva y algunas situaciones de emergencia).
  – Uso de maniobras externas que facilitan la intubación.[15,17]

Técnica de intubación

- Se sujeta el laringoscopio contra la mano izquierda y se introduce la valva por la comisura bucal del lado contralateral, desplazando la lengua hacia el mismo lado de la mano y traccionando del laringoscopio hacia adelante y arriba, teniendo especial atención en no apoyarse sobre los dientes (**fig. 12-10A**).
- Se visualiza la epiglotis. La punta del laringoscopio se debe situar en la valécula (rama curva) o directamente en la epiglotis (rama recta) (**fig. 12-10B**).
- Para disminuir el riesgo de broncoaspiración o regurgitación secundaria, un operador puede realizar la maniobra de Sellick, presionando hacia el fondo el cartílago cricoides, lo que permite una ligera oclusión del esófago. La maniobra debe ser sostenida durante el tiempo que dure

el proceso de intubación. Hay que recalcar que la evidencia acerca de su uso no es concluyente. (Recomendación de las Guías AHA/ECC 2020: *"si la presión cricoidea es empleada durante la intubación de emergencia, esta debería discontinuarse si impide la ventilación o interfiere con la velocidad/facilidad para realizar la IOT").*

- Con la mano derecha se introduce el TET (con guía metálica o mandril), manteniendo la visión de las cuerdas vocales, hasta que se verifique que el manguito de taponamiento desaparece.
- La colocación correcta del TET corresponde a la marca o al número que corresponda según el tamaño.
- Se retira el laringoscopio sin mover el TET ni la guía, en caso de haberla utilizado. Se infla el manguito de taponamiento con 5 mL de aire o si se dispone de manguito de medición de presión de insuflación, tener cuidado de no superar los 20-25 cm de H_2O.
- Luego se conecta el tubo al dispositivo de BVM y se inicia la ventilación manual.
- Comprobación de la colocación correcta del TET: auscultar el epigastrio y luego simétricamente en el tórax. Puede realizarse

el $EtCO_2$ como método confirmatorio adicional.
- Se procede a la fijación, siempre recordando evaluar su ubicación adecuada cada vez que el paciente sea movilizado.
- Finalmente, se debe realizar una radiografía de tórax y evidenciar el TET 1 cm por arriba de la carina, con la cabeza en posición neutral (los cambios de posiciones de la cabeza y el cuerpo modifican el largo de la tráquea, la posición del TET y la presión del balón).[14]
- Se conecta al paciente a VM y se monitoriza la presión del balón (entre 20 y 25 cm H_2O) en forma periódica.

> **!** Importante: si la IOT no se lleva a cabo en < 20 segundos, se debe suspender el intento y preoxigenar de nuevo al paciente hasta lograr las condiciones adecuadas para realizar un nuevo intento.
> La interrupción máxima de la ventilación no debe superar los 30 segundos.
> Un profesional no entrenado en el manejo de vía aérea no debe realizar más intentos; se debe solicitar ayuda a otro operador mientras se ventila manualmente con el dispositivo de BVM. Una alternativa es introducir una máscara laríngea a la espera de una vía aérea segura.[18]

A

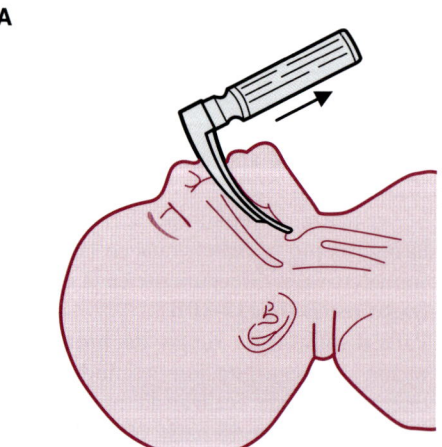

B

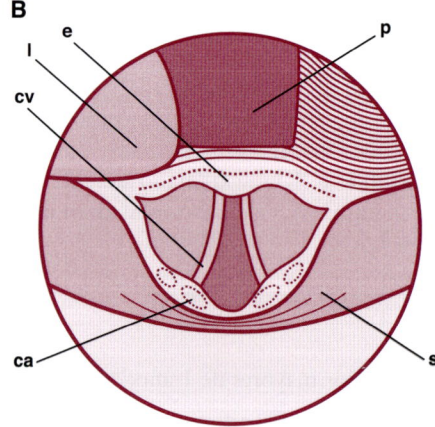

Fig. 12-10. Técnica de intubación orotraqueal en pediatría. **A.** Posicionamiento del laringoscopio. **B.** Visión en laringoscopia. ca: cartílago aritenoides; cv: cuerdas vocales; l: base de la lengua (desplazada); e: epiglotis; p: pala del laringoscopio; s: seno piriforme.

Vía aérea difícil

> **!** Se define como vía aérea difícil a la situación clínica en la que hay dificultad con la VBM, la IOT o con ambas.

La dificultad puede surgir a partir de cualquier combinación de factores del paciente, el entorno clínico o las habilidades del operador que intenta asegurar la vía aérea.

Se ha demostrado que tales dificultades son comunes en los pacientes pediátricos, especialmente en < 1 año. Los miembros de un equipo de reanimación deben tener en cuenta varias consideraciones únicas cuando se enfrentan a vías aéreas pediátricas difíciles.

> **!** Las herramientas tradicionales utilizadas para evaluar la vía aérea del adulto, incluida la prueba de Mallampati y las distancias hiomentoniana y tiromentoniana, están mal caracterizadas para los pacientes pediátricos.[14]

Secuencia rápida de intubación

La secuencia de rápida de intubación (SRI)[17] se refiere a la aplicación simultánea de un agente inductor y un bloqueante neuromuscular, cuyo resultado es la parálisis muscular y la pérdida de la conciencia del paciente, para asegurar la vía aérea por IOT. Este método fue diseñado para minimizar el riesgo de broncoaspiración gástrica y sus complicaciones en pacientes de riesgo. Es el procedimiento de elección para lograr el acceso a la vía aérea del paciente críticamente enfermo, en el cual es imprescindible la IOT en el menor tiempo posible. Se ha demostrado la superioridad de este proceso en comparación con la intubación sin sedación y la parálisis muscular.[19]

Secuencia de intubación rápida (según Walls y Murphy):

- Preparación: planificación de materiales, medicamentos y evaluación del paciente. Se controla con la lista de verificación *check-list* anteriormente descrita.
- Preoxigenación: debe de llevarse a cabo durante la preparación.[14] Usualmente este proceso se ejecuta con dos personas: el intubador principal y un asistente.
- Preintubación: la estabilización del paciente previo a la intubación ayuda a prevenir y mitigar las respuestas fisiológicas negativas debidas a la manipulación de la vía aérea. Se puede considerar una dosis de atropina 0,02 mg/kg (mínimo 0,1 mg y máximo 0,4 mg).
- Inducción y parálisis: se basa en la aplicación de un agente de inducción y un bloqueante neuromuscular de manera simultánea. Algunos de los medicamentos más usados en este paso son los sedantes de tipo benzodiazepinas (midazolam: 0,2-0,3 mg/kg), aunque también se puede emplear etomidato: 0,3 mg/kg o máximo 20 mg y ketamina: 1,5 mg/kg. Bloqueantes neuromusculares: succinilcolina: 1,5 mg/kg[17] o rocuronio (de elección): 1 mg/kg (máximo 100 mg). Considerar siempre analgesia adyuvante con opioides (fentanilo: 1 a 3 µg/kg o morfina 0,1 a 0,3 mg/kg)
- Colocación del tubo: el objetivo de la laringoscopia es la visualización de la apertura glótica y de las cuerdas vocales, espacio anatómico por donde el TET se debe introducir.
- Posicionamiento del tubo y confirmación mediante auscultación de campos pulmonares y epigastrio, uso de $EtCO_2$ y posterior radiografía de tórax.
- Postintubación: una vez que se haya confirmado la colocación adecuada del TET, este se debe asegurar con cinta adhesiva o algún dispositivo comercial de fijación. En el escenario de RSI en emergencias el siguiente paso sería mantener una adecuada ventilación, medicación y el traslado a la unidad respectiva.[19]

CONCEPTOS CLAVE

- Tener en cuenta las consideraciones anatómicas y fisiológicas del niño para realizar un correcto posicionamiento de la vía aérea.
- Utilizar dispositivos de administración de oxígeno según la edad y el tamaño del niño.
- Elegir el sistema de oxigenoterapia más conveniente, teniendo en cuenta siempre el estado clínico del paciente.
- Realizar una correcta técnica de ventilación con bolsa y máscara, asegurarse de tener una vía aérea permeable y un adecuado sellado de la máscara; esto permite asegurar una correcta oxigenación antes de conseguir una vía aérea definitiva, o cuando conseguirla es dificultoso.
- Recordar que la IOT debe ser llevada a cabo por la persona más experta. Igualmente es necesario conocer sus indicaciones, la técnica de inserción y comprobación de su colocación correcta, y preparar previamente los materiales necesarios.

REFERENCIAS

1. Jimenez Hernandez A y cols. Manejo de la vía aérea pediátrica. Revista Gastrohnup 2015;17(3): S38-S50.
2. Santillanes G, Gausche-Hill M. Pediatric Airway Management. Emerg Med Clin N Am 2008;26: 961-75.
3. Becker DE, Rosenberg MB, Phero JC. Essentials of airway management, oxygenation, and ventilation Part 1: Basic Equipment and Devices. Anesth Prog 2014;61:78-83.
4. Miller KA, Nagler J. Advances in emergent airway management in pediatrics. Emerg Med Clin North Am 2019;37(3):473-91.
5. Davies JD, Costa BK, Asciutto AJ. Approaches to manual ventilation. Respir Care 2014;59(6):810-22.
6. Martínez de Azagra A, Serrano A, Casado Flores J. Ventilación mecánica en recién nacidos, lactantes y niños. 3° ed. Madrid: Ergon; 2018.
7. González Pena H. Oxigenoterapia. En: Macri C, Teper A. Enfermedades Respiratorias Pediátricas; México: McGraw Hill Interamericana.
8. Katz I, Chen J, Duong K, et al. Dose variability of supplemental oxygen therapy with open patient interfaces based on in vitro measurements using a physiologically realistic upper airway model. Respir Res 2019;20(1):149.
9. Walsh BK, Smallwood CD. Pediatric oxygen therapy: a review and update. Respir Care 2017;62(6):64
10. Ward JJ. High-flow oxygen administration by nasal cannula for adult and perinatal patients. Respir Care 2013;58(1):98-122.
11. Kwon JW. High-flow nasal cannula oxygen therapy in children: a clinical review. Clin Exp Pediatr 2020;63(1):3-7.
12. Davidovic L, LaCovey D, Pitetti RD. Comparison of 1- versus 2-person bag-valve-mask techniques for manikin ventilation of infants and children. Ann Emerg Med 2005;46(1):37-42.
13. Otten D, Liao MM, Wolken R, et al. Comparison of bag-valve-mask hand-sealing techniques in a Simulated Model. Ann Emerg Med 2014;63(1):6-12.e3.
14. Bhardwaj N. Pediatric cuffed endotracheal tubes. J Anaesthesiol Clin Pharmacol 2013;29(1):13-8.
15. Walas et al.; the management of unanticipated difficult airways in children of all age groups in anesthetic practice-the position paper of an expert panel. Scandinavian Journal of trauma, Resuscitation and Emergency Medicine (2019) 27(1):87.
16. Manimalethu R, Krishna S, Shafy SZ, et al. Choosing endotracheal tube size in children: Which formula is best? Int J Pediatr Otorhinolaryngol 2020;134:110016.
17. Almarales JR. Inducción de secuencia rápida para intubación, orotraqueal en Urgencias. Repert Med Cir 2016;25(4):210-18.
18. Friedman ML, Nitu ME. Acute respiratory failure in children. Pediatr Ann 2018;47(7):e268-73.
19. Castillo Jiménez A. Secuencia de intubación rápida: una revisión de la literatura. Revista Médica Sinergia 2020;5(11)

Accesos vasculares en la emergencia

13

Soraya Romina Palletti

OBJETIVOS DE APRENDIZAJE

- Comprender la importancia de la utilización del acceso IO en la emergencia.
- Revisar la evidencia actual respecto de la colocación del acceso IO en la emergencia comparado con los accesos intravenoso (IV) y venoso central.
- Describir los sitios probables de abordaje y el material necesario.
- Identificar las posibles complicaciones del acceso IO y sus contraindicaciones.

INTRODUCCIÓN

La obtención de un acceso vascular en la emergencia suele ser difícil y puede retrasar la atención del paciente en el ámbito prehospitalario y hospitalario.

 El acceso intraóseo (IO) es una vía rápida y confiable para la administración de medicamentos e infusiones de cualquier tipo en situaciones de emergencia.[1]

COLOCACIÓN DE UN ACCESO INTRAÓSEO FRENTE AL INTRAVENOSO EN LA EMERGENCIA

Obtener un acceso IV en recién nacidos o niños puede ser especialmente desafiante durante un paro cardiorrespiratorio (PCR). Por lo tanto, se recomienda el acceso IO como un método seguro y efectivo para limitar el tiempo dedicado a establecer un acceso IV.[1-3]

Un estudio, en el que se realizaron tomografías computarizadas *post mortem* en cadáveres pediátricos, demostró que las agujas IO estaban mal colocadas en el 47% de los casos de infantes y en el 39% de niños.[4] Aunque este estudio tiene varias limitaciones, entre ellas que la muestra era solo de cadáveres y no se sabía si las agujas mal colocadas se habían

utilizado, en realidad, para la administración de fármacos, ilustra de alguna manera la dificultad para confirmar la colocación correcta de un acceso IO en la población pediátrica.

El acceso IO no se incluye en las guías neonatales debido a la escasa evidencia disponible en esta población y la facilidad de la inserción de catéteres umbilicales como alternativa.[5-7]

Si bien escasos y en su mayoría fueron observacionales, los estudios realizados en pacientes adultos respaldaron el uso de accesos IV, aunque con muy poca certeza de evidencia. Los ensayos ALPS y PARAMEDIC2 no demostraron ninguna diferencia estadísticamente significativa entre ambas vías de administración.[8-13]

Es importante tener en cuenta que, a menudo, se tiende a usar el acceso IO luego de intentos fallidos de colocación del acceso IV, por lo cual estos pacientes tienen tiempos de PCR mayores con peores resultados.[14] Esto podría sesgar los resultados hacia un efecto nocivo del acceso IO.

Una serie de estudios experimentales en cerdos han demostrado concentraciones plasmáticas más bajas y mayor tiempo requerido para llegar a concentraciones plasmáticas máximas cuando los vasopresores se infundieron a través de un acceso IO tibial en comparación con el acceso IV,[15,16] no así cuando el IO fue más proximal, como esternal o humeral.[15,17] Aunque el acceso proximal tiene un perfil farmacológico más deseable que en la tibia distal, este beneficio puede verse contrarrestado por su menor tasa de éxito y el mayor tiempo requerido para la correcta colocación.[18]

Sitios de colocación de los accesos intraóseos

El acceso IO se logra con la colocación de una aguja hueca especialmente diseñada a través de la corteza de un hueso en el espacio medular para la infusión de medicamentos, líquidos y extracción de sangre para laboratorio.[19,20]

Es una opción cuando el acceso venoso estándar retrasa la terapia médica o no se obtiene fácilmente en el hospital ni en el entorno prehospitalario.[21-23]

Los sitios de colocación son:

- El esternón, la clavícula, la cabeza humeral, la cresta ilíaca, el fémur distal, la tibia proximal, la tibia distal y el calcáneo son sitios potenciales para el acceso IO (**fig. 13-1**).
- La tibia proximal, la cabeza humeral y el esternón son sitios preferidos en niños grandes y adultos.
  - Tibia proximal: 1 a 2 cm inferior y medial a la tuberosidad tibial en la porción plana de la tibia.
  - Esternón: 1 cm por debajo de la escotadura esternal (no recomendado en el PCR).
  - Cabeza humeral: el húmero debe rotarse internamente y la mano colocarse sobre el abdomen, con el codo flexionado a 90°, para asegurarse que el tendón del bíceps esté ubicado medialmente y no sea penetrado. Se palpa el cuello quirúrgico y se coloca la aguja 2 cm por arriba del cuello quirúrgico, en el tubérculo mayor, a unos 45° del plano anterior.

- El fémur distal, la tibia proximal y la tibia distal son los sitios preferidos para lactantes y niños pequeños.[24,25]

  - Fémur distal: con la pierna estirada y centrada en el plano anterior, 1 cm proximal a la rótula y 1 a 2 cm medialmente.
  - Tibia distal: 2 cm proximal al maléolo medial en la porción plana de la tibia.

Equipo necesario para la colocación de un acceso intraóseo

Existen varios dispositivos para la inserción de IO, entre ellos se incluyen: *First Access for Shock and Trauma* (FAST1®), EZ-IO®, *Bone Injection Gun* o BIG®, otras agujas IO comerciales (p. ej., Cook medical®). En caso de no disponer de estos elementos, también se pueden utilizar agujas de punción- aspiración de médula ósea (PAMO), agujas de punción lumbar o catéteres sobre aguja de tipo angiocath N.° 14 o 16 G en niños.

Todos tienen técnicas de aplicación similares, excepto el sitio esternal que solo admite al dispositivo FAST1® para evitar la penetración de la corteza posterior a la altura de la aorta torácica.[27]

Además, en algunos casos se debe contar con una pinza Kocher para fijar las agujas de los dispositivos no comerciales, cinta adhesiva, prolongador corto con llave de tres vías, jeringa y sistemas de infusión con bolsa presurizadora (**fig. 13-2**).

Indicaciones para el acceso intraóseo

Se debe considerar la colocación de un acceso IO en aquellos pacientes críticos en quienes no se puede lograr un IV o este es muy difícil y retrasa la terapéutica necesaria, como puede ser el shock.

 En el caso del PCR, podría considerarse al acceso IO como de primera elección.

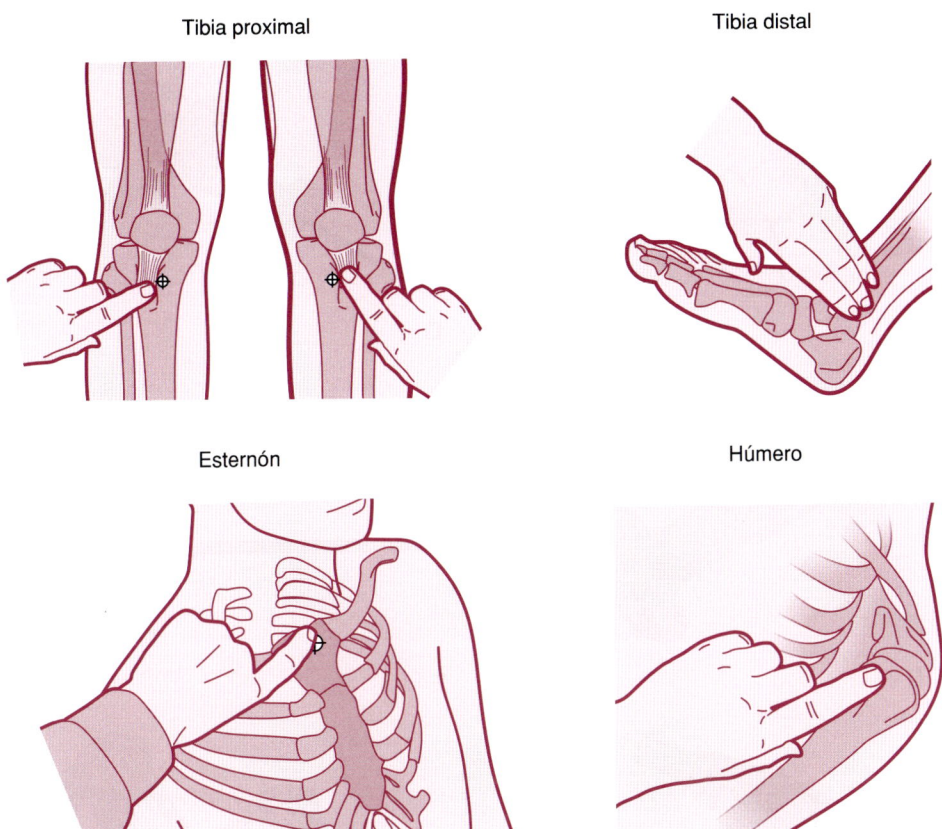

Fig. 13-1. Sitios de preferencia para la inserción de un acceso intraóseo: tibia proximal, tibia distal, esternón y húmero.

Contraindicaciones:

- Lesiones y fracturas cerca del lugar de acceso.
- Afecciones relacionadas con huesos frágiles (p. ej., osteogénesis imperfecta).
- Intentos anteriores de establecer el acceso IO en el mismo sitio de inserción.
- Infección en los tejidos de la zona.

Complicaciones:

- El acceso IO se debe revaluar constantemente, ya que a menudo hay desplazamiento de las agujas que puede producir necrosis tisular o síndrome compartimental.
- Las agujas IO están indicadas para que sean utilizadas durante un tiempo acotado, por lo general menos de 24 horas.[1]

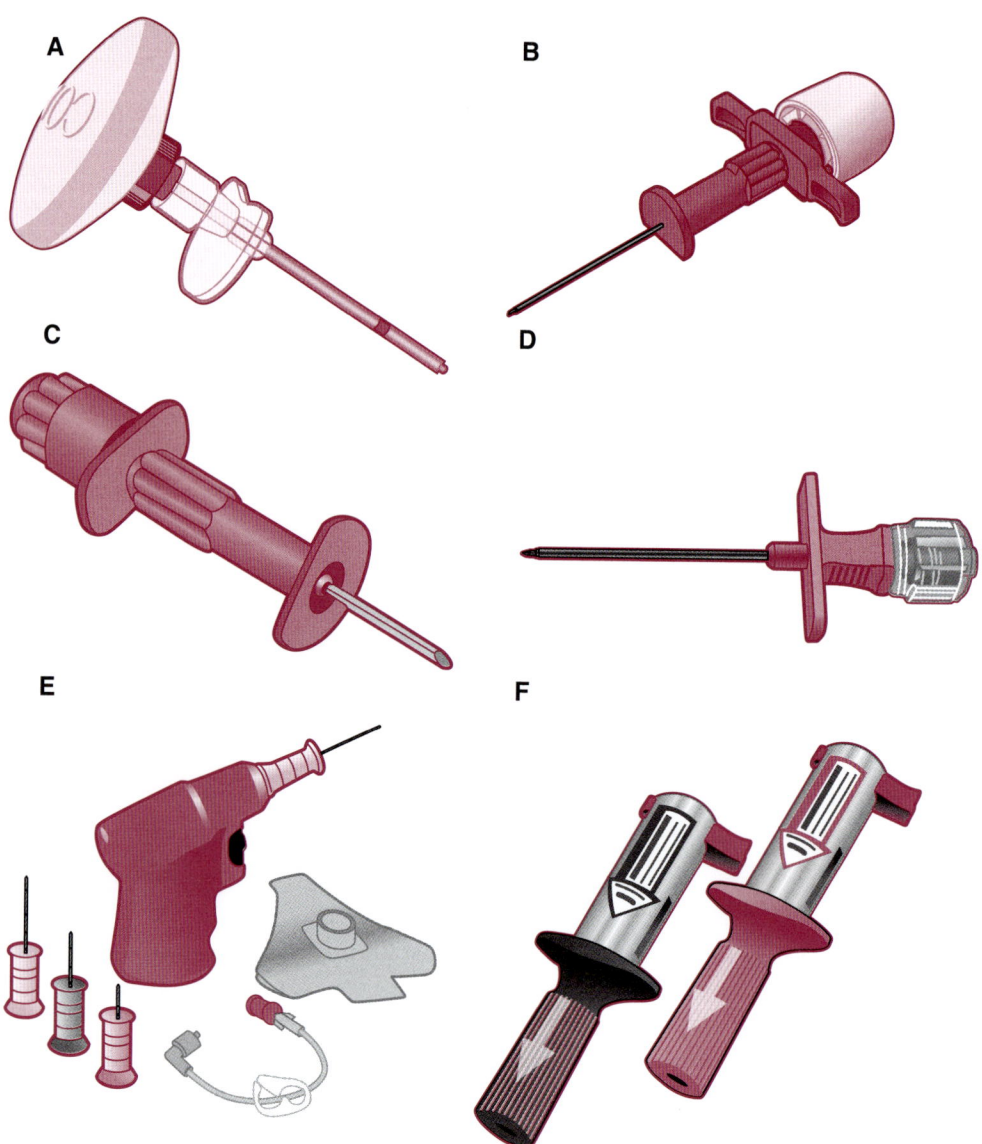

Fig. 13-2. Dispositivos disponibles para obtener un acceso intraóseo en la emergencia. **A-C.** Sistemas comerciales para colocación de un acceso IO. **D.** Catéter sobre aguja de tipo angiocath. **E.** Sistema EZ-IO®. **F.** Sistema FAST1®.

CONCEPTOS CLAVE

- El acceso IO es seguro, rápido y confiable en la emergencia, tanto en el ámbito hospitalario como en el prehospitalario, cuando no se puede conseguir un acceso vascular periférico de forma rápida.
- El acceso IO brinda una vía no colapsable que permite infundir todo aquello que se realiza por la vía IV, además de poder extraer sangre para laboratorio.
- Lograr un acceso IO adecuado requiere capacitación continua.
- El acceso IO se debe revaluar constantemente para identificar probables desplazamientos de las agujas y están preparado se utilizados menos de 24 horas.

REFERENCIAS

1. Topjian AA, Raymond TT, Atkins D, et al. Part 4: Pediatric basic and advanced life support: 2020 American heart association guidelines for cardiopulmonary resuscitation and emergency cardiovascular care. Circulation 2020;142(16_suppl_2):S469-523.

2. Kleinman ME, Chameides L, Schexnayder SM, et al. Part 14: Pediatric advanced life support: 2010 American heart association guidelines for cardiopulmonary resuscitation and emergency cardiovascular care. Circulation 2010;122(18_suppl_3):S876-90.

3. Maconochie IK, Bingham R, Eich C, et al. European Resuscitation Council Guidelines for Resuscitation 2015: Section Paediatric life support. Resuscitation 2015;95:223-48.

4. Maxien D, Wirth S, Peschel O, et al. Intraosseous needles in pediatric cadavers: rate of malposition. Resuscitation 2019;145:1-7.

5. Wyllie J, Bruinenberg J, Roehr CC, et al. European Resuscitation Council Guidelines for Resuscitation 2015: section Resuscitation and support of transition of babies at birth. Resuscitation 2015;95:249-63.

6. Wyckoff MH, Aziz K, Escobedo MB, et al. Part 13: neonatal resuscitation: 2015 American Heart Association guidelines update for cardiopulmonary resuscitation and emergency cardiovascular care. Circulation 2015;132:S543-60.

7. Scrivens A, Reynolds PR, Emery FE, et al. Use of intraosseous needles in neonates: a systematic review. Neonatology 2019;116(4):305-14.

8. Feinstein BA, Stubbs BA, Rea T, et al. Intraosseous compared to intravenous drug resuscitation in out-of-hospital cardiac arrest. Resuscitation 2017;117:91-6.

9. Clemency B, Tanaka K, May P, et al. Intravenous vs. intraosseous access and return of spontaneous circulation during out of hospital cardiac arrest. Am J Emerg Med 2017;35:222-6.

10. Zhang Y, Zhu J, Liu Z, et al. Intravenous versus intraosseous adrenaline administration in out-of-hospital cardiac arrest: a retrospective cohort study. Resuscitation 2020;149:209-16.

11. Kudenchuk PJ, Brown SP, Daya M, et al. Amiodarone, lidocaine, or placebo in out-of-hospital cardiac arrest. N Engl J Med 2016;374:1711-22.

12. Daya M, Leroux B, Dorian P, et al. Survival after intravenous versus intraosseous amiodarone, lidocaine or placebo in out-of-hospital shock-refractory cardiac arrest. Circulation 2020;141:188-98.

13. Nolan J, Deakin C, Ji C, et al. Intraosseous versus intravenous administration of adrenaline in patients with out-of-hospital cardiac arrest: a secondary analysis of the PARAMEDIC2 placebo-controlled trial. Intensive Care Med 2020;46(5):954-62.

14. Perkins GD, Kenna C, Ji C, et al. The influence of time to adrenaline administration in the paramedic 2 randomised controlled trial. Intensive Care Med 2020;46(3):426-36.

15. Burgert JM, Johnson AD, O'Sullivan JC, et al. Pharmacokinetic effects of endotracheal, intraosseous, and intravenous epinephrine in a swine model of traumatic cardiac arrest. Am J Emerg Med 2019;37:2043-50.

16. Burgert JM, Austin PN, Johnson A. An evidence-based review of epinephrine administered via the intraosseous route in animal models of cardiac arrest. Mil Med 2014;179:99-104.

17. O'Sullivan M, Martinez A, Long A, et al. Comparison of the effects of sternal and tibial intraosseous administered resuscitative drugs on return of spontaneous circulation in a swine model of cardiac arrest. Am J Disaster Med 2016;11:175-82.

18. Reades R, Studnek JR, VandeventerS, et al. Intraosseous versus intravenous vascular access during out-of-hospital cardiac arrest: a randomized controlled trial. Ann Emerg Med 2011;58:509-16.

19. Strandberg G, Larsson A, Lipcsey M, et al. Comparison of intraosseous, arterial, and venous blood sampling for laboratory analysis in hemorrhagic shock. Clin Lab 2019;65(7).

20. Jousi M, Björkman J, Nurmi J. Point-of-care analyses of blood samples from intraosseous access in pre-hospital critical care. Acta Anaesthesiol Scand 2019;63(10):1419-25.

21. Lewis P, Wright C. Saving the critically injured trauma patient: a retrospective analysis of 1000 uses of intraosseous access. Emerg Med J 2015;32(6):463-7.

22. Soar J, Callaway CW, Aibiki M, et al. Part 4: advanced life support: 2015 international consensus on cardiopulmonary resuscitation and emergency cardiovascular care science with treatment recommendations. Resuscitation 2015;95:e71120.

23. Link MS, Berkow LC, Kudenchuk PJ, et al. Part 7: adult advanced cardiovascular life support: 2015 American Heart Association guidelines update for cardiopulmonary resuscitation and emergency cardiovascular care. Circulation 2015;132:S444-64.

24. Dornhofer P, Kellar J. Intraosseous Vascular Access. StatPearls NCBI Bookshelf [Internet]. Statpearls 2022 [citado: 3 de enero de 2023]. Disponible en: https://www.ncbi.nlm.nih.gov/books/NBK554373/.

25. Petitpas F, Guenezan J, Vendeuvre T, et al. Use of intra-osseous access in adults: a systematic review. Crit Care 2016;20(1).

Fármacos de uso habitual en la reanimación cardiopulmonar

14

Gustavo Sciolla Fantasia y Gustavo Ariel González

 OBJETIVOS DE APRENDIZAJE

- Proporcionar los conceptos clave de la farmacología de los agentes inotrópicos, vasopresores y antiarrítmicos.
- Seleccionar el fármaco más adecuado, de acuerdo con el estado hemodinámico del paciente, y optimizar su administración de acuerdo con los diferentes escenarios clínicos que pueden presentarse.
- Evaluar el uso racional de los fármacos teniendo presente sus efectos colaterales, y prepararse para tomar las medidas pertinentes en el caso de que aparezcan.

INTRODUCCIÓN

Los agentes inodilatadores, vasopresores y antiarrítmicos son un grupo de fármacos que influyen en la contractibilidad cardíaca, el tono vasomotor y el ritmo cardíaco, cuya acción se realiza a través de diversos receptores. Son de uso frecuente en las unidades de cuidados intensivos con el propósito de brindar soporte farmacológico para restaurar la perfusión sistémica en pacientes con bajo gasto cardíaco por shock, durante el paro cardiorrespiratorio (PCR) o posterior al evento para restablecer el ritmo de perfusión espontáneo.

CARACTERÍSTICAS FARMACOLÓGICAS DE LOS AGENTES VASOACTIVOS E INOTRÓPICOS

Los agentes inotrópicos y vasopresores se agrupan según sus características farmacológicas y farmacocinéticas en AMP cíclico (AMPc) dependientes e independientes. El **cuadro 14-1** resume los principales agentes utilizados.

Cuadro 14-1. Agentes inotrópicos y vasopresores	
AMPc dependiente	**AMPc independiente**
Aumentan el AMPc Dopamina Dobutamina Adrenalina Noradrenalina Isoproterenol **Disminuyen la degradación de AMPc** Milrinona	**Inhibidores de la ATPasa (Na/K)** Digoxina **Agonistas α-adrenérgicos** Fenilefrina Calcio **Estimulación de los receptores V1** Vasopresina

AMPc dependientes

- Incrementan la producción de AMPc por estimulación de los receptores adrenérgicos y dopaminérgicos. El AMPc se forma a partir del estímulo de la enzima adenilciclasa por acción de las aminas simpaticomiméticas sobre los receptores α y β. El AMPc determina una corriente de entrada de calcio que tiene como respuesta un aumento de la fuerza de contracción del corazón.
- Disminuyen la degradación del AMPc por inhibición de la fosfodiesterasa III, e incrementan la concentración intracelular del segundo mensajero AMPc. El aumento de la concentración intracelular del AMPc permite el incremento de la fuerza contráctil del miocardio, la vasodilatación arteriovenosa y la estimulación del grado de relajación miocárdica.

AMPc independientes

- Sensibilizadores de calcio (levosimendán): potencian la sensibilidad al calcio de las proteínas contráctiles mediante la unión a la troponina C cardíaca mediante un mecanismo calcio-dependiente, y mejoran la fuerza contráctil a través del mayor número de enlaces de miosina y actina sin retrasar la relajación ventricular. Además, abren los canales de potasio sensibles al adenosín trifosfato (ATP) en el músculo liso vascular coronario y sistémico.[1,2]

- Estimulación de los receptores V1 (vasopresina): sus efectos pueden explicarse por la localización variada y la diferente cantidad y subtipos de receptores en los diferentes órganos y sistemas. Estos son: V1 (vascular), V2 (renal), V3 (pituitario), OTR (oxitocina) y P2R (purinérgico).[3]

Agentes adrenérgicos

Los principales transmisores del sistema nervioso simpático (SNS) son la adrenalina, la noradrenalina y la dopamina, pero también el ATP y el neuropéptido Y, que actúan como cotransmisores.

Ha existido un largo debate sobre si una catecolamina es superior a otra. Diferentes catecolaminas tienen diferentes efectos en los receptores α-adrenégicos y β-adrenérgicos, como puede observarse en la **figura 14-1**. Los receptores adrenérgicos se dividen en α (α1 y α2) y β (β1, β2 y β3) y sus acciones sobre los principales órganos se describen en el **cuadro 14-2**.[4-5]

Adrenalina (epinefrina)

La adrenalina (AA) es una catecolamina producida, almacenada y liberada mediante exocitosis por las células cromafines de la médula suprarrenal. Un 80% de la producción de la médula suprarrenal es AA. En condiciones de reposo se producen 0,2 µg/kg/min.

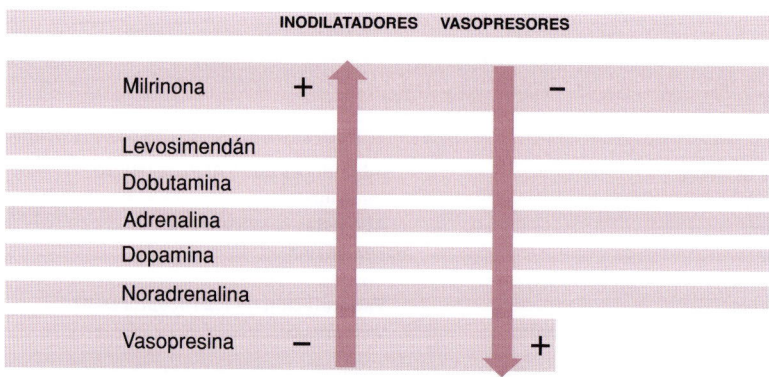

Fig. 14-1. Diagrama comparativo de los efectos inodilatadores y vasopresores de diversos fármacos empleados en la RCP.

USO

En la "Campaña Sobreviviendo a la Sepsis" se recomendaba como fármaco de primera línea en el shock séptico, sin embargo, los últimos ensayos aleatorizados mostraron que la DA se asoció con un aumento del riesgo de mortalidad y que la AA es más efectiva que esta para resolver el shock séptico refractario a volumen en las primeras horas de la reanimación y mejora el fallo de los órganos.[10-12]

Dosis y efectos adversos

- Dosis < 5 µg/kg/min: se activan los receptores dopaminérgicos DA1 en la vasculatura renal, mesentérica y coronaria y producen vasodilatación en el lecho mesentérico y renal, por lo que pueden ejercer efecto diurético y natriurético.
- Dosis entre 5-10 µg/kg/min: tienen efecto β1-adrenérgico, inotrópico y cronotrópico. Producen, además, un aumento de la liberación de NA a partir de las terminaciones nerviosas, lo cual contribuye a sus efectos cardiogénicos.
- Dosis superiores a 10 µg/kg/min: predomina el efecto α1-adrenérgico, que lleva a vasoconstricción arterial y aumento de la presión arterial.

Estos efectos son muy variables, particularmente en los pacientes críticamente enfermos.

> ! Los niños menores de seis meses pueden no tener desarrollada completamente la inervación simpática, por lo cual no liberarían NA y su efecto podría ser variable.

Su efectividad disminuye luego de 48 horas de la administración por el desarrollo de taquifilaxia.

La estimulación de los receptores DA2 determina el aumento de la liberación de NA en las terminaciones nerviosas simpáticas.

Se metaboliza por la MAO y COMT, al igual que la AD y NA. Los metabolitos inactivos son después se excretan por la orina.

Isoproterenol

Es una catecolamina sintética, con gran afinidad sobre los receptores β y poca sobre los α. Produce una disminución de la resistencia vascular periférica y, a nivel renal y mesentérico, aumenta el gasto cardíaco debido a su efecto cronotrópico e inotrópico. Produce, además, relajación del músculo liso bronquial y gastrointestinal. Es metabolizado por la COMT en el hígado y otros tejidos. Su duración de acción es superior a la AA y NA.

USO

> ! Su principal uso es para aumentar la frecuencia cardíaca en pacientes con bloqueo hasta la colocación del marcapaso.

En pacientes asmáticos su uso se ha reemplazado por otros fármacos con menores efectos adversos, ya que es broncodilatador y vasodilatador pulmonar.

Dosis y efectos adversos

La dosis es de 0,5-1 µg/kg/min.

Sus principales efectos adversos son taquicardia, palpitaciones y cefaleas. Puede producir arritmias e infarto en pacientes con enfermedad coronaria.

Dobutamina

Es una catecolamina sintética que tiene un efecto directo sobre los receptores α, β1 y β2, sin propiedades vasoconstrictoras y con poco efecto sobre la frecuencia cardíaca.

> ! Al actuar sobre los β1, la dobutamina aumenta la contractilidad cardíaca y lleva a un aumento del volumen sistólico.

El aumento del gasto cardíaco es censado por los barorreceptores, lo que disminuye la resistencia vascular sistémica; por lo tanto, la presión arterial se modifica poco o nada. La dobutamina presenta, además, acción sobre los receptores β2 y contribuye a la disminución de la resistencia vascular sistémica. De esta forma, contrarresta su acción vasoconstrictora por actividad α1, junto con la respuesta mediada por los barorreceptores.

Es metabolizada rápidamente por la enzima COMT y conjugada de manera consecutiva. Los productos conjugados y la 0-metil dobutamina se excretan más tarde por la orina. La vida media plasmática es de 2 minutos.

Los períodos de infusión mayores de 72 horas pueden producir tolerancia farmacológica.[13]

Uso

- Según la campaña Sobreviviendo a la Sepsis,[12] puede usarse en el shock séptico con bajo gasto cardíaco, aunque no hay estudios pediátricos que avalen su efectividad.
- Posoperatorio de cirugía cardiovascular que cursa con síndrome de bajo volumen minuto.
- Bajo gasto cardíaco medido o sospechado en presencia de adecuadas presiones de llenado.

Dosis y efectos adversos

Los efectos del fármaco son dosis dependiente; si esta es menor de 2,5 μg/kg/min, no aparecen efectos en pacientes con compromiso hemodinámico.

En dosis entre 5-7,5 μg/kg/min hay un incremento del gasto cardíaco.

En dosis mayores, entre 7,5-20 μg/kg/min, se observa un incremento del gasto cardíaco y la presión arterial en niños hipotensos.

Dentro de los efectos adversos, las dosis elevadas pueden asociarse con extrasístoles ventriculares, además, puede producir cefaleas, palpitaciones y dolor torácico. Localmente puede producir flebitis.

Milrinona

Inhibe de manera selectiva y competitiva la isoenzima intracelular fosfodiesterasa III, e incrementa la concentración intracelular de AMPc, que actúa sobre el miocardio y el músculo liso vascular. Aumenta la contractilidad

miocárdica, produce vasodilatación periférica y reduce la poscarga. Ambos efectos llevan a un aumento del gasto cardíaco. Además, mejora la relajación diastólica (lusitropismo), sin aumento del consumo de oxígeno y tampoco produce un aumento significativo de la frecuencia cardíaca.

> ! La milrinona aumenta la contractibilidad miocárdica y mejora la función diastólica con mejoría de la relajación diastólica del ventrículo izquierdo. Además, produce vasodilatación periférica debido a la relajación de la musculatura lisa vascular.

Se une a las proteínas plasmáticas en un 70%. Se metaboliza en el hígado y se elimina por la vía renal. Los principales productos de excreción son la milrinona (83%) y su metabolito glucurónido (12%). Su vida media es de 45 minutos. Después de la administración el 60% se recupera en 2 horas y el 90% en 8 horas. El fallo renal agudo aumenta significativamente la vida media del fármaco.[14] Los efectos máximos se observan a los 15 minutos del comienzo de la infusión. Es importante evitar la depleción de volumen, debido a la disminución de la resistencia vascular periférica, ya que puede ocasionar hipotensión arterial.

Uso

La milrinona es útil en el tratamiento de la disfunción ventricular y en la profilaxis del bajo gasto cardíaco posterior a la cirugía cardiovascular.

También en la insuficiencia ventricular derecha secundaria a hipertensión pulmonar.

En pacientes con shock séptico, con altas resistencia vascular periférica y bajo gasto cardíaco, pero no como fármaco de inicio.

Dosis y efectos adversos

La dosis de carga por lo general se omite debido a la hipotensión que produce. La dosis de mantenimiento es de 0,25-0,75 μg/kg/min, y en recién nacidos se recomienda administrar una dosis menor (0,2 μg/kg/min) debido a la menor depuración o aclaramiento (*clearance*) renal.

Los principales efectos adversos son la plaquetopenia, la hipotensión arterial y las taquiarritmias.[15,16]

Levosimendán

Se comenzó a utilizar a partir del año 2000 para el tratamiento del bajo gasto cardíaco. Tiene efectos inotrópicos, lusitrópicos y vasodilatadores (venoso y arterial).

Su efecto lo ejerce cuando se une a la troponina C, y aumenta la sensibilidad al calcio y mejora la fuerza contráctil a través del mayor número de enlaces de miosina y actina sin retrasar la relajación ventricular. A nivel del músculo liso vascular, produce la apertura de los canales de K^+ ATP dependientes y otros, lo que permite la hiperpolarización y la relajación del músculo liso arterial, venoso y coronario. Además, abre los canales de potasio sensibles al ATP en el músculo liso vascular coronario y sistémico. Tiene, asimismo, un efecto inmunomodulador que reduce las citocinas proinflamatorias IL-6 y FNT α. No aumenta el consumo de oxígeno miocárdico.[1,2]

> **!** El levosimendán aumenta la contracción sin alterar la relajación ventricular y produce vasodilatación arterial sistémica y coronaria. Además, mejora el inotropismo.

Se metaboliza en el hígado y se elimina a través del riñón e intestino. El levosimendán se une a las proteínas plasmáticas en un 98%, mientras que su metabolito activo el OR-1896 lo hace en un 43%. Su vida media es de aproximadamente de 1-1,5 horas y la del OR-1896 es de 70-80 horas, lo que lleva a un efecto prolongado luego de su administración en infusión de 24 horas.

Su farmacocinética no se ve alterada por el fallo renal grave ni por la insuficiencia hepática moderada.

Uso

Se utiliza en pacientes con fallo cardíaco agudo, como ocurre en el posoperatorio cardiovascular. Puede utilizarse en fallos cardíacos crónicos o terminales porque mejora el trabajo cardíaco.

En pacientes con shock séptico es un fármaco de segunda línea según las guías internacionales.

No se la utiliza como fármaco de primera línea debido a su alto costo.

Dosis y efectos adversos

La infusión del fármaco se realiza por vía intravenosa, con una dosis de carga de 6-12 µg/kg/min en 10 minutos. Esa carga habitualmente no se utiliza en pediatría.

La dosis de mantenimiento es de 0,1-0,2 µg/kg/min en infusión continua. El inicio de la acción se observa a los 5 minutos del comienzo de la infusión y el pico, entre los 10 y 30 minutos.

Los efectos adversos que pueden observarse son cefaleas, hipotensión, hipopotasemia y taquicardia.

Vasopresina

Se sintetiza como prohormona en el hipotálamo, y luego es almacenada en gránulos en la hipófisis. Aproximadamente un 10-20% de lo almacenado puede ser liberado de forma instantánea, el resto se libera más lentamente ante estímulos específicos, lo que explica la respuesta bifásica de la vasopresina en el shock séptico (niveles elevados al inicio y luego muy bajos).[17]

Su vida media es de 5-15 minutos[18] y se elimina por acción de las vasopresinasas en el hígado y riñón.

Sus funciones fisiológicas principales son la constricción del músculo liso vascular, que aumenta la resistencia vascular y consecuentemente la presión arterial, y disminuye los requerimientos de catecolaminas. Actúa por medio de receptores localizados en diferentes órganos, y su localización y efectos son:[3-21]

• **V1 (vascular):** produce vasoconstricción. Disminuye la frecuencia cardíaca por aumento del tono vagal y disminución del tono simpático. Además, bloquea los canales de K y evita la vasodilatación refractaria en el shock endotóxico. A nivel renal, aumenta la diuresis y la depuración (*clearance*) de creatinina en los pacientes con shock debido a la vasoconstricción selectiva de la arteriola eferente por medio del receptor V1.

- **V2 (renal):** media la reabsorción de agua por aumento de la permeabilidad del tubo colector.
- **V3 (pituitario):** estimula la liberación de la hormona adrenocorticotrofina (ACTH) y aumenta el cortisol.
- **OTR (oxitocina):** en el útero induce las contracciones, en el endotelio vascular produce vasodilatación mediada por óxido nítrico y en el corazón aumenta la secreción del péptido natriurético auricular.
- **P2R (purinérgico):** En el miocardio aumenta la contractilidad y a nivel coronario produce vasodilatación.
- Los efectos vasopresores potencian la acción de otros agentes vasoactivos, como la NA.

> ⚠ El uso de vasopresina como tratamiento vasopresor de segunda línea propicia una disminución del requerimiento de catecolaminas, lo que permite disminuir la dosis de aminas y sus efectos secundarios.

Uso

Se la utiliza en el shock séptico con vasodilatación y en el shock vasopléjico poscirculación extracorpórea debido al efecto vasoconstrictor sobre los receptores V1, por lo que es fundamental a la hora de iniciar el tratamiento la identificación del perfil hemodinámico de cada paciente y la toma de recaudos necesarios y posibles para evitar que se produzcan los efectos indeseados relacionados con su administración.

Su uso en el paro cardíaco pediátrico no presenta resultados concluyentes.

Dosis y efectos adversos

La dosis de vasopresina varía entre 0,0003 a 0,002 UI/kg/min.

Los efectos indeseables de la vasopresina es isquemia de territorios coronario, mesentérico y cutáneo. Estos efectos adversos se presentan con más frecuencia cuando se administra vasopresina y NA a altas dosis y durante largos períodos.

Fármacos antiarrítmicos

La clasificación de Vaughan Williams se basa en el mecanismo de acción principal de cada fármaco, sin embargo, varios antiarrítmicos poseen más de un mecanismo de acción. Además, la adenosina, la digoxina o el sulfato de magnesio están incluidos.[22]

- Clase I: bloqueantes de los canales de sodio. Se subdividen en:
  - Clase IA: bloquean los canales rápidos de sodio, prolongan la duración del potencial de acción, la repolarización y los intervalos PR, QRS y QT. Pertenecen a este grupo la quinidina, la dysopiramida y la procainamida.
  - Clase IB: bloquean los canales rápidos de sodio, reducen o acortan la duración del potencial de acción, pueden acortar la repolarización y acortan el QT. Pertenecen a este grupo la lidocaína, la mexiletina, la fenitoína y la tocainida.
  - Clase IC: tienen poco efecto sobre el potencial de acción y la repolarización, prolongan el PR y QRS y no modifican el segmento QT. Pertenecen a este grupo la flecainida y la propafenona.
- Clase II: bloqueantes de los receptores β-adrenérgicos. Deprimen la pendiente de la fase 4 del potencial de acción. Son simpaticolíticos, disminuyen el automatismo del nódulo sinusal. Pertenecen a este grupo el atenolol, el carvedilol, el esmolol, el metoprolol y el propanolol.
- Clase III: bloqueantes de los canales de potasio, prolongan la duración del potencial de acción y aumentan el período refractario efectivo. Pertenecen a este grupo la amiodarona, el sotalol y la dronedarona.
- Clase IV: antagonistas de los canales de calcio, enlentecen la conducción del nódulo

AV. Pertenecen a este grupo el verapamilo y el diltiazem.

Hay otros fármacos, como la digoxina y la adenosina, que no se encuentran en esta clasificación.

Describiremos los que se utilizan con más frecuencia.

Amiodarona

Es un análogo estructural de la hormona tiroidea y parte de sus acciones y su toxicidad pueden deberse a sus efectos sobre los receptores de esta hormona. La amiodarona es liposoluble, se acumula en el tejido adiposo y en otros tejidos. Se une a las proteínas plasmáticas en un 96%, su vida media varía entre 25 y 110 días, se concentra en muchos tejidos y se elimina lentamente.

Su principal mecanismo de acción es bloquear los canales de K^+ y así prolongar el potencial de acción y el período refractario de la célula miocárdica. Además, bloquea los receptores α-adrenérgicos y β-adrenérgicos. El bloqueo directo de los receptores $\alpha 1$ vasculares produce vasodilatación coronaria y sistémica.

Se metaboliza en el hígado por CYP3A4 en desetilamiodarona, con efectos farmacológicos similares y se elimina por la vía biliar, con circuito enterohepático; se describe, además, eliminación por la piel y lágrimas.

No es necesario ajustar las dosis en pacientes con disfunción hepática, renal o cardíaca. La amiodarona inhibe con potencia el metabolismo hepático o la eliminación renal de muchos fármacos, por lo que es necesario disminuir las dosis durante su administración.

Uso

Se la utiliza para el tratamiento de las arritmias supraventriculares y ventriculares agudas. Estas son taquicardia ventricular (TV), fibrilación ventricular (FV), taquicardia supraventricular (TSV), aleteo y fibrilación auricular, taquicardia ectópica de la unión (JET) y taquicardia auricular ectópica (véase el **cap. 6, Diagnóstico y manejo de las arritmias inestables**).

> ❗ La velocidad de infusión de la amiodarona dependerá de la urgencia.

Dosis y efectos adversos

- TSV o TV con pulso: 5 mg/kg en infusión IV o IO durante en 45-60 min. Se puede repetir hasta una dosis acumulada de 15 mg/kg.
- TV sin pulso o FV: 5 mg/kg en bolo (dosis máxima 300 mg). Se puede repetir hasta 15 mg/kg.

El efecto adverso más frecuente es la hipotensión, que está más relacionada con la velocidad de infusión y el solvente con el que se prepara el fármaco. Este efecto se reduce si se disminuye la velocidad de infusión.

Otro efecto colateral es la prolongación del QT que podría provocar *torsades de pointes* (taquicardia ventricular polimorfa en entorchado), pero es una rara complicación y por lo general ocurre con el uso prolongado del fármaco o el uso concurrente de otros agentes antiarrítmicos (lidocaína o procainamida) y con la hipocalemia.

La fibrosis pulmonar sería dosis dependiente.

Lidocaína

Es un antiarrítmico de clase IB que bloquea los canales de sodio, disminuye el período refractario efectivo y la duración del potencial de acción. Una vez administrada por vía intravenosa, comienza su acción en 10 a 20 segundos y su vida media es de 90 minutos. Se une en un 50% a las proteínas plasmáticas. Es metabolizada en el hígado y un 10% se elimina por la vía renal.

Uso

Es útil en las arritmias ventriculares, en la TV sin pulso y FV que no responden a la desfibrilación y está contraindicada en el bloqueo AV.

Dosis y efectos adversos

La dosis es de 1 mg/kg en bolo como dosis de carga, seguida de dosis de mantenimiento de 20-50 µg/kg/min.

> **!** Si el inicio de la infusión de mantenimiento se retrasa más de 15 minutos hay que repetir el bolo.

Si bien los estudios ARREST y ALIVE demuestran superioridad de la amiodarona en relación con la lidocaína en pacientes con FV refractaria a la desfibrilación,[23,24] en pediatría no hay estudios que demuestran este beneficio, por lo tanto, puede utilizarse cualquiera de los dos.

Adenosina

Es un nucleósido que activa la corriente de K en la aurícula y en los nódulos sinusal y auriculoventricular, y acorta la duración del potencial de acción. Además, inhibe los efectos del AMPc intracelular y disminuye la conducción a través de los nódulos. Tiene una vida media muy corta (segundos), ya que es degradada por deaminasas en una gran diversidad de células. El bloqueo de la conducción AV determina el cese de las taquiarritmias supraventriculares.

Uso

- TSV paroxísticas con reentrada nodal y por vías de conducción anómala en las que el nódulo AV participa en el circuito de reentrada (síndrome de Wolff-Parkinson-White).
- Para el diagnóstico de ciertas TSV, como fibrilación o aleteo auricular. No revierte las TV, pero, al enlentecer la conducción AV, facilita el diagnóstico.
- Tratamiento de la hipertensión pulmonar persistente del recién nacido y en el posoperatorio de cardiopatías congénitas con *shunt* de I-D.

Dosis y efectos adversos

El fármaco se debe infundir con monitorización cardíaca.

La dosis inicial es de 0,1 mg/kg (dosis máxima de inicio 6 mg) en bolo IV rápido (se utiliza la técnica de doble jeringa). Si es efectiva, se revertirá a ritmo sinusal en 15 a 30 segundos. Si no revierte, administrar una segunda dosis de 0,2 mg/kg (dosis máxima 12 mg).

> **!** Se debe administrar por una vía IV o IO en forma rápida, debido a su vida media corta, con técnica de dos jeringas (con llave de tres vías y dos jeringas: una con solución fisiológica y otra con adenosina. Se administra el bolo de adenosina e inmediatamente el de solución fisiológica).

Es de preferencia usar una vía periférica lo más cercana al corazón, como las venas del brazo.

> **!** Se puede producir un breve período (10-15 s) de bradicardia (asistolia o bloqueo AV de tercer grado) que es muy molesto para el paciente, por lo tanto, es aconsejable avisar al cuidador o al paciente si tiene edad suficiente.

Se debe tener en cuenta ciertas interacciones con otros fármacos que pueden modificar su acción. En aquellas personas que reciben dipiridamol, los efectos de la adenosina están potenciados y su toxicidad, aumentada (hipotensión). La teofilina y la cafeína, al bloquear los receptores de adenosina, disminuyen su efectividad, por lo que pueden ser necesarias dosis mayores. La utilización de antagonistas del calcio y adenosina en forma conjunta pueden producir bradicardias prolongadas.

CONCEPTOS CLAVE

- Los agentes inotrópicos y vasopresores mejoran el estado hemodinámico de los pacientes, pero las dosis que se emplean deben ajustarse para garantizar la seguridad y la eficacia de esos fármacos y minimizar sus efectos adversos.
- Utilizar fármacos que aumenten la presión arterial diastólica, como la adrenalina, con el fin de mejorar la perfusión coronaria y restablecer la circulación espontánea durante la RCP.
- Administrar antiarrítmicos, como la amiodarona o la lidocaína, para tratar la FV/TV sin pulso refractarias a la terapia eléctrica durante la RCP.
- Mantener un adecuado balance de líquidos y electrolitos mediante la administración de soluciones intravenosas cristaloides, para optimizar la presión arterial y la perfusión periférica.
- Considerar el empleo de fármacos vasoactivos en el shock pos-PCR que no responde al tratamiento con líquidos.

REFERENCIAS

1. Carrillo-Esper R, Sánchez-Zúñiga MJ. Actualidades en inotrópicos [Internet]. Revista mexicana de anestesiología 2005 [consulta: junio de 2023];28(4):28-Disponible en: https://www.medigraphic.com/pdfs/rma/cma-2005/cma054f.pdf.
2. Haikala H. Cardiac TroponinC as a target protein for a novel calcium sensitizing drug, levosimendan. J Mol CellCardiol 1995;27:1859-66.
3. Holmes CL, Landry DW, Granton JT. Science review: Vasopressin and the cardiovascular system part I- Receptor physiology. Crit Care 2003;7:427-34.
4. Hollenberg SM. Inotrope and vasopressor therapy of septic shock. Crit Care Clin 2009;25:781-802.
5. Hartmann C, Radermacher P, Wepler M, et al. Non-hemodynamic effects of catecholamines. Shock 2017;48(4):390-400.
6. Hamzaoui O, Jozwiak M, Geffriaud T, et al. Norepinephrine exerts an inotropic effect during the early phase of human septic shock. Br J Anaesth 2018;120(3):517-24.
7. Ranjit S, Natraj R, Kandath SK, et al. Early norepinephrine decreases fluid and ventilatory requirements in pediatric vasodilatory septic shock. Indian J Crit Care Med 2016;20(10):561-9.
8. Byrne L, Obonyo NG, Diab SD, et al. Unintended consequences: Fluid resuscitation worsens shock in an Ovine model of endotoxemia. Am J Respir Crit Care Med 2018;198(8):1043-54.
9. Bai X, Yu W, Ji W, et al. Early versus delayed administration of norepinephrine in patients with septic shock. Crit Care 2014;18(5):532.
10. Ventura AMC, Shieh HH, Bousso A, et al. Double-blind prospective randomized controlled trial of dopamine versus epinephrine as first-line vasoactive drugs in pediatric septic shock. Crit Care Med 2015;43(11):2292-302.
11. Ramaswamy KN, Singhi S, Jayashree M, et al. Double-blind randomized clinical trial comparing dopamine and epinephrine in pediatric fluid-refractory hypotensive septic shock. Pediatr Crit Care Med 2016;17(11):e502-12.
12. Dellinger RP, Levy MM, Rhodes A, et al. Surviving Sepsis Campaign Guidelines Committee including the Pediatric Subgroup. Surviving sepsis campaign: international guidelines for management of severe sepsis and septic shock. Crit Care Med 2013;41:580-637.
13. Rius J. Actualización en el manejo de fármacos vasoactivos en insuficiencia cardiaca aguda y shock cardiogénico y mixto [Internet]. Rev Esp Cardiol 2015[consulta: junio de 2023];15(D):8-Disponible en: https://www.revespcardiol.org/es-actualizacion-el-manejo-farmacos-vasoactivos-articulo-resumen-X1131358715430341.
14. Feneck R. Phosphodiesterase inhibitors and the cardiovascular system. Contin Educ Anaesth Crit Care Pain 2007;7(6):203-7.
15. Bishara T, Seto WTW, Trope A, et al. Use of milrinone in critically ill children. Can J Hosp Pharm 2010;63(6):420-8.
16. Ferrer BA, Gonzalez RI, Bautista HV. Inodilators in the management of low cardiac output syndrome after pediatric cardiac surgery. Curr Vasc Pharmacol 2016;14:48-57.
17. Holmes CL, Patel BM, Russell JA, et al. Physiology of vasopressin relevant to managment of septic shock. Chest 2001;120:989-1002.
18. Russell JA. Vasopressin in vasodilatory and septic shock. Curr Opin Crit Care 2007;13(4):383-91.
19. Pathak A, Lebrin M, Vaccaro A, et al. Pharmacology of levosimendan: inotropic, vasodilatory and cardioprotective effects. J Clin Pharm Ther 2013;38(5):341-9.
20. Kivikko M, Lehtonen L. Levosimendan: a new inodilatory drug for the treatment of decompensated heart failure. Curr Pharm Des 2005;11(4):435-55.
21. Choong K, Kissoon N. Vasopressin in pediatric shock and cardiac arrest. Pediatr Crit Care Med 2008;9(4):372-9.
22. Vaughan Williams EM. A classification of antiarrhythmic actions reassessed after a decade of new drugs. J Clin Pharmacol 1984;24(4):129-47.
23. Kudenchuk PJ, Cobb LA, Copass MK, et al. Amiodarone for resuscitation after out-of-hospital cardiac arrest due to ventricular fibrillation. N Engl J Med 1999;341(12):871-8.
24. Dorian P, Cass D, Schwartz B, et al. Amiodarone as compared with lidocaine for shock-resistant ventricular fibrillation. N Engl J Med 2002;346(12):884-90.

Reanimación cardiopulmonar con circulación extracorpórea en pediatría

15

Silvio Fabio Torres y Rafael Alfredo Fraire

OBJETIVOS DE APRENDIZAJE

- Comprender qué es la reanimación cardiopulmonar con circulación extracorpórea en pediatría.
- Identificar el paciente que podría requerir reanimación cardiopulmonar con circulación extracorpórea (ECPR) en la unidad de cuidados críticos.
- Conocer los pasos para organizar un equipo de ECPR.
- Entender los alcances de esta terapéutica más allá de los potenciales efectos adversos.

INTRODUCCIÓN

En la década de 1990 se publicaron los primeros informes de ECPR (siglas en inglés de *Extracorporeal Cardiopulmonar Resuscitation*) en pediatría como rescate en 11 pacientes luego de la cirugía cardíaca, con buena sobrevida.[1] El aumento del uso del soporte de oxigenación con membrana extracorpórea (*Extracorporeal Membrane Oxigenation*, ECMO) en pacientes con fallo cardiorrespiratorio y la mejora tecnológica a lo largo del tiempo han logrado que la implementación de la ECPR crezca en todo el mundo.[2]

Actualmente, muchos centros a nivel mundial ofrecen en sus programas de ECMO el uso de ECPR para niños con paro cardiorrespiratorio (PCR) en el posoperatorio cardiovascular. La reanimación cardiopulmonar (RCP) prolongada previa a la ECPR se ha asociado con menor sobrevida[3-4] y el daño neurológico en estos pocos sobrevivientes es considerable,[5] tanto en el PCR intrahospitalario (PCIH) como extrahospitalario (PCEH).

El Consenso Internacional sobre Soporte Vital Avanzado Pediátrico de la *American Heart Association* y sus guías publicadas en 2018 sugieren, con nivel de evidencia IIa, que aquellos pacientes con cardiopatías congénitas que no han sufrido previamente lesiones en el sistema nervioso central (no tienen enfermedades neurológicas de base ni secundarias a la circulación extracorpórea poscirugía cardiovascular) son candidatos a ECPR si la institución cuenta con equipo, infraestructura y fuentes necesarias.

DEFINICIÓN

¿Qué es la reanimación cardiopulmonar con circulación extracorpórea?

Es el despliegue rápido del ECMO veno-arterial o del *bypass* cardiopulmonar para proporcionar reperfusión con oxigenación y soporte cardiovascular en el contexto de un PCR.

En las directrices 2018 de la Organización de Soporte Vital Extracorpóreo (ELSO, por sus siglas en inglés) se definió su nomenclatura y se aclararó la definición de ECPR.

La ECPR se define cuando el flujo de ECMO se instituye durante la RCP convencional, administrada con compresiones manuales o mecánicas o dentro de los 20 minutos del retorno a la circulación espontánea sin compresiones continuas.[7]

Después de 20 minutos del retorno de la circulación espontánea, los pacientes canulados se categorizan para proporcionar ECMO-VA, pero no ECPR.

> ! El objetivo del ECMO en pacientes con PCR es proporcionar apoyo circulatorio e intercambio de gases, a través del suministro de oxígeno y la eliminación de dióxido de carbono, y disminuir la lesión por isquemia o reperfusión.

En este contexto, la ECPR permite al ECMO servir como:

- Puente hacia la terapia, la intervención, el diagnóstico, el transporte y la recuperación.
- Puente hacia el trasplante de órganos o reemplazo con otro dispositivo.
- Puente hacia los cuidados paliativos.

EPIDEMIOLOGÍA Y RESULTADOS DE LA REANIMACIÓN CARDIOPULMONAR CON CIRCULACIÓN EXTRACORPÓREA EN EL REGISTRO ELSO

Desde 1992, el registro ELSO recopila información de publicaciones sobre niños que reciben canulación ECMO durante la RCP. La supervivencia al alta hospitalaria de la ECPR abarca desde el 38% en los niños en general hasta el 42% en aquellos con enfermedades del corazón.[7]

Por lo general, la supervivencia al alta hospitalaria de los niños es más alta en comparación a la de los adultos.

Selección de pacientes, contexto y entorno

La decisión más importante en la ECPR es la selección de los pacientes. Esto es un gran desafío porque el equipo debe definir en muy poco tiempo la viabilidad del tratamiento, conociendo muchas veces los sombríos resultados.

Aun no existen, en pediatría, ensayos aleatorizados que comparen RCP frente a ECPR; sin embargo, varias publicaciones sugieren que los criterios de selección bien definidos mejoran los resultados. Existe una gran

diferencia en la sobrevida entre la ECPR en el PCIH y el PCEH, del 42% frente al 35%, respectivamente.[8] No obstante, es importante nunca dejar de plantearse si, más allá de la ECPR, el paciente tendrá posibilidades de una recuperación en condiciones neurológicas óptimas.

Reanimación cardiopulmonar con circulación extracorpórea en pacientes con cirugía cardiovascular

La ECPR más frecuente en pediatría es la que se instaura posterior a una cirugía cardiovascular (CCV).[9,10] La etiología del PCR es multifactorial e incluye el síndrome de bajo gasto, las arritmias, el taponamiento cardíaco, la hipertensión pulmonar, la hipoxemia secundaria a la obstrucción del flujo pulmonar o la disfunción miocárdica (véase **cap. 19**).

Los pacientes con patología univentricular que padecen acidosis precolocación de ECMO tienen aumentada su tasa de mortalidad; sin embargo, existen informes de pacientes con obstrucción al flujo pulmonar en la cirugía de Norwood con muy buenos resultados en la ECPR.[11,12]

Es importante tener en cuenta que la ECPR no está indicada en todas las cardiopatías congénitas. Se han observado peores resultados en el posquirúrgico de la cirugía de Glenn o Fontan, ya que la presión positiva, las compresiones torácicas, la ventilación mecánica y el bajo gasto pre-PCR limitan el flujo circulatorio y la perfusión central.[13]

Reanimación cardiopulmonar con circulación extracorpórea en niños sin cardiopatías congénitas

La experiencia en cuanto a la ECPR en este caso es limitada. Los posibles candidatos son pacientes que presentan PCR en contexto de shock séptico, fallo respiratorio neonatal, traumatismo grave o intoxicaciones agudas. La supervivencia es mucho más baja que el paciente con CCV y ronda el 27%. Las causas de estos resultados redundan en que estos pacientes pueden encontrase en sectores de un hospital con menor monitorización al momento del PCR; por lo tanto, el bajo flujo sistémico es mucho más prologando. Esto es muy diferente a lo que ocurre en una unidad de posoperatorio de cirugía cardiovascular.[14-16]

DECISIÓN Y OPORTUNIDAD DE REANIMACIÓN CARDIOPULMONAR CON CIRCULACIÓN EXTRACORPÓREA

La decisión se toma si el paciente es apto para recibir y beneficiarse de las medidas de la ECPR y el equipo tratante considera que el PCR y las maniobras de RCP son refractarias a las medidas convencionales. Una demora en el inicio de la RCP convencional mayor de 5 a 10 minutos limita su alta calidad. La falta de testigos en el PCR o los antecedentes neurológicos del paciente pueden ser suficientes para no iniciar el protocolo ECPR institucional.

Los factores de muy mal pronóstico para un candidato a ECPR incluyen:

- Pacientes sin cardiopatía congénita.
- Ácido láctico elevado o pH < 7,20 antes del PCR.
- Lesión renal previa, hemorragia pulmonar o digestiva, lesiones en el sistema nervioso o haber requerido previamente ECMO.
- Bajo peso del paciente y presencia de shock séptico.[16]

Se hace hincapié en la importancia de una RCP de alta calidad y en la activación, lo antes posible, del sistema de ECPR para brindar asistencia al paciente (**fig. 15-1**).

Duración de la reanimación cardiopulmonar y los resultados de la reanimación cardiopulmonar con circulación extracorpórea

Existe una asociación entre el tiempo de RCP y malos resultados neurológicos. Sin embargo, se han publicado varios estudios que demuestran que una RCP de alta calidad, sin interrupciones, de hasta 60 minutos puede ser pasible de obtener buenos resultados neurológicos en el paciente.[4,5] Lo sugerido es que, si el paciente cumple con los criterios dentro de los 30 minutos de RCP, se pueda definir si es candidato a ECPR. Se están realizando más estudios necesarios para entender cómo

mantener la calidad en la RCP convencional durante la preparación, el posicionamiento y la canulación de ECPR.[17]

EQUIPO DE ECPR. ORGANIZACIÓN Y PROCESOS

Para garantizar un despliegue rápido y exitoso, la ECPR requiere un equipo bien coordinado de profesionales. Se suele utilizar un sistema de activación de equipo, como los Equipos de Respuesta Rápida (ERR), para movilizar eficientemente a todos sus integrantes y los recursos de ECPR necesarios. Los equipos varían en cuanto a su composición según los sistemas y entornos. Deberían estar disponibles durante las 24 horas, los 7 días de la semana, aunque esto puede no ser sostenible para todas las organizaciones.

- Las medidas convencionales deben ser iniciadas por el primer grupo de personas que toma contacto con el paciente (p. ej., ERR), el cual se centra en brindar una RCP de alta calidad con interrupciones mínimas antes y durante el despliegue del ECMO.
- Un equipo de personas se dedica a la canulación rápida y precisa, y a la preparación del circuito de ECMO.

La ECPR es un procedimiento de alto riesgo que se requiere recursos para el entrenamiento y la prueba de sistemas y equipos. Una buena manera de poner a prueba el sistema es a través de la simulación de alta fidelidad para mantener al equipo en alto rendimiento; en su defecto, estas estructuras son difíciles de mantener al día. El liderazgo impacta de manera positiva tanto en el simulacro como en los eventos de reanimación clínica (**fig. 15-2**).

Consideraciones sobre el equipo de ECPR

- Los sistemas ECPR requieren un equipo de ECMO, que se almacena "listo" para una movilización rápida: cebado (*priming*) seco o húmedo preensamblado del circuito, que se pueda encender y conectar con fuentes de gas y energía predefinidas (tanque portátil y batería). Los sistemas pueden utilizar bombas centrífugas o de rodillos.

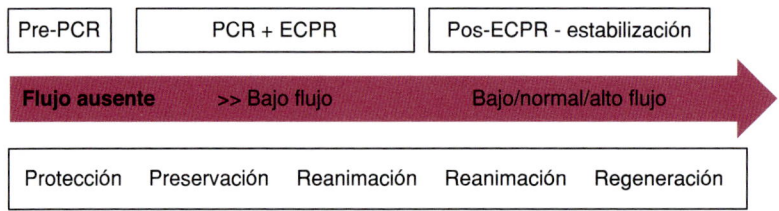

Fig. 15-1. Fases del paro cardiorrespiratorio y la ECPR.

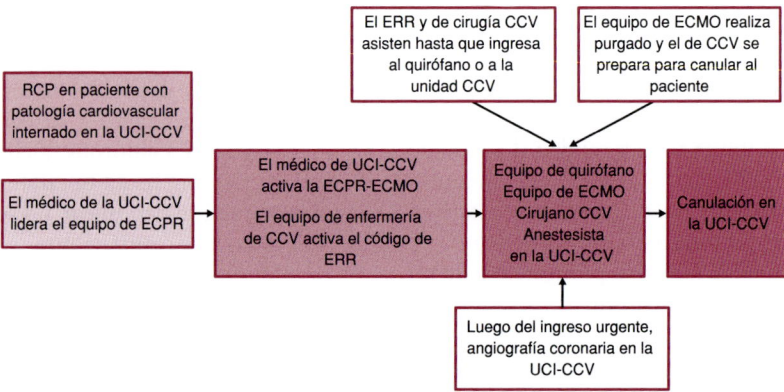

Fig.15-2. Diagrama de flujo operativo de un equipo de ERCP, y activado para pacientes en el departamento de emergencias o la unidad cardiovascular adaptado del flujograma de inicio de ECPR del *Texas Childrens Hospital*. RCP: reanimación cardiopulmonar; CCV: cirugía cardiovascular; UCI-CCV: unidad de cuidados intensivos de cirugía cardiovascular; ECPR: reanimación cardiovascular con circulación extracorpórea; ERR: equipo de respuesta rápida; ECMO: oxigenación con membrana extracorpórea. (Fuente: Bavare A. Cardiac Arrest. En: Texas Children's Handbook of Congenital Heart Disease; 2020).

- No hay evidencia que respalde un método de *priming* en lugar de otro. Algunos ceban sus circuitos con soluciones cristaloides (p. ej., Ringer lactato o Plasmalyte®), mientras que otros usan glóbulos rojos o sangre entera. Los protocolos institucionales deben establecerse con anticipación en caso de requerimiento por parte del servicio de hemoterapia.
- Oxigenación y eliminación de CO_2 con ECPR. No hay evidencia publicada para guiar el gas de membrana. Sin embargo, en niños pequeños, de menos de 3 kg, las alteraciones de CO_2 pueden empeorar la perfusión cerebral.

Canulación y acceso vascular

La canulación para la ECPR debe lograrse rápidamente en forma periférica o central.

El flujo sanguíneo de la bomba objetivo se establece a través de la estimación de la frecuencia cardíaca, el gasto cardíaco, el peso del niño y las necesidades fisiológicas subyacentes.

Durante las compresiones cardíacas, la canulación periférica se asocia con menor éxito si se la compara con la central; sin embargo, no existe evidencia para apoyar un enfoque sobre el otro. Los niños que necesitan un índice cardíaco más alto pueden requerir cánulas más grandes o canulaciones centrales (p. ej., fisiología del shock séptico) (véase la **fig. 15-3** para mayor referencia).

Armado de protocolos para reanimación cardiopulmonar con circulación extracorpórea

Las organizaciones comprometidas con la administración de ECPR deben tener un

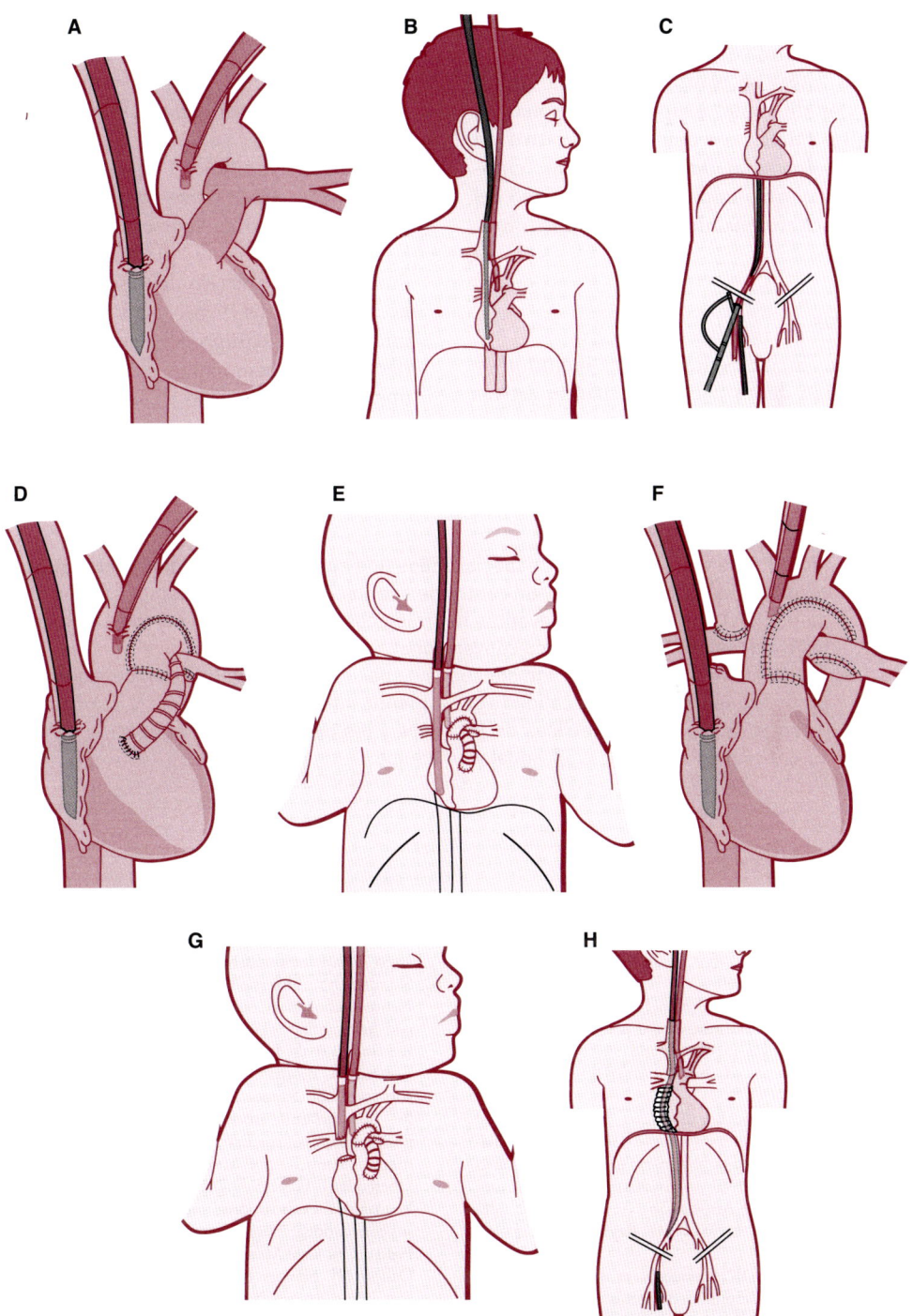

15-3. A-H. Estrategias de canulación para accesos venosos y arteriales rápidos para ECPR. Las estrategias para circulaciones especiales se ilustran para las claves anatómicas. **A**, **B** y **C** muestran estrategias para corazones o circulación biventricular.

protocolo escrito, una lista de roles, responsabilidades y tareas ordenadas, junto con un diagrama de flujo de proceso.

Varias tareas se realizan de forma simultánea por diferentes grupos de personas; la **figura 15-2** muestra el diagrama operativo del *Children's Texas Hospital*. En este punto cumple un papel muy importante el liderazgo del equipo y el entrenamiento previo con simulación.

Protocolos

• Deben incluir criterios de inclusión y exclusión de los pacientes, cuándo activar el equipo, dónde se canula, quiénes integran el equipo de traslado mientras se realiza la RCP etcétera.

• El protocolo de ECPR debe especificar el papel del responsable de dar la orden de finalización de las tareas.

• Un diagrama de flujo o algoritmo puede contener los pasos clave para verificar las medidas de seguridad correctas.

• Es muy importante preestablecer una duración, con objetivo de tiempos entre la hora de inicio del evento y la ECPR. Algún integrante del equipo debe controlar estos tiempos y documentar el cronometraje durante la reanimación y la canulación.

CONCEPTOS CLAVE

• La ECPR se utiliza en centros especializados que cuenten con personal entrenado, recursos, experiencia previa y un centro de simulación activo. Los tiempos de inicio de la ECPR son clave en los eventos neurológicos, los cuales son mayores que en los tratados con ECMO cardíaco convencional.

• Son fundamentales la selección adecuada de pacientes, la organización del equipo, proporcionar RCP de alta calidad con la menor interrupción posible, la medición y comparación de las métricas de procesos y los pacientes, y la aplicación de la simulación en la práctica individual y en equipo.

REFERENCIAS

1. del Nido PJ, Dalton HJ, Thompson AE, et al. Extracorporeal membrane oxygenator rescue in children during cardiac arrest after cardiac surgery. Circulation 1992;86(5 suppl):II300-4.
2. Fink EL, Prince DK, Kaltman JR, et al. Resuscitation outcomes consortium: unchanged pediatric out-of-hospital cardiac arrest incidence and survival rates with regional variation in North America Resuscitation 2016;107:121-8.
3. Lasa JJ, Rogers RS, Localio R, et al. Extracorporeal Cardiopulmonary Resuscitation (E-CPR) during pediatric in-hospital cardiopulmonary arrest is associated with improved survival to discharge: A report from the American Heart Association's Get with the Guidelines-Resuscitation (GWTG-R) Registry. Circulation 2016;133:165-76.
4. Bembea MM, Ng DK, Rizkalla N, et al. Outcomes after extracorporeal cardiopulmonary resuscitation of pediatric in-hospital cardiac arrest: A report from the Get With the Guidelines-Resuscitation and the Extracorporeal Life Support Organization Registries. Crit Care Med 2019;47:e278-85.
5. Slomine BS, Silverstein FS, Christensen JR, et al. Neurobehavioural outcomes in children after inhospital cardiac arrest. Resuscitation 2018;124:80-89.
6. Slomine BS, Silverstein FS, Christensen JR, et al. Neuropsychological outcomes of children 1 year after pediatric cardiac arrest Secondary analysis of 2 randomized clinical trials. JAMA Neurol 2018;75: 1502-10.
7. Conrad SA, Broman LM, Taccone FS, et al. The Extracorporeal Life Support Organization Maastricht treaty for nomenclature in extracorporeal life support. A position paper of the Extracorporeal Life Support Organization. Am J Respir Crit Care Med 2018;198:447-51.
8. Oberender F, Ganeshalingham A, Fortenberry JD, et al. Venoarterial extracorporeal membrane oxygenation versus conventional therapy in severe pediatric septic shock. Pediatr Crit Care Med 2018;19:965-72.
9. Dalton HJ, Siewers RD, Fuhrman BP. Extracorporeal membrane oxygenation for cardiac rescue in children with severe myocardial dysfunction. Crit Care Med 993;21(7):1020-8.
10. Morris MC, Wernovsky G, Nadkarni VM. Survival outcomes after extracorporeal cardiopulmonary

resuscitation instituted during active chest compressions following refractory in-hospital pediatric cardiac arrest. Pediatr Crit Care Med 2004;5:440-6.

11. Alla CL, Thiagarajan RR, del Nido PJ, et al. Indication for initiation of mechanical circulatory support impacts survival of infants with shunted single – Ventricule circulation supported with extracorporeal membrane oxygenation. J Thorac Cardiovasc Surg 2007;133(3):660-7.

12. Jolley M, Yarlafadda VV, Rajagopal SK, et al. Extracorporeal membrane oxygenation supported cardiopulmonary resuscitation following stage 1 palliation for hypoplastic left heart syndrome. Ped Critical Care Med 2014:15:534-45.

13. Rood KL, Teele SA, Barret CS, et al. Extracorporeal membrane oxygenation support after the Fontan operation. J Thoracic Cardiovasc Surg 2011:142:504-10.

14. Alsoufi B, Al-Radi OO, Nazer RI, et al. Survival outcomes after rescue extracorporeal cardiopulmonary resuscitation in pediatric patients with refractory cardiac arrest. J Thorac Cardiovasc Surg 2007;134: 952-959.e2.

15. Tajik M, Cardarelli MG. Extracorporeal membrane oxygenation after cardiac arrest in children: What do we know? Eur J Cardiothorac Surg 2008;33:409-17.

16. Conrad SJ, Bridges BC, Kalra Y, et al. Extracorporeal cardiopulmonary resuscitation among patients with structurally normal hearts. ASAIO J 2017;63(6):781-6.

17. Taeb M, Levin AB, Spaeder MC, et al. Comparison of pediatric cardiopulmonary resuscitation quality in classic cardiopulmonary resuscitation and extracorporeal cardiopulmonary resuscitation events using video review. Pediatr Crit Care Med 2018;19:831-8.

18. Chan T, Thiagarajan RR, Frank D, et al. Survival after extracorporeal cardiopulmonary resuscitation for pediatric cardiac patients. Ann Thorac Surg 2012;94:874-9.

19. Raymond TT, Cunnyngham CB, Thompson MT, et al Outcomes among neonates, infants, and children after extracorporeal cardiopulmonary resuscitation for refractory inhospital pediatric cardiac arrest: A report from the National Registry of Cardiopulmonary Resuscitation. Pediatr Crit Care Med 2010;11:362-71.

Condiciones particulares en el contexto del paro cardíaco en pediatría

5

Intoxicaciones con riesgo vital

16

Myriam Beatriz Carbone

OBJETIVOS DE APRENDIZAJE

- Reconocer los signos y síntomas de intoxicación en pacientes pediátricos y cómo llevar a cabo una evaluación inicial efectiva para determinar la causa y la gravedad del cuadro.
- Comprender las medidas terapéuticas adecuadas, incluyendo descontaminación, administración de antídotos específicos y estabilización del paciente, según su estado clínico.
- Reforzar la importancia de la prevención de intoxicaciones en pediatría y conocer la disponibilidad de recursos, como los centros de soporte toxicológico para obtener orientación en la atención de los casos de mayor complejidad.

INTRODUCCIÓN

Tóxico es toda sustancia que, una vez incorporada al organismo, afecta de forma adversa a la función de cualquier sistema y puede causar lesión o muerte.[1] Constituye un importante problema de salud pública y puede ser incorporado por distintas vías: **inhalatoria** (p. ej., intoxicación por monóxido de carbono [CO]); **dérmica** (p. ej., organofosforados); **oral** (se observa cada vez con más frecuencia con las drogas de abuso); **parenteral** (ingresa directamente al torrente sanguíneo). Su incorporación puede ser intencional o no. Constituye una posible fuente de morbilidad y es potencialmente mortal, lo cual se puede manifestar a través de:

- Depresión respiratoria.
- Convulsiones.
- Hipotensión o hipertensión.
- Arritmias cardíacas.
- Depresión del sensorio.

Importancia epidemiológica

Las intoxicaciones son motivo de consulta habitual en los servicios de emergencia, alrededor del 80% (este valor puede variar entre 72 y 90% según la bibliografía consultada) de los casos corresponde a exposiciones no intencionales y el 20% restante, a exposiciones intencionales.[2]

Por lo general, se observa una curva bifásica en la presentación de las intoxicaciones en pediatría. El primer ascenso se observa alrededor de los 9 meses o al año y alcanza el pico alrededor de 4 a 5 años, y se corresponde con procesos no intencionales relacionados con las características del desarrollo madurativo del niño, quien se encuentra en una etapa de reconocimiento del mundo que lo rodea y en plena etapa oral. El segundo pico se observa en la etapa de la adolescencia, donde la mayoría de los casos son intencionales y muchos de ellos se expresan como intento de suicidio. Cada año se registran alrededor de 1 a 2 millones de niños intoxicados en el mundo y alrededor de 1000 mueren por complicaciones, como broncoaspiración, perforaciones de la vía digestiva, sangrados, desequilibrio hidroelectrolítico, shock y coma.[3,4]

Las diferentes regiones geográficas con sus características propias y la cultura de cada pueblo, con su realidad política y económica, condicionarán las estadísticas de cada lugar, ya que entre todos estos factores predominará el origen de la intoxicación. Por lo tanto, en regiones donde el cultivo es importante, se pensará en pesticidas y agroquímicos relacionados; en culturas que tienen arraigado el uso de ciertas hierbas para distintos síntomas, como payco y anís estrellado, se deberá prestar atención a ellas como la posible etiología. También es importante considerar las leyes relacionadas con el expendio de medicamentos, que hacen más factible el acceso a algunos de ellos, por ejemplo, para quienes presenten intento de suicidio, y así podríamos continuar con múltiples ejemplos.

> ! El costo médico y social de las intoxicaciones es alto, lo que, unido al riesgo de secuelas y muertes, justifica la importancia de la prevención.

Cabe recordar que las intoxicaciones no son procesos que ocurren al azar, sino que –sea por descuido, negligencia, incluso maltrato, como bien lo marca el primer eslabón de la cadena de supervivencia en pediatría– son eventos que pueden prevenirse, y todo paciente que ingrese en estado crítico secundario a ellas debe ser notificado.

Dentro de este amplio grupo, los medicamentos constituyen la primera causa, los más frecuentes suelen ser los psicofármacos, principalmente las benzodiazepinas, los antidepresivos (como amitriptilina) y neurolépticos. También se incluyen los antibióticos y antipiréticos, como paracetamol e ibuprofeno, de fácil acceso, ya que son de venta libre, principalmente para adolescentes con ideación suicida.[5]

SIGNOS Y SÍNTOMAS (TOXÍNDROMES)

Al igual que en todo paciente que ingresa al servicio de emergencias, se debe realizar un rápido interrogatorio. Si hay sospecha de tóxicos como probable causa, el interrogatorio debe estar dirigido a las cinco preguntas más importantes que orientarán la conducta a seguir:

- **¿Qué?** Es de suma importancia conocer la causa de la intoxicación.
- **¿Cuánto?** Es importante para establecer pautas de actuación según la peligrosidad, ya que algunas drogas en pequeñas dosis no tienen efecto tóxico, pero otras pueden ser muy tóxicas, aun con pequeñas ingestas.
- **¿Cómo?** Sería equivalente a investigar la vía de ingreso del tóxico, lo cual será fundamental para establecer las medidas de descontaminación.
- **¿Cuándo?** Permite determinar si es necesario descontaminar al paciente.
- **¿Dónde?** A veces, las intoxicaciones ocurren en forma masiva (p. ej., alimentarias o por monóxido de carbono), por lo tanto, es necesario estar preparado para recibir más pacientes. Al realizar el examen físico, el Triángulo de Evaluación Pediátrica (TEP) indicará la urgencia con la que se debe iniciar el tratamiento, a lo que se sumará la evaluación de los sistemas respiratorio y cardiovascular, las pupilas, el estado mental y la temperatura. A partir de allí se podrá diagnosticar algunos de los toxíndromes observados con más frecuencia (**cuadro 16-1**).[6] Sin embargo, cabe recordar que no todas las intoxicaciones encajan en la descripción de un toxíndrome, como la ingesta de cáusticos, metales, intoxicación por monóxido de carbono (esta última muchas veces, en un primer momento, es confundida con una intoxicación alimentaria), por lo que se debe tener un alto nivel de sospecha y se remarca la importancia del interrogatorio. También es importante recordar que hay tóxicos que tienen un olor característico; como el cianuro, cuyo aroma se asemeja al de las almendras; los organofosforados y el arsénico, que huelen a ajo; y los hidrocarburos, con olor a solventes. Todo importa y debe ser considerado a la hora del diagnóstico, principalmente cuando los familiares no han podido identificar la causa de la intoxicación.[7]

Dependiendo si la causa es conocida o no, dentro de los estudios a realizar por lo general se

Cuadro 16-1. Toxíndromes o síndromes tóxicos asociados con las intoxicaciones en pediatría

TOXÍNDROME	CUADRO CLÍNICO	ETIOLOGÍA	TRATAMIENTO
Opioides	Depresión respiratoria, miosis, puntiforme, coma, bradicardia	Morfina, tramadol, fentanilo, meperidina, otros	Sostén cardiorrespiratorio. Si es agudo, naloxona*
Sedativo-hipnótico	Depresión del sensorio, miosis, depresión respiratoria, hipotensión, bradicardia	Alcohol, benzodiazepinas, barbitúricos, anticonvulsivos	Soporte cardiorrespiratorio Flumazenil, para las benzodiazepinas Alcalinizar el medio, para el fenobarbital
Simpaticomimético	Ansiedad, temblores, taquicardia, midriasis, diaforesis, hipertensión, arritmias	Cocaína, anfetaminas, metilxantinas, salbutamol, fenilefedrina	Soporte cardiorrespiratorio
Anticolinérgico	Alucinaciones, midriasis, taquicardia, hipertermia, piel roja y seca	Antihistamínicos, atropina, fenotiacinas, antidepresivos tricíclicos	Soporte cardiorrespiratorio
Colinérgico	Diaforesis, miosis, diarrea, broncoespasmo, broncorrea, bradicardia, deterioro hemodinámico	Carbamatos, organofosforados	Atropina, oximas en organofosforados Soporte cardiorrespiratorio
Serotoninérgico	Irritabilidad, hiperreflexia, rigidez, temblor, inestabilidad autonómica	Fluoxetina, paroxetina, sertralina	Soporte cardiorrespiratorio Administración de benzodiazepinas
Extrapiramidal	Rigidez, temblor, dolor, hiperreflexia	Haloperidol, risperidona	Biperideno, difenhidramina, benzodiazepinas

* En la intoxicación crónica no se administra.

suele solicitar: hemograma, hepatograma, estado ácido-base, ionograma, creatina fosfocinasa (CPK), calcio, fósforo, magnesio, electrocardiograma (ya que muchos tóxicos pueden producir arritmias, intervalo QT prolongado, etc.) y orina (se puede buscar la presencia de algún tóxico o de sus metabolitos, como benzodiazepinas, marihuana, etc.); si se considera, imágenes diagnósticas y, según la causa, estudios específicos (p. ej., carboxihemoglobina, seudocolinesterasa, etc.).[8] Obviamente, todo dependerá del tóxico incorporado.

ABORDAJE TERAPÉUTICO

Un paciente intoxicado puede ingresar asintomático o con paro cardiorrespiratorio (PCR), y entre estos dos extremos se puede presentar un interesante abanico de síntomas.[9]

El paciente asintomático puede haber incorporado en su organismo una sustancia que no compromete en modo alguno sus funciones vitales ni orgánicas, o bien presentar en poco tiempo deterioro de sus signos vitales hasta llegar al coma y, eventualmente, la muerte. Por ese motivo es muy importante un realizar un interrogatorio dirigido y rápido, y mantener siempre latente la sospecha de la posibilidad de un tóxico como causa del PCR cuando no se comprende el mecanismo o el paciente no mejora con el tratamiento correcto.

> **!** Se debe recordar que Tóxicos es una de las T a buscar como una de las causas desencadenantes durante el manejo del PCR.

Se debe sospechar intoxicación en todo paciente crítico y con manifestaciones de inicio súbito o de causa desconocida, y que compromete varios sistemas orgánicos, si hay muchas personas involucradas, si hay un cuadro neurológico repentino, si se observa miosis o midriasis extremas, problemas en la visión, síntomas gastrointestinales graves, aliento o vómitos con olor extraño y quemaduras en la piel o mucosas (siempre mirar bien en la boca).

> **!** En líneas generales, la primera hora es muy importante para poder realizar una descontaminación efectiva. Cuando el paciente presenta signos o síntomas, esto significa que el tóxico ha sido absorbido y potencialmente puede ejercer su efecto mortal.

Al ingreso, y tras realizar el TEP, se tomarán las medidas necesarias para estabilizar al paciente, siguiendo el ABCD (estabilizar la vía aérea, ver que presente ventilación efectiva y apoyar la circulación para lograr una perfusión efectiva de los órganos vitales). Se debe observar el estado neurológico del paciente para establecer si se encuentra alerta o en coma. En este punto se debe controlar la glucemia en todo individuo intoxicado con alcohol, ya que puede producir hipoglucemia; o considerar el consumo de algún opioide, ya que el cuadro potencialmente podría revertirse con naloxona, que es su antídoto.

Junto con este tratamiento, se deben considerar las medidas de descontaminación para quitar el fármaco del organismo o evitar que este continúe su acción.[10]

Si el tóxico ingresó por las conjuntivas, estas deben irrigarse inmediatamente con solución fisiológica de cloruro de sodio o agua, durante 15 a 20 minutos. No se indican otras sustancias, sino realizar una interconsulta con oftalmólogo.

Si ingresó por vía dérmica, el personal de salud debe utilizar guantes y, preferentemente, mascarilla para evitar la contaminación. Se debe quitar la ropa contaminada y colocarla en una bolsa de plástico, que luego debe cerrarse. Se debe bañar al paciente y lavar bien las zonas de pliegues, la piel debajo de las uñas y el cabello. Si el paciente está inconsciente, se lavará con apósitos bien mojados; uno de los tóxicos que comprometen la vida y se absorben de esta manera son los organofosforados. Es importante recordar que en ocasiones no hay respuesta al tratamiento porque el tóxico sigue absorbiéndose, por eso es muy importante realizar una cuidadosa descontaminación dérmica, junto con el tratamiento específico.

Finalmente, en tóxicos que han ingresado por vía oral actualmente no se aconseja provocar el vómito (ni mecánicamente ni con jarabe de Ipecacuana); el lavado gástrico, que es ideal realizar en la primera hora posterior a la ingesta, no parece tener acción más allá de las tres horas de esta, y no debe realizarse si la vía aérea no está protegida (para realizar el lavado en un paciente en coma primero debe instrumentarse la vía aérea y luego colocar una sonda nasogástrica) o si el paciente ingirió hidrocarburos (debido el riesgo de neumonitis química) o corrosivos (aumenta daño de las mucosas). Se recomienda que el paciente se encuentre en posición de Trendelenburg y girado hacia la izquierda (lado de la curvatura mayor del estómago), en cada recambio se indica aproximadamente 5 a 10 mL/kg de solución fisiológica de cloruro de sodio, que debe ser recuperado, entendiendo que la cantidad administrada debe ser equivalente a la extraída, y el procedimiento continúa hasta obtener un líquido claro.

! A continuación, se debe administrar carbón activado (agente adsorbente). A nivel mundial se ha consensuado como efectiva una dosis de 0,5 a 1 g/kg, que se debe administrar lo más temprano posible posterior a la ingesta para que el tóxico se adhiera a él.[11]

Cabe recordar que existen antídotos específicos para algunos tóxicos, los cuales se deberán administrar lo más rápido posible. El **cuadro 16-2** presenta algunos de los antídotos más frecuentes en las intoxicaciones en pediatría.

En la **figura 16-1** se presenta un algoritmo de acción frente a un paciente con una posible intoxicación. Del mismo modo que en los algoritmos para cualquier paciente en estado crítico, en líneas generales se remarca la importancia de implementar el ABCD y recordar siempre la posibilidad de descontaminar o administrar el antídoto específico, si corresponde.[12]

Cuadro 16-2. Antídotos para las intoxicaciones más frecuentes en la población pediátrica		
TÓXICO	**ANTÍDOTO**	**DOSIS**
Opioides	Naloxona	Dosis inicial 0,1 mg/kg, hasta 2 mg/dosis. Dosis máxima acumulativa 10 mg
Benzodiazepinas	Flumazenil	0,01 mg/kg (hasta 0,2 mg), se puede repetir hasta dosis máxima de 0,05 o 1 mg/kg
Organofosforados	Pralidoxima	25-50 mg/kg/dosis, lento, se puede repetir o infundir en forma continua a 8-10 mg/kg/h
Inhibidores de la colinesterasa	Atropina	0,05 mg/kg/dosis cada 5 a 10 minutos, hasta signos de atropinización
Paracetamol (acetaminofeno)	N-acetil-cisteína	IV: 150 mg/kg en 15 min, continuar durante 4 horas con 50 mg/kg y luego 100 mg/kg durante 16 h
Metahemoglobinizantes	Azul de metileno	Cuadros graves: 1 mg/ kg/dosis
Monóxido de carbono	Oxígeno	Según el nivel de carboxihemoglobina y el cuadro clínico, se administrará a alto flujo o puede requerir cámara hiperbárica

IV: intravenoso.

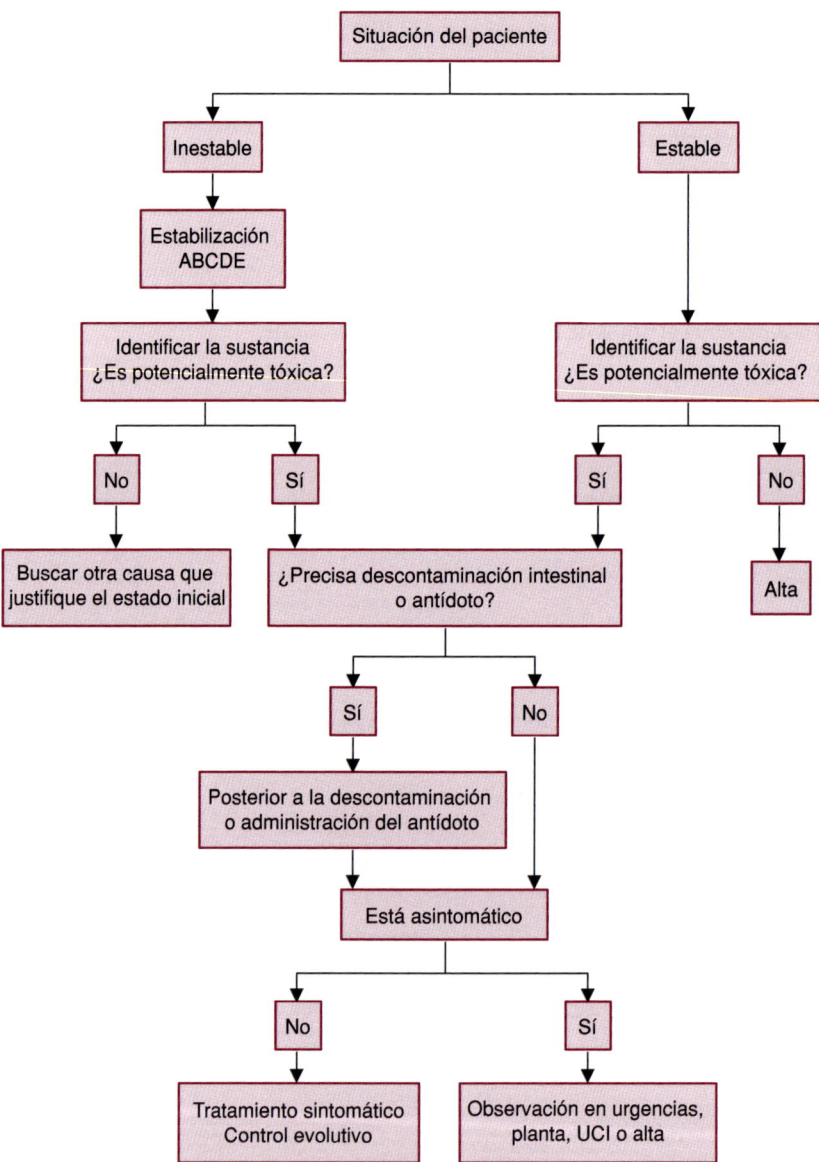

Fig. 16-1. Algoritmo de manejo ante un paciente pediátrico intoxicado. UCI: unidad de cuidados intensivos.

CONCEPTOS CLAVE

- Realizar la evaluación pediátrica siguiendo el TEP y estabilizar al paciente de acuerdo con el ABCD.
- Ante un paciente que presenta un PCR, se debe iniciar la reanimación cardiopulmonar lo más rápido posible y actuar de acuerdo al algoritmo. Buscar las causas siguiendo la regla nemotécnica de las 6H y 5T. Ante la sospecha de un toxíndrome, se debe administrar el antídoto específico.
- Los pacientes que no presentan PCR se pueden estabilizar e iniciar un interrogatorio dirigido a fin de determinar el potencial agente y la necesidad de aplicar medios de descontaminación y antídoto específico.
- Recuerde que los Centros Nacionales de Soporte Toxicológico se encuentran a su disposición y no se debe dudar en contactarlos ante cualquier duda que plantee el manejo de los pacientes. Conozca su centro de referencia.

REFERENCIAS

1. Mintegui Raso S, Grupo de Trabajo de Intoxicaciones de la Sociedad Española de Urgencias de Pediatría. Manual de Intoxicaciones en Pediatría. 3ª ed. Madrid: Ergón; 2012.
2. Pérez del Toro Y, Pérez Medina Y, Fernández Villalón M et al. Algunos aspectos clínicos y epidemiológicos relacionados con las intoxicaciones exógenas en niños y adolescentes. Medisan 2018;22(4):377.
3. Fernández Barecio F, Sánchez Villegas M. Epidemiología de las intoxicaciones en el Servicio de Urgencias Pediátricas de un Hospital de Tercer Nivel. Reporte de cinco años. Archivos de Medicina de Urgencia de México 2013;5(1):18-24.
4. Vizcaíno YP, Vizcaíno Londián M, Abeledo García CM et al. Intoxicaciones agudas en pediatría. Revista Cubana de Pediatría 2011;83(4): 356-64.
5. García-Algar O, Papaseit E, Velasco M, et al. Consulta en urgencias de pediatría por intoxicación aguda por drogas de abuso; Anales de Pediatría (Barc.) 2011;74(6):413. e1-e9.
6. Morán Chorro I, Martínez de Irujo JB, Marruecos-Sant L, et al. Toxicología Clínica. Madrid: Difusión Jurídica y Temas de actualidad SA; 2011.
7. Munne P, Arteaga J. Asistencia general al paciente intoxicado, Anales Sis San Navarra 2003;26(Sup. 1):48.
8. Hazinsky MF. Toxicology. En: Hazinsky MF (ed). PALS Provider Manual. Salem, Oregon, USA: American Heart Association and American Academy of Pediatrics. pp. 305-19.
9. Ford D. Initial approach to the poisoned patient. En: Ford's Clinical Toxicology. Philadelphia: Saunders. pp. 5-11.
10. Riordan M, Rylance G. Poisoning in children 1: General management. Arch Dis Child 2002;87:392-6.
11. Osterhoudt KC, Alpern E, Durban D, et al. Activated charcoal administration in a pediatric emergency department. Pediatr Emerg Care 2004;20(8):493-8.
12. García Aranda JA, Gómez Chico Velasco R, Valencia Mayoral PF. Manual de Pediatría. Hospital infantil de México Federico Gómez. México, D.F.: McGraw-Hill Interamericana; 2016.

Claudia Luciana Morresi

 OBJETIVOS DE APRENDIZAJE

- Determinar los tipos de quemaduras y su clasificación en niveles de gravedad.
- Establecer el manejo inicial y el tratamiento en las primeras 24 horas del paciente quemado.
- Considerar las características especiales del paro cardíaco traumático (PCT) y su abordaje inicial.

INTRODUCCIÓN

Las quemaduras representan la tercera causa más frecuente de lesiones en la infancia que producen la muerte, luego de los accidentes vehiculares y el ahogamiento.

La mayoría de las lesiones ocurren en el hogar. El ingreso al hospital se requiere en no más del 6% de las quemaduras producidas en niños.[1]

Los factores que incrementan la gravedad de las quemaduras incluyen la menor edad, el mayor tamaño de la lesión, la presencia de lesión por inhalación –que se constituye en el predictor independiente más importante de mortalidad en víctimas quemadas–, así como también el retraso en la reanimación (medido como el tiempo para colocar un acceso venoso), puesto que se observa mayor sobrevida en aquellos pacientes que recibieron reanimación dentro de la primera hora.[1]

La insuficiencia respiratoria (lesión pulmonar y síndrome de dificultad respiratoria aguda) y la sepsis son las principales causas de muerte en los niños gravemente quemados.

TIPOS DE QUEMADURAS Y CLASIFICACIÓN

Tipos

Existen distintos tipos de mecanismos causales de las quemaduras, que determinan las características del daño y el tratamiento. Se resumen en el **cuadro 17-1**.

Clasificación

Para clasificar las quemaduras y determinar su gravedad, se toman en cuenta tres ejes: profundidad, extensión y localización. De esta manera, es posible determinar el tipo de manejo, la reanimación con fluidos, la derivación a centros especializados y el pronóstico.

Profundidad

En el **cuadro 17-2** se detallan las características observadas en las quemaduras superficiales y profundas.

Extensión

- Para valorar su extensión en pacientes mayores de 14 años y adultos con gran superficie corporal quemada (SCQ) se prefiere la Regla de los nueve de Wallace, como se muestra en la **figura 17-1**.
- La Tabla de SCQ modificada según Lund-Browder es el método más preciso.
- El método palmar se utiliza en quemaduras poco extensas e irregulares; considera la palma completa desde el borde de la muñeca a la punta de los dedos, que es igual al 1% y del 0,5% sin los dedos.

Cuadro 17-1. Tipos de quemaduras presentes con frecuencia en la población pediátrica

Tipo de quemadura	Características
Térmicas	Las más frecuentes (85%) son por sólidos calientes (más profunda, menos extensa) o líquidos calientes (más extensa, menos profunda). La escaldadura es la más frecuente Por llama (fuego, agentes volátiles, cerillas y encendedores) y por inhalación de humo o sustancias tóxicas producidas por la combustión
Eléctricas	Corresponden al 3% Producen arritmias, tetania muscular, edema por destrucción tisular o fallo renal por rabdomiólisis e hiperpotasemia por daño muscular Tienen elevada morbimortalidad y son más profundas. El porcentaje de la SCQ no representa el daño real
Químicas	Producidas por ácidos o álcalis La ingesta de ácidos puede producir lesiones gástricas y estenosis pilórica La ingesta de productos alcalinos produce necrosis licuefactiva de los tejidos que genera daño profundo y extenso. Existe riesgo de perforación esofágica y estenosis

Cuadro 17-2. Evaluación de la profundidad de las quemaduras

Profundidad	Apariencia	Sensación
Superficial	Eritema	Dolorosa
Espesor parcial superficial	Ampollas intactas	Muy dolorosas
Espesor parcial profundo	Escara intermedia	Hipoalgesia/hiperalgesia
Espesor total	Escara profunda	Sin dolor
Lesión más profunda (cuarto grado)	Afectación de la fascia o el músculo	Sin dolor

Cabeza y cuello	9
Tronco	18
Espalda	18
Miembro inferior	18 x 2
Miembro superior	9 x 2
Área genital	1

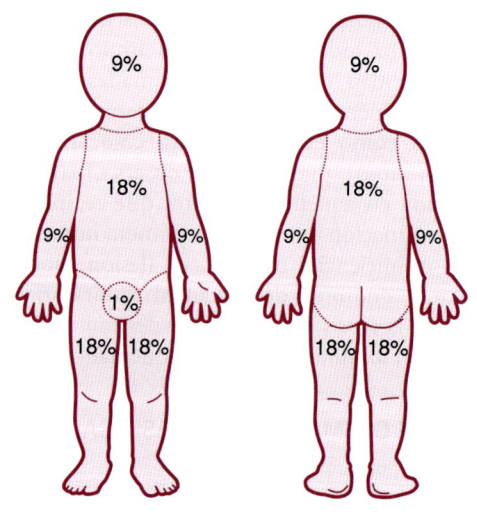

Fig. 17-1. Cálculo del área de superficie corporal quemada mediante la Regla de los Nueve de Wallace.

Localización

No todas las zonas del cuerpo revisten la misma importancia por su funcionalidad; por lo tanto, **áreas**, como cara, el cuello, las manos, los pies, los genitales, las zonas perineal y de flexión representan mayor gravedad no por el riesgo vital, sino por las secuelas estéticas y funcionales que estas pueden dejar.

> **!** Conociendo la extensión y la profundidad de la quemadura, se calcula el índice de gravedad de Garcés:
> **10 – edad (años) + % SCQ de tipo A + doble % SCQ de tipo AB + triple % SCQ de tipo B.**

Según los puntos calculados, las quemaduras se clasifican en cuatro grupos:

- I o leve (21-60): manejo ambulatorio o centro no especializado.
- II o moderado (61-90): centros especializados de baja complejidad.
- III o grave (91-120): centros especializados de alta complejidad.
- IV o crítico (> 120): centros especializados de alta complejidad.

ESTABILIZACIÓN INICIAL, ATENCIÓN Y TRATAMIENTO

Consideraciones especiales

En la escena:

- Ante una lesión térmica, el enfriamiento inmediato limita el área de lesión y mejora la cicatrización. Es de elección el uso de agua a no menos de 8 ºC durante 10 minutos. No aplicar hielo. Evitar la hipotermia. Retirar la ropa y joyas.
- Ante lesiones químicas, retirar toda la ropa y realizar una irrigación profusa con agua para lograr la eliminación por arrastre.
- Ante quemaduras eléctricas, separar inmediatamente del contacto eléctrico por medio de algún aislante y desconectar la fuente de suministro eléctrico.

Evaluación

Iniciar la evaluación primaria con la secuencia **"evaluar-identificar-intervenir"**, para lo cual se utiliza el **modelo ABCDE**, debiendo identificar de forma rápida las condiciones que amenazan la vida sin demorar la secuencia de reanimación ni la estabilización de la vía aérea en caso de verse afectada.[2,3]

El modelo ABCDE, evalúa:

A. Vía aérea permeable. La obstrucción de la vía aérea es la principal causa de muerte en la primera hora. Ante evidencia de compromiso respiratorio (lesión en espacio cerrado, quemaduras faciales, hollín en la boca o nariz, taquipnea, estridor, disfonía, esputo carbonáceo y alteración del sensorio) se debe administrar oxígeno al 100%.

El edema de la vía aérea progresa rápidamente, por eso, ante la aparición de signos mínimos de obstrucción respiratoria alta se recomienda la intubación temprana.

B. Ventilación. El compromiso respiratorio puede ser el resultado de la alteración del nivel de conciencia, el humo inhalado o las toxinas generadas en la combustión (monóxido de carbono o cianhídrico).

Las quemaduras circunferenciales del tórax o abdomen pueden comprometer la ventilación al reducir la distensibilidad de la pared torácica (considerar realizar una escarotomía temprana, durante las primeras 24 horas).

La presencia de lesión inhalatoria debida a la inflamación del tejido pulmonar genera aumento de la permeabilidad vascular (fugas o *leaks*), con mayor requerimiento de fluidos al inicio.

C. Circulación. Se deben obtener lo más rápido posible dos accesos vasculares intravenosos (IV) de gran calibre (preferible). El acceso intraóseo se recomienda cuando los accesos IV no pueden establecerse de forma inmediata.

Iniciar rápidamente la reanimación con fluidos según el estado del paciente. Una SCQ > 15% puede acompañarse de shock y requerir iniciar la expansión con soluciones cristaloides para luego continuar (una vez estabilizado el paciente) con los requerimientos de líquidos calculados según la fórmula elegida.

Se recomienda no utilizar coloides durante las primeras 24 horas debido al aumento de la permeabilidad y el riesgo de mayor edema, con sus complicaciones.

Al segundo día, los líquidos de mantenimiento deberán calcularse en forma habitual y aquí podrá adicionarse albúmina 5%: 0,3-0,5 mL/kg × % SCQ.

Considerar la presencia de arritmias, ya que son frecuentes en las quemaduras eléctricas y pueden requerir un manejo urgente.

> **!** El manejo de las arritmias en los pacientes quemados no difiere al de la población general. Se deben seguir los algoritmos de manejo correspondientes. Si el paciente presenta un PCT, se debe iniciar cuanto antes la reanimación cardiopulmonar.

D. Estado neurológico. Se debe tener presente que la disminución del nivel de consciencia puede ser el resultado de hipoxia, hipotensión, hipoglucemia, traumatismo craneal concomitante o intoxicación por monóxido de carbono o cianhídrico.

Determinar el valor de la glucemia y tratar estas posibles causas.

En las quemaduras eléctricas, considerar la colocación de protección cervical debido al riesgo de sección medular por el paso de la corriente, así como el traumatismo resultante del espasmo muscular y el traumatismo acompañante (p. ej., explosión).

E. Exposición. Si no se hizo previamente, lavar las quemaduras y retirar la ropa y joyas. Determinar la extensión, la profundidad y la localización de las quemaduras, así como también de otras lesiones asociadas.[4,5]

Exámenes complementarios

En un paciente con quemaduras moderadas y graves, solicitar pruebas sanguíneas que incluyan las siguientes determinaciones:

• Hemograma completo.

• Coagulación y pruebas cruzadas.
• Gasometría arterial. Dosaje de carboxihemoglobina y lactato (en caso de sospecha de intoxicación por monóxido de carbono o cianhídrico).
• Bioquímica que incluya creatina fosfocinasa, función renal y medio interno.
• Detección de mioglobinuria.

Se deben solicitar los estudios de imagen según el mecanismo de la lesión o los datos alterados en la exploración física (siguiendo la sistemática del manejo del traumatismo).

Tratamiento

La reanimación con volumen se realiza de la misma manera que en otras situaciones de shock o estado crítico, y debe estar guiada por la evaluación repetida del volumen intravascular del paciente (frecuencia cardíaca, presión arterial, relleno capilar y ritmo diurético).

Se debe recordar que el nivel de conciencia puede estar alterado por otras causas propias de la situación del entorno.

Todo paciente con lesión > 10% SCQ tiene indicación de aporte de volumen por vía IV y, si esta es > 20% SCQ, se realizará, en la medida de lo posible, a través de un acceso vascular central (aunque no debe demorarse por la colocación de ese acceso).

En el **cuadro 17-3** se detallan las fórmulas utilizadas con frecuencia para el cálculo de la reposición de volumen en las primeras 24 horas de una quemadura grave.

Recuerde que se debe adicionar un tratamiento analgésico correspondiente, a fin de disminuir la respuesta simpática al dolor.

REANIMACIÓN CARDIOPULMONAR EN EL PARO CARDÍACO TRAUMÁTICO

La mortalidad del PCT es muy alta, por ese motivo, históricamente se ha considerado fútil la reanimación de estos pacientes. Sin embargo, se ha observado que en aquellos pacientes que logran un retorno a la circulación espontánea (RCE), la tasa de sobrevida es mayor comparada con la de quienes retornan de un paro cardíaco no traumático.

Cuadro 17-3. Fórmulas para la reposición del volumen en pacientes quemados

Fórmula de Parkland	Fórmula de Galveston
(4 mL x kg de peso x % SCQ) + necesidades basales del período Del total, el 50% se repone en las primeras 8 horas y el 50% restante en las siguientes 16 horas*	5000 mL/m² de SCQ + 2000 mL/m² de SCT Del total, el 50% se repone en las primeras 8 horas y el 50% restante en las siguientes 16 horas*

Estimación promedio de los requerimientos:
La velocidad de infusión se regulará según la diuresis (1-2 mL/kg/hora en pacientes < 30 kg y entre 0,5-1 mL/kg/hora en > 30 kg)
Ante hipotensión se realizarán expansiones que no se contabilizarán en el aporte calculado en la fórmula

El Ringer lactato es el líquido que se administra en la reanimación y el mantenimiento durante las primeras 24 horas
En pacientes > 20 kg se recomienda agregar glucosa 5% en el mantenimiento para evitar la hipoglucemia
No hay evidencia de una mayor supervivencia con el uso de coloides frente a cristaloides
Ante el shock refractario a líquidos, se debe evaluar compromiso cardiovascular, lesiones ocultas o shock neurogénico por lesión medular

* La hora cero corresponde al momento del evento.
SCQ: superficie corporal quemada; SCT: superficie corporal total.

Las causas habituales que producen un PCT son:

- Hipovolemia por hemorragia (principal).
- Neumotórax hipertensivo.
- Taponamiento cardíaco.
- Fallo respiratorio o daño en el sistema nervioso central.

> **!** Ante un paciente traumatizado en paro cardíaco se debe discernir si el origen corresponde al trauma (PCT) o a otra causa (PCR no traumático), en cuyo caso se llevaría a cabo el algoritmo universal de reanimación cardiopulmonar (RCP).

La causa más común de muerte es la hemorragia. Se observa que la mayoría de los sobrevivientes presentan lesiones reversibles cuando estas son tratadas inmediatamente (hipoxia, neumotórax hipertensivo y taponamiento cardíaco). Si se detecta un PCR no traumático, la RCP debe iniciarse lo más rápido posible.[6]

El nuevo algoritmo de tratamiento de las guías de *European Resuscitation Council* para para el PCT fue desarrollado para priorizar la secuencia de medidas que salvan la vida. Las compresiones torácicas no deben retrasar el tratamiento de las causas reversibles.[7]

En su evaluación inicial, debe considerarse lo siguiente:

- El PCT seguido a un traumatismo penetrante se relaciona con mayores probabilidades de supervivencia que el secundario a un traumatismo cerrado.
- La presencia de algún signo vital al momento del primer contacto con el personal de emergencias.
- Detectar contractilidad cardíaca por ultrasonido (técnica FAST-E) si estuviera disponible.
- Trasladar rápidamente al paciente a un centro adecuado (de trauma pediátrico), iniciar la RCP y el manejo de las causas reversibles en la etapa prehospitalaria.

Aquellos pacientes que no presentan, al menos una de estas circunstancias, tendrán mínimas posibilidades de sobrevivir y habrá que plantearse si iniciar o continuar con los esfuerzos de RCP.

Entre las situaciones en las que se plantea no iniciar RCP se describen:

- Lesiones incompatibles con la vida.
- Necesidad de traslado superior a 15 minutos.
- Traumatismo penetrante sin signos vitales a la llegada del servicio de Emergencia Médica (SEM).
- Apnea a la llegada del SEM.

Estas circunstancias deberían estar acompañadas de ausencia de actividad electrocardiográfica organizada. En este punto, el ultrasonido podría adquirir un papel importante para diferenciar la actividad eléctrica sin pulso (AESP) ocasionada por un taponamiento cardíaco o neumotórax a tensión, siempre y cuando esta no retrase la RCP. De esta manera, si existiera AESP sin un taponamiento cardíaco y un neumotórax a tensión, se deberían detener los esfuerzos de RCP en estos pacientes.[8,9]

Como se ha mencionado previamente, estos pacientes presentan hipovolemia absoluta o relativa (alteración de la precarga secundaria a taponamiento cardíaco o neumotórax a tensión) y la realización de compresiones torácicas en este estado puede ocasionar más daño, sin resolver el problema de fondo, que es la restitución de la volemia o la liberación de la obstrucción (descompresión del neumotórax hipertensivo o drenaje del taponamiento cardíaco).

Recordar el manejo de la vía aérea y la ventilación es prioritario.

CONCEPTOS CLAVE

- Las quemaduras representan las tres causas más frecuentes de lesiones en la infancia que producen la muerte, luego de los accidentes automovilísticos y ahogamientos. Conocer las características fisiopatológicas de los distintos tipos de quemaduras permite abordar al paciente de la manera correcta.
- La lesión por inhalación es un predictor independiente de morbimortalidad.
- La adecuada reanimación con líquidos constituye uno de los pilares del tratamiento y tiene como objetivo anticipar y prevenir el shock. Mantener la perfusión y evitar la sobrecarga de volumen es el avance que más ha contribuido a mejorar la supervivencia.
- Dar fundamental importancia a los datos recolectados en la etapa prehospitalaria, ya que estos aportan datos sobre los tipos de quemaduras (riesgo de intoxicación por monóxido, cianuro, quemaduras por inhalación, eléctricas y químicas).
- Evitar la hipotermia.
- Evaluar al paciente según la tríada de acción pediátrica: evaluar-identificar- intervenir. Y seguir el esquema ABCDE.
- Siempre se debe considerar el manejo del dolor de manera paralela a la reanimación.
- El PCR traumático tiene elevadísima mortalidad. Reconocer el PCR traumático y diferenciarlo del PCR de origen médico permite iniciar las medidas adecuadas de reanimación, y aumenta las posibilidades de sobrevida.
- Discernir si el PCR es de origen traumático o no traumático.
- Los esfuerzos de la reanimación deben estar orientados a resolver las causas reversibles antes que iniciar las compresiones torácicas.
- Las principales complicaciones observadas son la hipovolemia, el neumotórax a tensión y el taponamiento cardíaco.
- Por último, considerar las particularidades según el tipo de lesión, no retrasar la reanimación ni la intubación –en caso de ser necesaria ante indicios de quemadura por inhalación– son factores que reducen la morbimortalidad.

REFERENCIAS

1. Fernández Santervás Y, Melé M. Protocolos diagnósticos y terapéuticos en urgencias de pediatría. Sociedad Española de Urgencias de Pediatría (SEUP). 3ª ed. Madrid: Asociación Española de Pediatría y Sociedad Española de Urgencias Pediátricas; 2019.
2. Mejía R. Airway Management. En: Society of Critical Care Medicine. Pediatric Fundamental Critical Care Support. Mount Pleasant: Society of Critical Care Medicine; 2008. p. 2-2.
3. Meregalli C, Turina D. Atención inicial del paciente quemado en Pediatría (PFCCS). SYLLABUS 2013;30(3).
4. American Burn Association. Guía de Práctica Clínica de la ISBI para el Cuidado de las Quemaduras [Internet]. Burn Care 2016 [consultado: junio de 2023]42:1-Disponible en www.ameriburn.org/PracticeGuidelines2001.pdf.
5. García Amigueti FJ, Herrera Morillas F, García Moren JL, et al. Manejo y reanimación del paciente quemado. Emergencias y catástrofes 2000;1(4)217-24.
6. Smith JE, Rickard A, Wise D. Traumatic cardiac arrest [Internet]. JR Soc Med 2015 [consultado: 27 de marzo de 2019];108(1):11-Disponible en: https://www.ncbi.nlm.nih.gov/pubmed/25572990.
7. Truhlár A, Deakin C, Soar J, et al. European Resuscitation Council Guidelines for Resuscitation 2015 Section Cardiac arrest in special circumstances [Internet]. Resuscitation 2015 [consultado: 27 de marzo de 2019]; 95:148-Disponible en: https://www.ncbi.nlm.nih.gov/pubmed/26477412.
8. The National Association of EMS Physicians and American College of Surgeons Committee on Trauma. Termination of Resuscitation for adult Traumatic Cardiopulmonary Arrest. Prehosp Emerg Care 2012; 16(4):571.
9. American Heart Association. Pediatric Advanced Life Support. USA: AHA; 2011.

Trastornos hidroelectrolíticos graves

18

Rodrigo E. Mejía y José A. Cortés

OBJETIVOS DE APRENDIZAJE

- Reconocer y diferenciar los trastornos del sodio, el potasio, el calcio y el magnesio en pacientes pediátricos, así como sus causas subyacentes.
- Describir las estrategias de tratamiento y manejo específicas de estas alteraciones.
- Identificar las complicaciones potenciales y cómo implementar medidas de prevención de estos trastornos.

INTRODUCCIÓN

Los trastornos de líquidos y electrolitos son muy comunes en los pacientes críticamente enfermos y representan una de las causas primarias y secundarias de admisión a una unidad de cuidados críticos pediátricos (UCIP).

En el presente capítulo describiremos la etiología, la presentación clínica y el tratamiento de algunos de estos trastornos.

TRASTORNOS DEL SODIO

Hiponatremia

Definida como la concentración sérica de sodio < 135 mmol/L. Es el trastorno electrolítico que se observa con más frecuencia en los pacientes pediátricos hospitalizados y algunas veces requiere monitorización constante en la UCIP.[1] Es causado por un exceso hídrico libre relacionado con el sodio (liberación desproporcionada de vasopresina o excesiva ingesta hídrica) o por un déficit de sodio extracelular (**cuadro 18-1**).

Del total de pacientes admitidos en un hospital pediátrico, alrededor del 15% presentarán hiponatremia.[2] Este problema es aún más prevalente en pacientes críticamente enfermos, ya que se presenta en hasta un 30%.[2] Una de las mayores causas de hiponatremia en pacientes hospitalizados es iatrogénica debido al uso de soluciones intravenosas hipotónicas, lo cual es potencialmente prevenible.[3] Nuevos estudios recomiendan el uso de soluciones isotónicas en enfermos agudos para prevenir la hiponatremia iatrogénica.[4]

La hiponatremia aguda conduce al edema intracelular y acarrea una mortalidad que oscila entre 9-45%, dependiendo de su detección y manejo tempranos.[2]

En una etapa temprana, los pacientes suelen ser asintomáticos hasta que desarrollan cambios en su estado neurológico correlacionados con el nivel de sodio sérico. Con niveles menores de 125 mmol/L, los pacientes suelen presentar cefalea, náuseas, vómitos, desorientación y letargia; con niveles entre 115-120 mmol/L, convulsiones, marcado deterioro neurológico, que incluye coma y edema cerebral, y puede desencadenar la muerte. Dentro de los trastornos graves de hiponatremia, es importante hacer énfasis en el síndrome de secreción inapropiada de hormona antidiurética (SIHAD) y el síndrome cerebral perdedor de sal.

Cuadro 18-1. Causas de hiponatremia e hipernatremia		
Hiponatremia	Déficit de sodio en el compartimento extracelular	Pérdidas renales: • Inhibidores de la reabsorción de sodio (diuréticos) • SCPS • Falta de estímulo para la reabsorción de sodio (aldosterona) • Errores congénitos de mecanismos de reabsorción de sodio
		Otras pérdidas: • Vía gastrointestinal • Sudoración
	Exceso de agua libre en el compartimento extracelular	Exceso de agua: • Intravenosa • Gastrointestinal
		Retención de agua: • SIADH • Fallo renal

Hipernatremia	Déficit de agua en el compartimento extracelular	Pérdida de agua neta:
		• Falta de reemplazo de pérdidas insensibles
		• Deficiencia de arginina-vasopresina (DI neurogénica)
		• Resistencia de arginina-vasopresina (DI nefrogénica)
		  – Congénita
		  – Adquirida
		• Hipodipsia

		Pérdida de líquidos hipotónicos
		• Renal
		• Uso de diuréticos (de asa, osmóticos)
		• Fallo renal
		  – Diuresis posobstructiva
		  – Necrosis tubular aguda (fase poliúrica)
		  – Fallo intrínseco
		• Pérdidas gastrointestinales (fístulas)
		• Pérdidas cutáneas (quemaduras, sudoración)

	Ganancia extracelular de sodio	Intravenosa: • Infusión de bicarbonato de sodio • Infusión de sodio hipertónico • Diálisis hipertónica
		Vía gastrointestinal: • Ingestión de sal • Ingestión de agua de mar • Enemas salinos hipertónicos
		Metabólica: • Síndrome de Cushing • Hiperaldosteronismo primario

SCPS: síndrome cerebral perdedor de sal; SIHAD: síndrome de secreción inapropiada de la hormona antidiurética; DI: diabetes insípida.

Síndrome de secreción inapropiada de hormona antidiurética

Las causas pueden ser de origen osmótico y no osmótico (**cuadro 18-2**). El diagnóstico se basa en la presencia de hiponatremia, disminución de la osmolaridad sérica (< 280 mOsm/L), elevación de la osmolaridad en la orina (> 500 mOsm/L) y pérdida inapropiada de sodio en la orina (> 20 mEq/L).

Cuadro 18-2. Causas de síndrome de secreción inapropiada de la hormona antidiurética

Estímulo osmótico	• Cloruro de sodio, elevación osmótica • Disminución del volumen circulante > 7% • Deshidratación • Fallo cardíaco • Cirrosis • Diuréticos
Estímulo no osmótico	• Cáncer • Meningitis, encefalitis • Traumatismo craneoencefálico • Aumento de presión intratorácica: neumonía, bronquiolitis, enfermedad pulmonar crónica, ventilación mecánica con presión positiva • Gastroenteritis • Prematuridad • Náuseas y vómitos graves • Dolor grave • Estrés • Traumatismo

La hiponatremia se agrava con el uso de solución fisiológica de cloruro de sodio porque el efecto de corrección es mínimo y transitorio, y puede causar un aumento en la hiponatremia debido a una retención de agua libre de sodio.[5]

En los pacientes asintomáticos el tratamiento inicial debe incluir la restricción hídrica oral, limitada a dos tercios del aporte diario de líquido de mantenimiento en niños. En otras palabras, la ingesta de líquidos debe estar por debajo de la capacidad renal de excreción, más pérdidas insensibles. Se sugiere controlar la ingesta y excreta de líquidos para garantizar que la restricción de líquidos sea adecuada y esté por debajo del volumen urinario.

El tratamiento en pacientes con síntomas graves debe incluir la administración de solución hipertónica de cloruro de sodio al 3% para aumentar el nivel de sodio sérico de 1-2 mEq/L/hora durante 3 a 4 horas. Las nuevas guías de tratamiento sugieren la utilización de solución hipertónica de cloruro de sodio al 3% (100 mL en 10 minutos) hasta por tres veces como una alternativa a la infusión continua. Sin embargo, la infusión continua de solución hipertónica de cloruro de sodio al 3% (0,5-2 mL/kg/hora)

sigue siendo el tratamiento indicado para los pacientes con síntomas moderados.[6] La terapia inicial debe enfocarse en mejorar los síntomas neurológicos. En pacientes que presentan convulsiones y coma se puede aumentar el nivel de la infusión inicial entre 2-4 mEq/L/hora hasta que el sodio sérico esté por encima de 125 mEq/L o los síntomas neurológicos se hayan resuelto. Al alcanzar este valor, el nivel de corrección debe disminuirse a 0,5 mEq/L/hora para evitar complicaciones, como el síndrome de desmielinización osmótica.

Este síndrome se caracteriza por problemas neurológicos graves que, algunas veces, pueden ser irreversibles e incluyen disartria, disfagia, paraplejia o cuadriplejia espástica, convulsiones y estado mental anormal.

En pacientes que tienen restringido el volumen hídrico pueden utilizarse diuréticos, como la furosemida, para limitar la expansión del volumen extracelular y promover la excreta hídrica. Estudios recientes han demostrado que el uso de antagonistas de receptores de vasopresina I y II son útiles en pacientes pediátricos oncológicos que reciben quimioterapia, ya que en ellos no se puede restringir la administración de líquidos intravenosos.[7,8]

Síndrome cerebral perdedor de sal

Este síndrome se caracteriza por la presencia de hipovolemia causada por diuresis excesiva, síntomas de deshidratación, disminución de la presión venosa central y de la osmolaridad sérica, marcada hiponatremia y aumento de la excreción urinaria de sodio. Probablemente sea el resultado de una sobreproducción de un péptido natriurético de tipo B y una disminución simpatética del riñón, que causa una disminución en la reabsorción de sodio y pérdida de sal.[9] El tratamiento debe estar dirigido a los reemplazos de volumen hídrico y de cloruro de sodio por vía oral o intravenosa. Las infusiones de soluciones hipertónicas de cloruro de sodio al 3% deben estar reservadas para pacientes con hiponatremia grave y riesgo de deterioro neurológico. El uso de fludrocortisona (0,05-0,2 mg/día) puede ser de ayuda en algunos pacientes y aumentar el sodio sérico hasta 5 mEq/L.[10] Este síndrome se manifiesta en pacientes con lesiones intracraneales y es importante diferenciarlo del SIHAD porque el tratamiento es diferente (reemplazo de volumen hídrico y sodio frente a restricción de líquidos).

Hipernatremia

Definida como la concentración sérica de sodio > 145 mmol/L. Es causada por una pérdida hídrica excesiva (diarrea, vómitos, sudoración, fiebre y uso de diuréticos) o una ingesta inadecuada de líquidos relacionada con el sodio extracelular (véase **cuadro 18-1**). En raras ocasiones se puede presentar por una intoxicación por sal. Los signos más tempranos incluyen debilidad, irritabilidad y letargia, mientras que los más graves se observan cambios del estado mental, que incluyen *delirium*, convulsiones y coma. Estos últimos están asociados a un mal pronóstico y se consideran factores de alto riesgo de mortalidad en pacientes críticamente enfermos.[8,11] Los infantes y enfermos de cáncer son más susceptibles a la hipernatremia. En el caso de los primeros, se debe a la dependencia de sus padres o personas que los cuidan para recibir líquidos. Los pacientes con lesiones tumorales a la altura del hipotálamo y la glándula pituitaria pueden tener alteraciones en la secreción

o disminución de la producción de vasopresina y propensión a desarrollar deficiencia de hormona arginina-vasopresina (AVP), anteriormente conocida como diabetes insípida (DI). Los pacientes con hipernatremia pueden ser clasificados según el estado de la osmolaridad sérica y urinaria. Si ambas están elevadas, sugieren pérdidas hídricas o inadecuada ingesta; si hay elevación de la osmolaridad sérica, pero disminución de la osmolaridad en la orina, sugiere DI.

Los pacientes con hipernatremia grave usualmente presentan hipovolemia y estado de shock debido a un movimiento del líquido intracelular al extracelular que lleva a la deshidratación intracelular. El tratamiento de estos pacientes será con la administración de soluciones isotónicas hasta corregir el volumen circulante. Una vez que se ha corregido el déficit de volumen, la corrección de la hipernatremia debe de realizarse en forma gradual, y debe buscar una disminución no mayor de 0,5 mmol/L/hora durante un período de 48-72 horas.

En pacientes pediátricos, el déficit de agua libre de solutos puede ser calculado utilizando 4 mL/Kg por cada 1 mmol/L sodio > 145 mmol/L.

Alteraciones de la hormona AVP (diabetes insípida)

Se caracteriza por una excesiva excreción de orina diluida y puede clasificarse en ausencia de AVP o central y resistencia a la AVP o nefrogénica.

La causa central puede desarrollarse por la ausencia total o parcial de la AVP o hormona antidiurética. Los pacientes con esta condición tienen un elevado gasto urinario que resulta en hipernatremia, con una elevada osmolaridad sérica y baja osmolaridad urinaria. Los pacientes hospitalizados con esta patología, que tienen restringida la ingesta de líquidos que normalmente estaría compensada por la sed, están más predispuestos a desarrollar una hipernatremia marcada e hipovolemia. Se debe prestar atención especial y monitorización a pacientes sometidos a intervenciones neuroquirúrgicas del hipotálamo o de la glándula pituitaria, ya que pueden presentar síntomas en tres fases: 1ra. inicialmente en el posoperatorio inmediato, seguido de un período de SIHAD con marcada hiponatremia en parte a causa del manejo inicial de la hipernatremia y finalmente nuevo regreso a la fase inicial.

El tratamiento inicial debe incluir reemplazo de volumen hasta lograr una mejora del estado hemodinámico del paciente y luego ceñirse al remplazo del gasto urinario presente. Posteriormente, el paciente debe recibir reemplazo hormonal con acetato de desmopresina (DDAVP) 1-2 µg/día IV o subcutáneo dividido en dos dosis o vasopresina en infusión continua a 0,5 µm/kg/hora y requerimiento de monitorización del sodio sérico cada cuatro horas.

La resistencia a la AVP (causa nefrogénica) se caracteriza por una acción inadecuada de la hormona a nivel renal. Los pacientes oncológicos están particularmente en riesgo de desarrollar la misma debido a anormalidades electrolíticas por el uso de antibióticos y agentes de quimioterapia.[12] Entre los medicamentos con mayor riesgo de producirla están los compuestos del platino, el metotrexato, la ifosfomida, la anfotericina, el cidofovir y el foscarnet.[12]

El tratamiento debe incluir la reposición de volumen, el uso de diuréticos tiazídicos, la restricción de la ingesta de sal y del uso de antiinflamatorios no esteroides. Los diuréticos tiazídicos, como la hidroclorotiazida, la metolazona y otros, tienen un resultado positivo en la reducción final de orina debido a un efecto paradójico. Inicialmente ocasionan una disminución de la reabsorción de sodio y agua en los túbulos distales, lo que causa el efecto diurético esperado. Esta disminución del volumen disminuye la filtración glomerular y aumenta la absorción de sodio y agua en los túbulos proximales, lo que lleva a una conservación de volumen con disminución de la excreta urinaria y aumento de la osmolaridad en la orina. El efecto es causado, en parte, por un bloqueo del transporte sodio-cloro en el túbulo distal.[13,14]

TRASTORNOS DEL POTASIO

Hipopotasemia

Definida como la concentración sérica de potasio (K^+) < 3,5 mmol/L. Es causada por pérdidas gastrointestinales (vómitos y drenajes) y urinarias, trastornos tubulares renales (quimioterapia), uso de diuréticos, traumatismo o disminución del consumo de K^+ (**cuadro 18-3**). Los signos y síntomas se dividen según la gravedad de la hipopotasemia. La hipopotasemia leve (K^+ 3-3,5 mmol/L) puede cursar sin ningún síntoma. Sin embargo, algunos pacientes pueden presentar elevación de la presión sanguínea. La hipopotasemia moderada (K^+ 2,5-3 mmol/L) se presenta con debilidad y dolor muscular, que incluye calambres musculares, estreñimiento y alta incidencia de anormalidades en el ritmo cardíaco. Se debe prestar atención especial a los pacientes posquirúrgicos con anomalías cardíacas congénitas o a aquellos que están recibiendo digoxina, ya que presentan mayores anormalidades del ritmo cardíaco. La hipopotasemia grave (K^+ < 2,5) se presenta con hiporreflexia, parálisis flácida y rabdomiólisis. Los pacientes pueden desarrollar cambios a nivel cardíaco que muestran una conducción lenta con repolarización ventricular disminuida y un período refractario corto. Los cambios en el electrocardiograma muestran una onda T aplanada e invertida seguida de una prolongación del intervalo QT, la presencia de ondas U y depresión leve del segmento ST. Los pacientes con hipopotasemia grave pueden presentar arritmias, como taquicardia ventricular y taquicardia ventricular polimorfa en entorchado (*torsades de pointes*).

El tratamiento es reemplazo de cloruro de potasio, usualmente 0,2-0,3 mmol/kg/hora, administrado por vía IV a razón de 1 mmol/kg/hora (dosis máxima 20 mmol/hora). Los pacientes que reciben reemplazo IV requieren monitorización cardíaca continua y seguimiento frecuente de los niveles de potasio.

Hiperpotasemia

Definida como la concentración sérica de $K^+ > 5,5$ mmol/L. Es causada por disfunción renal, disminución de la excreción de potasio o aumento de la ingesta (véase **cuadro 18-3**). Los hallazgos clínicos son secundarios a la disminución de la excitabilidad del tejido debido a una disminución del gradiente intra/extracelular. Se manifiesta con debilidad muscular, disminución de la motilidad gastrointestinal, hipotensión, conducciones anormales cardíacas y arritmias. Los hallazgos electrocardiográficos se correlacionan con los niveles séricos de K^+.[15]

- K^+ 5,5-6,5 mmol/L: incremento de la onda T, que se vuelve picuda y estrecha, y el intervalo QT se acorta.

- K^+ 6,5-8 mmol/L: la onda T picuda permanece, la onda P se aplana y ensancha, se prolonga el intervalo PR y el complejo QRS se ensancha; pueden presentarse trastornos del sistema de conducción con bloqueos auriculoventriculares.

- $K^+ > 8$ mmol/L: la onda P desaparece, el QRS se vuelve más ancho y se continua con la onda T, desparece el segmento ST y forma una onda ancha sinusoidal. Estos cambios rápidamente desencadenan fibrilación ventricular y asistolia.

La hiperpotasemia grave es una emergencia médica que puede desencadenar la muerte del paciente, si no es tratada de manera de manera adecuada.

Cuadro 18-3. Causas de hipopotasemia e hiperpotasemia		
Hipopotasemia	Aumento de excreción de K^+	• Diarrea • Pérdidas urinarias • Diuréticos • Uso de esteroides • Hipomagnesemia

	Movimiento de potasio extra-intracelular	• Uso de medicamentos
		  – Bicarbonato de sodio
		  – β-adrenérgicos
		  – Insulina
		• Alcalosis

Hiperpotasemia	Disminución de excreción	• Fallo renal
		• Trastornos tubulares (acidosis tubular IV)
		• Uso de medicamentos
		  – Diuréticos ahorradores de potasio
		  – Inhibidores de la enzima convertidora de angiotensina, AINE

	Aumento de ingesta o reemplazo	• Iatrogénico
		  – Sobretratamiento de la hipopotasemia
		  – Reemplazo de potasio cuando clínicamente no está indicado

	Movimiento de K^+ intracelular-extracelular	• Uso de medicamentos
		  – Betabloqueantes
		  – Succinilcolina
		• Déficit de insulina
		• Hiperosmolaridad
		• Rabdomiólisis
		• Síndrome de lisis tumoral
		• Acidosis

AINE: antiinflamatorios no esteroides.

El tratamiento agudo debe incluir:

- Evitar cualquier solución que contenga K^+.
- Estabilizar la membrana cardíaca con gluconato de calcio 50 mg/kg IV o cloruro de calcio 10 mg/kg IV.
- Redistribuir el K^+ del espacio extracelular al intracelular con bicarbonato de sodio 1 mmol/kg IV, infusión de dextrosa e insulina IV (dextrosa al 10-25% 2-3 mL/kg + insulina regular 0,1 U/kg) o agonistas β-2 (salbutamol) 2,5-5 mg/dosis.
- Eliminar el exceso de K^+ aún presente en el espacio extracelular con diuréticos (furosemida 0,5-1 mg/kg) o resinas de intercambio iónico (sulfato de poliestireno sódico 1 g/kg/dosis oral o rectal cada seis horas).
- Finalmente, en pacientes con hiperpotasemia grave persistente está indicada la hemodiálisis o diálisis peritoneal.

TRASTORNOS DEL CALCIO

Hipocalcemia

Se define como la concentración sérica de calcio total < 8,8 mg/dL o de calcio iónico < 1,12 mmol/L. La hipocalcemia es una condición relativamente común en los pacientes críticamente enfermos y suele ser multifactorial. Está asociada con una mayor mortalidad en pacientes sépticos.[16] Su incidencia varía entre 12-88%, dependiendo del estado crítico del paciente.[17] Las causas pueden incluir:

- Elevación de las citocinas durante la respuesta inflamatoria sistémica.
- Hipoalbuminemia grave.
- Trauma.
- Hipomagnesemia y déficit de vitamina D.
- Neonatos con enfermedad cardíaca congénita con síndrome de Di George.
- Pacientes con procesos oncológicos posquirúrgicos de las glándulas tiroides y paratiroides.

Los síntomas pueden presentarse de forma leve o grave. El paciente con hipocalcemia leve puede ser asintomático o presentar excitabilidad neuromuscular con hormigueo o adormecimiento perioral, espasmos carpo-pedales y parestesias. Estos hallazgos pueden ser evaluados a través del examen físico para documentar la presencia de signos de Chvostek y Trousseau.

La hipocalcemia grave suele presentarse con laringoespasmo, broncoespasmo, apnea, convulsiones, cambios en el estado mental, arritmias debidas a la prolongación del intervalo QT, hipotensión y fallo cardíaco congestivo.

Para el tratamiento de la hipocalcemia grave en pacientes que no cuentan con acceso vascular central está indicada la administración de gluconato de calcio 50-100 mg/kg por dosis. En los que cuentan con acceso puede utilizarse cloruro de calcio 20 mg/kg por dosis. En la hipocalcemia persistente está indicado continuar el tratamiento con gluconato de calcio o cloruro de calcio cada seis horas.

Hipercalcemia

Se define como la concentración sérica de calcio total > 10,4 mg/dL [> 2,6 mmol/L] o de calcio iónico > 5,2 mg/dL [1,3 mmol/L]. La hipercalcemia es relativamente rara en pediatría y la mayoría de los pacientes que la presentan tienen hiperparatiroidismo primario o cursan un proceso oncológico.[18] Estos últimos tienen entre un 20-30% de probabilidades de desarrollar hipercalcemia en algún momento de su enfermedad y esto suele ser un signo de mal pronóstico.[18,19]

Los hallazgos clínicos se relacionan con su gravedad y rapidez.

Si bien en la hipercalcemia leve muchos pacientes son asintomáticos, pueden presentar náuseas, vómitos, dolor abdominal, anorexia, estreñimiento e íleo.

La hipercalcemia moderada se presenta con poliuria, polidipsia, confusión, *delirium*, debilidad muscular, fatiga, depresión y nefrolitiasis.

Los pacientes con hipercalcemia grave presentan nefrocalcinosis, insuficiencia renal, cambios electrocardiográficos (acortamiento del intervalo QT), arritmias, choque y muerte.

El tratamiento de la hipercalcemia grave o que evoluciona rápidamente debe incluir:

- Reposición rápida de volumen con una solución isotónica de cloruro de sodio o Ringer lactato que tiene como objetivo restaurar el volumen circulante y mejorar la perfusión renal.
- Hiperhidratación a 150% de los líquidos de mantenimiento para mantener el gasto urinario y aumentar la excreción urinaria de calcio.
- Los diuréticos de asa, como la furosemida 1-2 mg/kg/dosis cada 6-12 horas ayudan a mantener el gasto urinario y aumentan la excreción urinaria de calcio.
- Uso de calcitonina subcutánea o bifosfonatos intravenosos con adecuado seguimiento endocrinológico.[20]
- Está indicado el uso de glucocorticoides en pacientes cuyo nivel de calcio no mejora a pesar de una buena diuresis.[21]
- La hemodiálisis está indicada si el tratamiento médico no es efectivo o hay fallo renal con oliguria o anuria.

TRASTORNOS DEL MAGNESIO

Hipomagnesemia

Definida como la concentración sérica de magnesio < 1,8 mg/dL [< 0,7 mmol/L]. Suele ser causada por una mala absorción gastrointestinal, deficiencia de magnesio en la dieta, redistribución del espacio extraintracelular o disminución de la absorción renal. La pérdida renal de magnesio puede agravarse por la utilización de medicamentos (furosemida, cisplatino, ciclosporina, anfotericina y aminoglucósidos) que causan trastornos tubulares renales reversibles.[22,23]

Los pacientes con hipomagnesemia suelen ser asintomáticos hasta que el magnesio alcanza niveles menores de 1 mg/dL. Los síntomas en su mayoría son similares a los de pacientes con hipocalcemia e hipopotasemia. En la hipomagnesemia grave se puede encontrar taquicardia ventricular polimorfa en entorchado (*torsades de pointes*).

El tratamiento es con sulfato de magnesio 25-50 mg/kg intravenoso. Los niveles séricos de magnesio deben monitorizarse al menos cada seis horas.

En pacientes que necesitan reemplazo por largo tiempo, como los que han recibido quimioterapia con cisplatino, este puede ser oral con gluconato u óxido de magnesio a dosis de 20-40 mg/kg/día de magnesio elemental.

Hipermagnesemia

Definida como la concentración sérica de magnesio > 2,6 mg/dL [> 1,05 mmol/l]. Las causas pueden deberse al aumento de la ingesta o a la administración intravenosa del magnesio y por una disminución de la excreción renal. Los pacientes con shock, trauma y quemaduras son susceptibles de padecer de hipermagnesemia debido a una destrucción celular masiva. Estos suelen ser asintomáticos hasta alcanzar niveles de magnesio mayores de 4 mg/dL. Los síntomas más frecuentes son debilidad muscular, pérdida de reflejos osteotendinosos, letargia, hipotensión, fallo respiratorio y coma. Los pacientes con hipermagnesemia grave pueden presentar hallazgos electrocardiográficos que incluyen bradicardia, prolongación de los segmentos PR y QT, y desarrollar bloqueo y fallo cardíaco.

El tratamiento consiste en aumentar la excreción renal de magnesio, que se logra con hidratación intravenosa con solución salina y uso de furosemida. La hemodiálisis está indicada en pacientes con fallo renal.

TRASTORNOS DEL FÓSFORO

Hipofosfatemia

Definida como la concentración sérica de fosfato < 2,5 mg/dL [< 0,81mmol/L]. Raramente se presenta en pacientes pediátricos, con excepción de casos con desnutrición, síndrome de malaabsorción o disminución de la reabsorción renal. La hipofosfatemia aguda se presenta como consecuencia de un gasto y agotamiento de las reservas de energía celular.

Los síntomas son variables, pero la mayoría de los pacientes puede presentar hemólisis, disfunción leucocitaria, disfunción plaquetaria, debilidad muscular, parálisis, atrofia muscular, fallo respiratorio, rabdomiólisis y letargia.

El tratamiento debe de incluir compuestos de fosfato sódico o fosfato potásico 0,4 mmol/kg por dosis, sin exceder 21 mmol por dosis. Se recomienda repetir los exámenes de laboratorio al completar el tratamiento.

Hiperfosfatemia

Definida como la concentración sérica de fosfato > 4,5 mg/dL [> 1,46 mmol/L]. Se presenta cuando existe disminución o pérdida de la excreción renal de fosfato. Puede ser causada por anemia hemolítica grave, rabdomiólisis, hipertermia o lisis tumoral. Los hallazgos clínicos se atribuyen a la precipitación de cristales de fosfato cálcico a nivel tubular y al desarrollo de fallo renal. La hipocalcemia secundaria a la hiperfosfatemia es la causa de otros hallazgos clínicos, como parestesias, calambres musculares, convulsiones, hipotensión y arritmias. El tratamiento consiste en:

- Restringir el fósforo de la dieta.
- Suspender cualquier fármaco o solución que contenga fósforo.
- Hidratar al paciente con solución salina al 150-200% del mantenimiento para forzar una diuresis y disminuir la probabilidad de que los cristales de fosfato cálcico se precipiten y causen fallo renal.
- El uso de diuréticos, como manitol y furosemida, están indicados para mejorar el gasto urinario y la excreción de fósforo.
- Administrar quelantes del fósforo (hidróxido de aluminio y carbonato de sevelamer) para eliminarlo del tubo digestivo.
- La hemodiálisis también está indicada en pacientes con fallo renal con oliguria o anuria.

 CONCEPTOS CLAVE

- Los trastornos de los líquidos y los electrolitos son comunes en los pacientes críticamente enfermos y son una causa importante de internación en la UCIP.
- Se debe reconocer y diferenciar los trastornos del sodio, el potasio, el calcio y el magnesio en los pacientes pediátricos, a fin de implementar las estrategias de tratamiento específicas e identificar las posibles complicaciones.
- En pacientes con hiponatremia, se deben tener presente las causas iatrogénicas por la administración de líquidos hipotónicos, así como la detección del síndrome de secreción inapropiada de hormona antidiurética (SIHAD) y el síndrome cerebral perdedor de sal.
- Tanto la hipopotasemia como la hiperpotasemia pueden manifestarse con una variedad de síntomas, como debilidad muscular, fatiga y arritmias cardíacas. Estas pueden ser graves, por lo cual es importante su detección temprana y un manejo rápido, según el estado clínico del paciente.

REFERENCIAS

1. Gill G, Huda B, Boyd A, et al. Characteristics and mortality of severe hyponatraemia--a hospital-based study. Clin Endocrinol (Oxf) 2006;65(2):246-9.
2. Asadollahi K, Beeching N, Gill G. Hyponatraemia as a risk factor for hospital mortality. QJM 2006;99(12): 877-80.
3. Hoorn E, Geary D, Robb M, et al. Acute hyponatremia related to intravenous fluid administration in hospitalized children: an observational study. Pediatrics 2004;113(5):1279-84.
4. Foster BA, Tom D, Hill V. Hypotonic versus isotonic fluids in hospitalized children: a systematic review and meta-analysis. J Pediatr 2014;165(1):163-9.
5. Adrogue H, Madias N. Hyponatremia. N Engl J Med 2000;342(21):1581-9.
6. Hoorn EJ, Zietse R. Diagnosis and treatment of hyponatremia: compilation of the guidelines. J Am Soc Nephrol 2017;28(5):1340-49.
7. Rianthavorn P, Cain J, Turman M. Use of conivaptan to allow aggressive hydration to prevent tumor lysis

syndrome in a pediatric patient with large-cell lymphoma and SIADH. Pediatr Nephrol 2008;23(8):1367-70.

8. Khan M, Dellinger P, Waguespack S. Electrolyte disturbances in critically ill cancer patients: an endocrine perspective. J Intensive Care Med 2018;33(3):147-58.

9. Betjes M. Hyponatremia in acute brain disease: the cerebral salt wasting syndrome. Eur J Intern Med 2002;13(1):9-14.

10. Taplin C, Cowell C, Silink M, et al. Fludrocortisone therapy in cerebral salt wasting. Pediatrics. 2006;118(6):e1904-8.

11. Elsayem A, Mori M, Parsons H, et al. Predictors of inpatient mortality in an acute palliative care unit at a comprehensive cancer center. Support Care Cancer 2010;18(1):67-76.

12. Salahudeen A, Doshi S, Shah P. The frequency, cost, and clinical outcomes of hypernatremia in patients hospitalized to a comprehensive cancer center. Support Care Cancer 2013;21(7):1871-8.

13. Sinke A, Kortenoeven M, de Groot T, et al. Hydrochlorothiazide attenuates lithium-induced nephrogenic diabetes insipidus independently of the sodium-chloride cotransporter. Am J Physiol Renal Physiol 2014;306(5):F525-33.

14. Kim G, Lee J, Oh Y, et al. Antidiuretic effect of hydrochlorothiazide in lithium-induced nephrogenic diabetes insipidus is associated with upregulation of aquaporin-2, Na-Cl co-transporter, and epithelial sodium channel. J Am Soc Nephrol 2004;15(11):2836-43.

15. Chew H, Lim S. Electrocardiographical case. A tale of tall T's. Hyperkalaemia. Singapore Med J 2005;46(8):429-32; quiz 433.

16. Zaloga G, Chernow B. The multifactorial basis for hypocalcemia during sepsis. Studies of the parathyroid hormone-vitamin D axis. Ann Intern Med 1987; 107(1):36-41.

17. Vivien B, Langeron O, Morell E, et al. Early hypocalcemia in severe trauma. Crit Care Med 2005;33(9):1946-52.

18. Stewart A. Clinical practice. Hypercalcemia associated with cancer. N Engl J Med 2005; 352(4):373-9.

19. Ralston S, Gallacher S, Patel U, et al. Cancer-associated hypercalcemia: morbidity and mortality. Clinical experience in 126 treated patients. Ann Intern Med 1990;112(7):499-504.

20. Sekine M, Takami H. Combination of calcitonin and pamidronate for emergency treatment of malignant hypercalcemia. Oncol Rep 1998;5(1):197-9.

21. Binstock M, Mundy G. Effect of calcitonin and glucocorticoids in combination on the hypercalcemia of malignancy. Ann Intern Med 1980;93(2):269-72.

22. Kaplinsky C, Alon U. Magnesium homeostasis and hypomagnesemia in children with malignancy. Pediatr Blood Cancer 2013;60(5):734-40.

23. Sharbaf F, Farhangi H, Assadi F. Prevention of chemotherapy-induced nephrotoxicity in children with cancer. Int J Prev Med 2017;8:76.

Reanimación cardiopulmonar en pacientes con cardiopatías complejas

19

Ezequiel Martínez del Valle y Noemí Claudia Pedraza

 OBJETIVOS DE APRENDIZAJE

- Identificar los factores clave que influyen en la reanimación cardiopulmonar (RCP) en niños con cardiopatías.
- Proporcionar recomendaciones basadas en la evidencia para mejorar la RCP y la supervivencia en niños con cardiopatías.
- Comprender cómo prevenir el paro cardiorrespiratorio (PCR) en este grupo de pacientes.

INTRODUCCIÓN

En nuestro país, cada año nacen 5800 niños con cardiopatías congénitas, y aproximadamente 800 fallecen durante el primer año de vida.[1] Existe una amplia variedad de enfermedades cardíacas en pediatría. En esta población, la patología cardíaca es principalmente congénita, pero también puede ser adquirida. Más allá de que los defectos cardíacos puedan ser corregidos o paliados, la dirección del flujo sanguíneo puede no ser normal. Los pacientes pueden quedar con defectos residuales o desarrollar nuevas complicaciones con el tiempo, lo que lleva a un aumento del riesgo de PCR. Habitualmente, esta población desarrolla disfunción miocárdica, arritmias o un desequilibrio entre el flujo sanguíneo pulmonar y el sistémico.

El PCR que requiere RCP ocurre en aproximadamente 7 de cada 1000 hospitalizaciones de niños con enfermedades cardiovasculares, una tasa 10 veces mayor de la observada en niños hospitalizados sin estas enfermedades.[2] La frecuencia de PCR es mayor en unidades de cuidados intensivos (UCI) cardíacos (4 a 6% de ingresos) que en UCI médico-quirúrgicas pediátricas (2 a 4% de ingresos).[3]

Las maniobras de RCP en el paciente pediátrico con patología cardíaca congénita pueden tener distintos efectos, según la cardiopatía de base y las características hemodinámicas. Incluso, la forma de administrar la medicación puede variar en los pacientes con enfermedad cardíaca. El tratamiento adecuado incrementa la tasa de supervivencia tanto a nivel intrahospitalaria como extrahospitalaria. Las mayores tasas de éxito se consiguen cuando se dispone de un equipo especializado, la infraestructura necesaria y, en caso de requerirlo, soporte mecánico circulatorio con oxigenación de membrana extracorpórea (ECMO).[4]

La importancia de la RCP en este grupo de pacientes radica en las siguientes razones:

- La frecuencia de PCR es alta en niños con cardiopatías congénitas y la patogénesis es diferente de aquellos pacientes sin enfermedad cardíaca.
- La hemodinamia y fisiología de las cardiopatías congénitas son muy variadas; además, las interacciones cardiopulmonares y la respuesta a la reanimación pueden ser bastante variables.
- Por último, la respuesta a la intervención farmacológica del neonato y el paciente

en posoperatorio con una cardiopatía congénita puede diferir a la de aquellos sin enfermedad cardíaca.[4]

Este capítulo destaca los aspectos característicos de la RCP de niños con enfermedad cardíaca congénita o adquirida, y proporciona recomendaciones basadas en la evidencia (**cuadro 19-1**).

Principios fisiológicos de la cardiopatía congénita

> **!** Si bien esta población de pacientes es muy particular, los principios básicos de la RCP de calidad siguen siendo los mismos, pero es importante destacar que hay consideraciones especiales que se deberán tener en cuenta para que la reanimación en este grupo de pacientes sea exitosa.

Ante un paciente grave con cardiopatía congénita, operado o no, con altas chances de entrar en un PCR, se deben tener en cuenta los seis principios fisiológicos de la cardiopatía congénita:

- La sangre sigue el camino de la menor resistencia.
- La falta de flujo sanguíneo provoca la falta de crecimiento del corazón.
- Las obstrucciones del lado izquierdo ocasionan subdesarrollo del lado izquierdo.
- Las obstrucciones del lado derecho ocasionan subdesarrollo del lado derecho.
- Las lesiones "críticas" dependen de la mezcla tanto ductal como intracardíaca.
- Las obstrucciones "críticas" de los lados izquierdo y derecho no ocurren juntas.

> **!** Entendiendo estas premisas, se deberá plantear un objetivo de saturación sistémica de oxígeno (SaO_2) durante la reanimación para no provocar un desequilibrio de esta fisiología tan delicada.

El **cuadro 19-2** revisa los SaO_2 que se deben plantear en pacientes con cardiopatías congénitas.

MANEJO DEL PACIENTE CRÍTICO CON ENFERMEDAD CARDÍACA CONGÉNITA O ADQUIRIDA

Patología univentricular

El corazón univentricular funcional abarca un grupo heterogéneo de entidades anatómicas que tienen en común que uno de los ventrículos es incapaz de mantener, en forma independiente, la circulación sistémica o pulmonar.

El paciente con una circulación verdaderamente "equilibrada" es relativamente raro, por lo que la mayoría requerirá cirugía para proporcionar un flujo sanguíneo sistémico (Qs) sin obstrucciones y un flujo sanguíneo pulmonar (Qp) restrictivo.[5]

El recién nacido con anatomía de un solo ventrículo no diagnosticado puede presentar síntomas que van desde la cianosis hasta el shock, según la anatomía subyacente y distribución relativa del flujo pulmonar y sistémico.

El manejo de un corazón univentricular no paliado se enfoca en mantener un adecuado flujo sanguíneo pulmonar y sistémico para satisfacer las demandas metabólicas del cuerpo.

Actualmente, se considera que el soporte respiratorio invasivo del paciente en el preoperatorio debe reservarse para aquellos casos con insuficiencia/fallo respiratorio o bajo gasto sistémico.

Si bien se ha demostrado que tanto la hipoxia como la hipercapnia son eficaces para disminuir el Qp: Qs, ambas deben utilizarse con precaución.[6]

Asimismo, solo la hipercapnia ha demostrado un aumento del gasto cardíaco (evaluado por diferencia arteriovenosa de O_2 y saturación de oxígeno venosa mixta).

Respecto de la monitorización hemodinámica, tanto la saturación venosa central de oxígeno $(SvcO_2)$ medida en la vena cava superior como la espectroscopia cercana al infrarrojo (NIRS) se han convertido en pilares de la atención posoperatoria.[7]

Cuadro 19-1. Clasificación aplicada de recomendaciones y nivel de evidencia				
	CLASE I	**CLASE IIa**	**CLASE IIb**	**CLASE III**
	Beneficio >> riesgo Procedimiento/ tratamiento debe ser realizado/ administrado	Beneficio > riesgo Es razonable realizar procedimiento/ tratamiento	Beneficio ≥ riesgo Procedimiento/ tratamiento puede ser considerado	Sin beneficio o perjudicial El tratamiento no provee beneficio o es perjudicial El procedimiento no es útil, costo beneficioso o perjudicial
Nivel A Evaluación de poblaciones múltiples (ensayos clínicos aleatorizados o metanálisis)	**Recomendación:** el procedimiento/ tratamiento es útil/efectivo Suficiente evidencia de ensayos clínicos aleatorizados o metanálisis	**Recomendación:** a favor del procedimiento/ tratamiento es útil/efectivo Alguna evidencia contradictoria de ensayos clínicos aleatorizados o metanálisis	**Recomendación:** utilidad/eficacia poco concluyente Mayor evidencia contradictoria de ensayos aleatorizados o metanálisis	**Recomendación:** el procedimiento/ tratamiento no es útil/efectivo y puede ser perjudicial Suficiente evidencia de ensayos clínicos aleatorizados o metanálisis
Nivel B Evaluación de poblaciones limitadas (un ensayo clínico aleatorizado o estudios no aleatorizados)	**Recomendación:** el procedimiento/ tratamiento es útil/efectivo Evidencia de ensayo clínico aleatorizado o estudios no aleatorizados	**Recomendación:** a favor de procedimiento/ tratamiento es útil/efectivo Alguna evidencia contradictoria de ensayo clínico aleatorizado o estudios no aleatorizados	**Recomendación:** utilidad/eficacia poco concluyente Mayor evidencia contradictoria de ensayo clínico aleatorizado o estudios no aleatorizados	**Recomendación:** el procedimiento/ tratamiento no es útil/efectivo y puede ser perjudicial Evidencia de ensayo clínico aleatorizado o estudios no aleatorizados
Nivel C Evaluación de poblaciones muy limitadas (consensos de opinión de expertos, estudio de casos o estándar de cuidado)	**Recomendación:** el procedimiento/ tratamiento es útil/efectivo Solo opinión de expertos, estudio de casos o estándar de cuidado	**Recomendación:** a favor de procedimiento/ tratamiento siendo útil/ efectivo Solo opinión de expertos divergente, estudio de casos o estándar de cuidado	**Recomendación:** utilidad/eficacia poco concluyente Solo opinión de expertos divergente, estudio de casos o estándar de cuidado	**Recomendación:** el procedimiento/ tratamiento no es útil/efectivo y puede ser perjudicial Solo opinión de expertos, estudio de casos o estándar de cuidado

Cuadro 19-2. Objetivo de saturación, de acuerdo con la fisiología de las cardiopatías congénitas

Fisiología/circulación biventricular	**SO_2 en aorta > SO_2 en arteria pulmonar** Objetivo de SaO_2 > 93%
Flujo sanguíneo pulmonar limitado	Objetivo de SaO_2 > 93%
Flujo sanguíneo sistémico limitado	Objetivo de SaO_2 > 93%
Fisiología/circulación univentricular Preestadio I y posestadio I	**SO_2 en aorta = SO_2 en arteria pulmonar** Objetivo de SaO_2 75-85%
Estadio II	Objetivo de SaO_2 75-85%
Estadio III	Objetivo de SaO_2 93%
Fisiología/circulación en paralelo	**SO_2 en arteria pulmonar > SO_2 en aorta** Objetivo de SaO_2 preoperatorio: 75-85% Objetivo SaO_2 posoperatorio: > 93%

SO_2: saturación de oxígeno; SaO_2: saturación arterial de oxígeno.

Se ha demostrado que los niveles bajos de $SvcO_2$ durante las primeras 48 horas después de la cirugía de Norwood se correlacionan con el riesgo de complicaciones posoperatorias, incluida la necesidad de RCP e ingreso a ECMO.[8]

Para concluir, es fundamental tener en cuenta las siguientes premisas para los pacientes que tienen cardiopatías con fisiología univentricular:

- En el preoperatorio de pacientes neonatos bajo soporte ventilatorio con aumento del Qp y disminución del Qs sintomático, aumentar la presión arterial de dióxido de carbono ($PaCO_2$) puede ser beneficioso para incrementar el gasto cardíaco en el corto plazo. (Clase IIa; nivel de evidencia C).
- La hiperventilación e hiperoxigenación pueden ser potencialmente perjudiciales en esta circunstancia. (Clase III; nivel de evidencia C).
- La monitorización directa (toma de muestra por catéter en la vena cava superior) o indirecta (NIRS) de la $SvcO_2$ puede ser beneficiosa para valorar la entrega de O_2 (DO_2) y el manejo del neonato luego de la cirugía de Norwood o anastomosis sistémico-pulmonar (ASP). (Clase IIa; nivel de evidencia B).
- En el paciente con ASP hipofuncionante, modificar las resistencias vasculares pulmonar y sistémica, aumentando la presión arterial de O_2 (PaO_2), puede ser útil para incrementar la DO_2. (Clase IIa; nivel de evidencia C).
- En la situación de obstrucción de ASP es razonable administrar O_2 y agentes vasoactivos para aumentar la presión de perfusión de la anastomosis, administrar heparina (50-100 UI/kg), mientras se prepara el cateterismo cardíaco o la cirugía. (Clase IIa; nivel de evidencia C).

Fisiología de Glenn o Fontan

- En pacientes con fisiología de Glenn o Fontan se debe adoptar una estrategia de ventilación espontánea o presión negativa para aumentar el gasto cardíaco. (Clase IIa; nivel de evidencia C).
- En pacientes en posoperatorio de cirugía de Glenn con hipoxemia grave, en situación pre-PCR, es conveniente utilizar una estrategia ventilatoria con un objetivo de leve acidosis respiratoria y baja presión

media en la vía aérea, sin atelectasia, para aumentar la oxigenación sistémica. (Clase IIa; nivel de evidencia B).

- Si un paciente con cirugía de Glenn presenta PCR, la sobrevida es baja y con alto riesgo de lesión de órgano blanco. Es importante reconocer e intervenir cuando hay una disminución del gasto cardíaco y alteración en la DO_2. (Clase IIa; nivel de evidencia C).

Patología de ventrículo derecho

Los pacientes con obstrucción del tracto de salida del ventrículo derecho (VD) sometidos a reconstrucción del flujo de salida del VD (p. ej.: tetralogía de Fallot, doble salida del VD de tipo Fallot, tronco arterioso) tienen riesgo de disfunción del VD tanto sistólica como diastólica. El riesgo está determinado por la edad del paciente, el grado de sobrecarga de volumen o presión impuesta sobre el VD, el tiempo que el VD ha estado expuesto a condiciones de carga anómalas y lesiones residuales posoperatorias.[2] Los siguientes factores fisiológicos y anatómicos están asociados con un mayor riesgo de disfunción sistólica o diastólica del VD:

- Hipertrofia del VD que funciona con presión sistémica (o suprasistémica) y descomprime a través de un defecto del tabique ventricular, como la comunicación interventricular.
- Un procedimiento quirúrgico que incluye el cierre de la comunicación interventricular y reconstrucción de la vía de salida del VD.
- Insuficiencia de la válvula pulmonar posoperatoria con sobrecarga aguda de volumen del VD (particularmente si el VD está hipertrofiado).
- Disfunción del VD por resección de obstrucción muscular (especialmente si la banda moderadora está dañada o extirpada) o ventriculotomía con inserción de un conducto desde VD a arteria pulmonar o sin ella.[2]

El VD con disfunción sistólica y diastólica depende del ritmo sinusal para mantener el gasto cardíaco y no tolera bien la ventilación con presión positiva con presión media elevada en la vía aérea.[9]

Hay que tener presente que una comunicación interventricular residual, la obstrucción del tracto de salida del ventrículo derecho, la insuficiencia valvular y la disfunción del VI son mal toleradas en estos pacientes.

En presencia de disfunción diastólica del VD o la insuficiencia sistólica del VD, un defecto del tabique auricular que permite un *shunt* de derecha a izquierda puede ser útil para preservar la precarga del VI, disminuir la tensión de la pared del VD y la hipertensión venosa sistémica.[10] Se ha demostrado que la preservación de la precarga del VI con sangre venosa sistémica mejora el DO_2 sistémico, incluso si hay desaturación arterial sistémica.

La ventilación mecánica puede tener un impacto significativo sobre la poscarga del VD. Tanto la hipoventilación como la hiperinsuflación aumentan la poscarga del VD y pueden reducir la precarga del VI, con una caída del gasto cardíaco. En estos pacientes es fundamental mantener una precarga adecuada para mantener el gasto cardíaco izquierdo.[11]

Por lo tanto, ante un paciente con patología del VD deben considerarse los siguientes aspectos:

- En pacientes con posoperatorio de VD, que presentan disfunción sistólica o diastólica, una comunicación auricular puede mejorar el gasto cardíaco y la DO_2, más allá que esto genere una disminución en la SaO_2. (Clase IIa; nivel de evidencia C).
- En el posoperatorio de pacientes con fisiología restrictiva del VD o de taponamiento, el tórax abierto puede mejorar la hemodinamia. (Clase IIa; nivel de evidencia C).

Hipertensión pulmonar

La hipertensión pulmonar (HTP) es una de las principales causas de morbilidad y mortalidad en niños con cardiopatías congénitas y adquiridas. Ocurre entre el 2 y 5% de los casos luego de una cirugía cardiovascular pediátrica.[12] Las patologías que tienen mayor riesgo de desarrollar HTP en el posoperatorio son el tronco arterioso, el canal AV completo, la comunicación interventricular, la transposición de grandes arterias y la anomalía total del retorno venoso pulmonar (ATRVP). Estos pacientes, en el período posoperatorio, tienen más días de ventilación mecánica, de internación en UCI y mayor mortalidad.[13] La crisis de HTP puede provocar insuficiencia cardíaca derecha con hipotensión sistémica, isquemia miocárdica e incluso PCR. El tratamiento está dirigido a optimizar la sedoanalgesia, evitar los estímulos y administrar vasodilatadores pulmonares, como el óxido nítrico.[14]

En resumen, en el abordaje de los pacientes con HTP debemos tener en cuenta que:

- La septostomía auricular está recomendada en pacientes con fallo de VD, síncope recurrente o crisis de HTP que persiste más allá del tratamiento médico. (Clase I; nivel de evidencia B).
- El adecuado tratamiento con opioides, sedación y relajantes musculares está recomendado para minimizar el riesgo de crisis de HTP. (Clase I; nivel de evidencia B).
- En el posoperatorio de pacientes con HTP que tengan altas chances de crisis es importante el adecuado manejo y la monitorización respiratoria, con el objetivo de prevenir las crisis de hipoxia y acidosis. (Clase I; nivel de evidencia B).
- En el tratamiento inicial de las crisis de HTP, administrar O_2 e inducir la alcalosis mediante hiperventilación y administración de bicarbonato puede ser de utilidad, mientras se administran vasodilatadores pulmonares específicos. (Clase IIa; nivel de evidencia C).
- El óxido nítrico o prostaglandina I2 (PGI2) deben ser utilizadas en el tratamiento inicial de las crisis de HTP o fallo cardíaco derecho secundario al aumento de la resistencia vascular pulmonar. (Clase I; nivel de evidencia B).

- El sildenafilo debe estar indicado para prevenir la HTP de rebote en pacientes con riesgo o inestabilidad hemodinámica demostrada o HTP aguda sintomática durante el *weaning* del óxido nítrico. (Clase I; nivel de evidencia B).
- En pacientes con crisis de HTP, deben utilizarse inotrópicos o vasopresores para evitar la isquemia de VD producida por hipotensión sistémica. (Clase I; nivel de evidencia B).
- El ECMO puede ser de utilidad en los casos de crisis refractarias. (Clase IIa; nivel de evidencia B).
- Es de buena práctica, en el posoperatorio temprano, valorar e identificar lesiones residuales en el paciente hemodinámicamente inestable con HTP. (Clase IIa; nivel de evidencia C).

Patología de ventrículo izquierdo

La obstrucción del tracto de salida del ventrículo izquierdo provoca un aumento de presión de la aurícula izquierda e HTP arterial y venosa, por lo cual, la reanimación con volumen debe ser muy cuidadosa debido al riesgo de desarrollar edema pulmonar.[2]

Los recién nacidos con estenosis aórtica crítica tienen una elevación fija de la poscarga del VI y presentarán un VI hipertrofiado o dilatado con disminución de la contractilidad. Estos pacientes mejoran con la infusión de prostaglandina E1, que permite mantener el conducto arterioso (*ductus*) abierto, ya que es una patología dependiente de su él.[15]

Por lo tanto, lo importante para tener en cuenta en patología obstructiva izquierda es:

- Luego de la reparación o reemplazo de la válvula mitral, la presión positiva e inodilatadores (como la milrinona) pueden reducir la poscarga y mejorar el gasto cardíaco. (Clase IIa; nivel de evidencia C).
- La persistencia del síndrome de bajo gasto cardíaco, a pesar de una mejoría de la estenosis aortica crítica, requiere una adecuación de las estructuras izquierdas para

sostener la circulación biventricular. (Clase I; nivel de evidencia B).

- La conversión a una estrategia univentricular puede ser beneficiosa antes de una disfunción multiorgánica irreversible. (Clase IIa; nivel de evidencia C).
- Luego de la reparación o reemplazo de la válvula aórtica insuficiente, los inodilatadores (como la milrinona) pueden reducir la poscarga y mejorar el gasto cardíaco. (Clase IIa; nivel de evidencia B).

Anomalía total del retorno venoso pulmonar

En la ATRVP, la sangre venosa sistémica y pulmonar vuelve a la aurícula derecha, y esto da como resultado dilatación de la aurícula derecha y dilatación e hipertrofia del VD. El VI suele ser pequeño en comparación con el VD. Una ATRVP obstructiva provoca edema pulmonar, que perjudica el intercambio gaseoso y aumenta la presión pulmonar. Esto incrementa la poscarga del VD y genera mayor disfunción.[16]

El óxido nítrico puede ser útil en neonatos con ATRVP que presenten HTP posoperatoria luego de la reparación quirúrgica. (Clase IIa; nivel de evidencia C) (**fig. 19-1**).

Miocardiopatía y miocarditis

No hay ninguna terapéutica particular para el manejo de pacientes con estas patologías que se encuentren en un contexto de pre-PCR. El tratamiento comprende: soporte ventilatorio (invasivo o no invasivo), inotrópicos y disminución de la poscarga del VI.[17]

- Los pacientes con miocarditis aguda que tengan alteraciones electrocardiográficas (arritmias, bloqueos, cambios en segmento ST) o bajo gasto cardíaco deben ser admitidos y monitorizados en una UCI. (Clase I; nivel de evidencia C).
- En los pacientes con miocarditis y miocardiopatía con disminución del gasto cardíaco refractario al tratamiento médico,

el uso de ECMO puede ser beneficioso para proveer soporte sistémico y prevenir el PCR. (Clase IIa; nivel de evidencia B).

- Teniendo en cuenta la poca probabilidad de éxito de la RCP de pacientes con miocardiopatía y miocarditis, una vez ocurrido el PCR, el ECMO debe ser considerado en forma inmediata. (Clase IIa; nivel de evidencia B).

Arritmias y paro cardiorrespiratorio

Las taquiarritmias, como la fibrilación y taquicardia ventricular, son la causa de aproximadamente el 15% de los casos de PCR extrahospitalario en pacientes pediátricos y adolescentes. Este porcentaje aumenta a más del doble cuando se trata de pacientes con cardiopatías congénitas que requieren cardioversión o desfibrilación.[18]

- La adenosina sigue siendo una terapia efectiva para las taquicardias supraventriculares, aunque no en todos los casos. (Clase I; nivel de evidencia B).
- La amiodarona o procainamida pueden ser efectivas para tratar el *jet* o la taquicardia ectópica de la unión. (Clase IIa; nivel de evidencia B).
- La sobreestimulación auricular con marcapasos también puede ser una medida efectiva para controlar esta arritmia. (Clase I; nivel de evidencia B).
- El tratamiento del *jet* puede mejorar con la disminución de los fármacos inotrópicos, una adecuada sedoanalgesia e hipotermia moderada. (Clase IIa; nivel de evidencia B).
- A su vez, la estimulación epicárdica posoperatoria de forma transitoria puede ser eficaz también en casos de disfunción sinusal o bloqueo auriculo-ventricular posquirúrgico. La amiodarona, pese a ser útil en casos de fibrilación o taquicardia ventricular, debe emplearse con precaución cuando hay sospecha de síndrome del QT largo, ya que puede empeorar esta condición. (Clase III; nivel de evidencia C) (**figs. 19-2** y **19-3**).

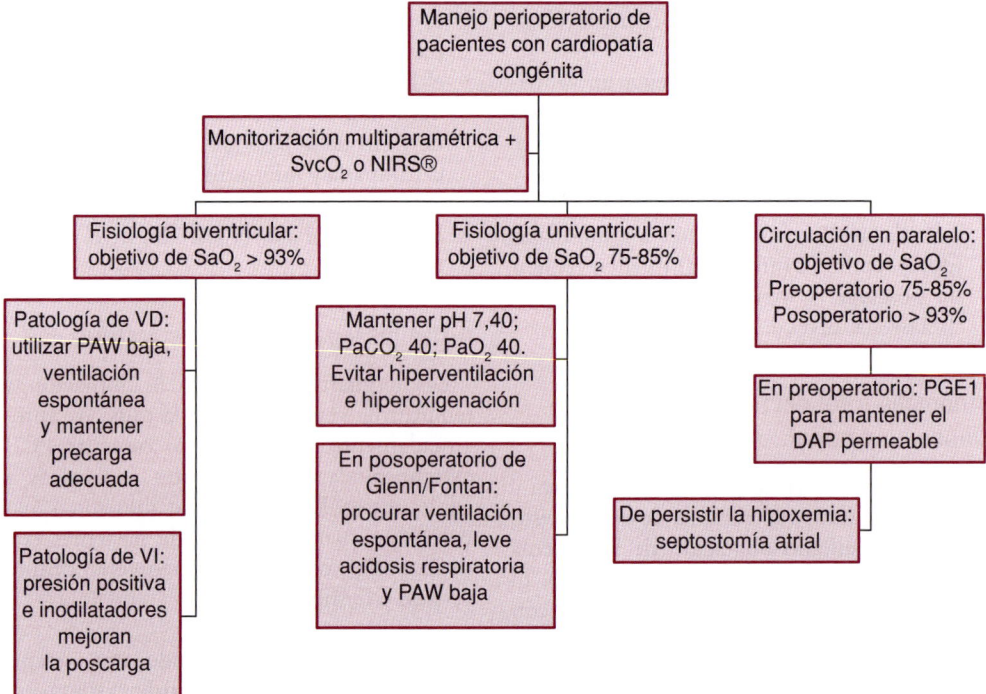

Fig. 19-1. Algoritmo de manejo perioperatorio en paciente con cardiopatía congénita. $SvcO_2$: saturación venosa central de oxígeno; SaO_2: saturación arterial central de oxígeno; VD: ventrículo derecho; VI: ventrículo izquierdo; Paw: presión en la vía aérea; PGE1: prostaglandina E1; DAP: conducto (*ductus*) arterioso persistente.

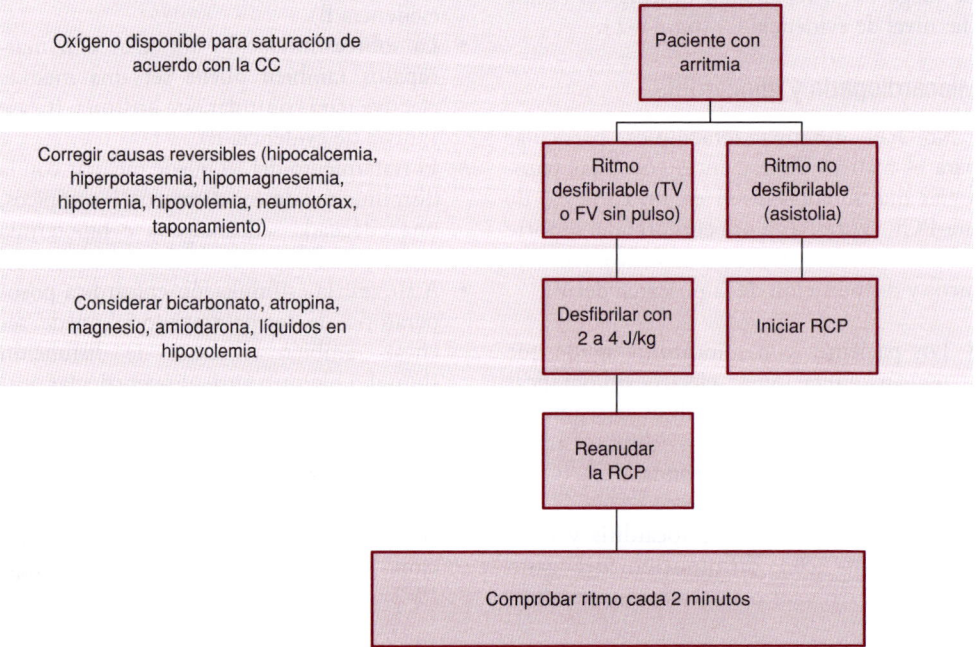

Fig. 19-2. Algoritmo de manejo de las arritmias en pacientes con cardiopatías congénitas. CC: cardiopatía congénita; TV: taquicardia ventricular; FV: fibrilación auricular; J: joules (julios); RCP: reanimación cardiopulmonar.

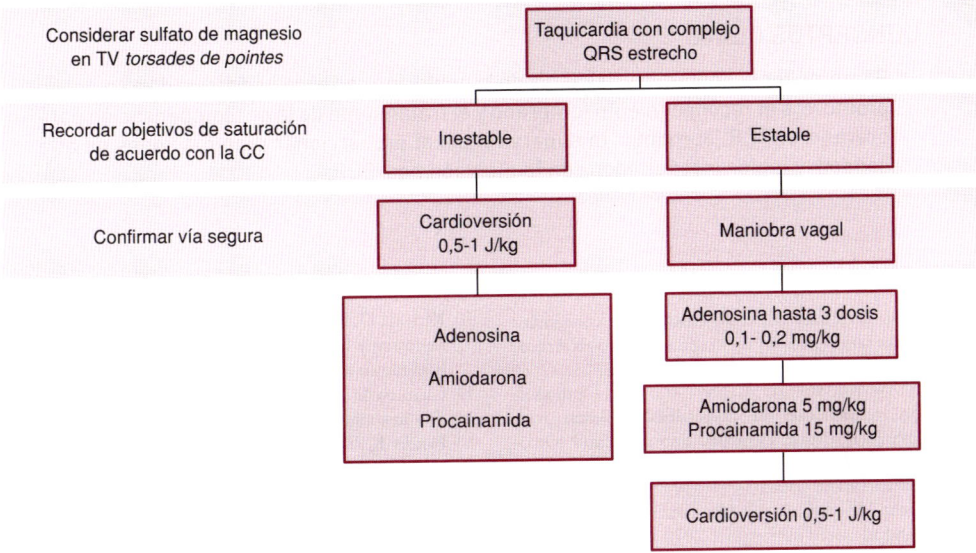

Fig. 19-3. Algoritmo de manejo de las taquiarritmias.

Manejo farmacológico

Los objetivos de la administración de fármacos difieren en las distintas fases del PCR. En la fase pre-PCR las recomendaciones están enfocadas en la prevención, y durante el PCR la finalidad es aumentar la presión, estimular la contractilidad, corregir la acidosis metabólica y tratar las arritmias.[19]

- Para la inducción de la sedación en estos pacientes se recomienda la ketamina (Clase IIa; nivel de evidencia C), el etomidato, aunque está desaconsejado en casos de shock séptico (clase III (daño); nivel de evidencia B), o la dexmedetomidina que, además, evita la depresión respiratoria (clase IIa; nivel de evidencia B).
- Algunos de los fármacos que se deben evitar de forma rutinaria son: el verapamilo, no recomendado en menores de un año (clase III (daño); nivel de evidencia C), el calcio (en caso de que no exista hipocalcemia, hipermagnesemia o hiperpotasemia documentadas) y el bicarbonato de sodio (solo útil en casos de acidosis metabólica con disfunción miocárdica). (Clase III (daño); nivel de evidencia B).
- La administración de calcio en el neonato o lactante puede considerarse para aumentar tanto la frecuencia cardíaca como la contractilidad (clase IIb; nivel de evidencia C). Los bloqueantes de los canales de calcio deben utilizarse con precaución en los neonatos. (Clase IIa; nivel de evidencia C).
- La atropina se debe utilizar de forma preventiva en situaciones de alto riesgo de bradicardia (a una dosis de 20 μg/kg). (Clase IIb; nivel de evidencia C).
- La adrenalina intravenosa a dosis de 10 μg/kg puede ser útil en casos de PCR o de hipotensión y bradicardia mantenidas. (Clase IIa; nivel de evidencia C).
- La fenilefrina puede ser un fármaco efectivo para tratar las crisis de cianosis en los pacientes con tetralogía de Fallot no corregidos.

CONCEPTOS CLAVE

- Comprender la anatomía y fisiología de la población cardíaca pediátrica de alto riesgo promoverá el reconocimiento temprano y el tratamiento de la descompensación para prevenir el PCR, aumentar la supervivencia al proporcionar reanimaciones de alta calidad, y mejorar resultados con la atención pos-PCR.

REFERENCIAS

1. Magliola R, Althabe M, et al. Cardiopatías congénitas: resultados quirúrgicos en un hospital público en Argentina. Arch Cardiol Mex 2011;81(3):178-82.
2. Lowry AW, Knudson JD, Cabrera AG, et al. Cardiopulmonary resuscitation in hospitalized children with cardiovascular disease: estimated prevalence and outcomes from the Kids' Inpatient Database. Pediatr Crit Care Med 2013;14:248-55.
3. Kleinman ME, de Caen AR, Chameides L, et al. Pediatric basic and advanced life support: 2010 International consensus on cardiopulmonary resuscitation and emergency cardiovascular care science with treatment recommendations. Pediatrics 2010;126:e1261-318.
4. Marino BS, Tabbutt S, MacLaren G, et al. Cardiopulmonary resuscitation in infants and children with cardiac disease: a scientific statement from the American Heart Association. Circulation 2018;137(22):e691-e782.
5. Taeed R, Schwartz SM, Pearl JM, et al. Unrecognized pulmonary venous desaturation early after Norwood palliation confounds Gp:Gs assessment and compromises oxygen delivery. Circulation 2001;103:2699-704.
6. Ferguson LP, Durward A, Tibby SM, et al. Relationship between arterial partial oxygen pressure after resuscitation from cardiac arrest and mortality in children. Circulation 2012;126(3):335-42.
7. Tortoriello TA, Stayer SA, Mott AR, et al. A noninvasive estimation of mixed venous oxygen saturation using near-infrared spectroscopy by cerebral oximetry in pediatric cardiac surgery patients. Paediatr Anaesth 2005;15:495-503.
8. Ghanayem NS, Wernovsky G, Hoffman GM. Near-infrared spectroscopy as a hemodynamic monitor in critical illness. Pediatr Crit Care Med 2011;12(suppl):S27-32.
9. Shekerdemian LS, Shore DF, Lincoln C, et al. Negative-pressure ventilation improves cardiac output after right heart surgery. Circulation 1996;94(suppl):II49-55.
10. Kerstein D, Levy PS, Hsu DT, et al. Blade balloon atrial septostomy in patients with severe primary pulmonary hypertension. Circulation 1995;91:2028-35.
11. Chaturvedi RR, Redington AN. Pulmonary regurgitation in congenital heart disease. Heart 2007;93:880-9.
12. Bando K, Turrentine MW, Sharp TG, et al. Pulmonary hypertension after operations for congenital heart disease: analysis of risk factors and management. J Thorac Cardiovasc Surg 1996;112:1600-7.
13. Lindberg L, Olsson AK, Jögi P, et al. How common is severe pulmonary hypertension after pediatric cardiac surgery? J Thorac Cardiovasc Surg 2002;123:1155-63.
14. Dimopoulos K, Inuzuka R, Goletto S, et al. Improved survival among patients with Eisenmenger syndrome receiving advanced therapy for pulmonary arterial hypertension. Circulation 2010;121:20-5.
15. Hammel JM, Duncan KF, Danford DA, et al. Two-stage biventricular rehabilitation for critical aortic stenosis with severe left ventricular dysfunction. Eur J Cardiothorac Surg 2013;43:143-8.
16. Kanter KR. Surgical repair of total anomalous pulmonary venous connection. Semin Thorac Cardiovasc Surg Pediatr Card Surg Annu 2006:40-4.
17. Teele SA, Allan CK, Laussen PC, et al. Management and outcomes in pediatric patients presenting with acute fulminant myocarditis. J Pediatr 2011;158:638-43.
18. Young KD, Gausche-Hill M, McClung CD, et al. Prospective, population-based study of the epidemiology and outcome of out-of-hospital pediatric cardiopulmonary arrest. Pediatrics 2004;114:157-64.
19. de Caen AR, Berg MD, Chameides L, et al. Part 12: Pediatric Advanced Life Support: 2015 American Heart Association Guidelines update for cardiopulmonary resuscitation and emergency cardiovascular care. Circulation 2015;132(18 Suppl 2):S526-42.

20

Manejo del paro cardiorrespiratorio en el perioperatorio de pacientes pediátricos. La importancia de la valoración transoperatoria

Laura Alejandra Barry y Nicolás Alejandro Rizza

OBJETIVOS DE APRENDIZAJE

- Comprender las causas y factores de riesgo del paro cardiorrespiratorio (PCR) perioperatorio en pacientes pediátricos.
- Aplicar las medidas de prevención y manejo del PCR perioperatorio en pacientes pediátricos.
- Familiarizarse con el manejo de la intoxicación por anestésicos locales, la anafilaxia y otros eventos críticos durante el perioperatorio.

INTRODUCCIÓN

El paro cardiorrespiratorio (PCR) perioperatorio en el paciente pediátrico es un evento poco frecuente (entre 1,4 a 4,6 eventos cada 10 000 anestesias),[1-4] pero devastador para el entorno y altamente estresante para el equipo de atención médica. Se trata de una población vulnerable *per se* en la cual, más allá de la existencia de patologías preexistentes o no, las complicaciones de este tipo no son aquellas socialmente esperadas prácticamente en ningún contexto, aun en estados de extrema urgencia o patología grave preexistente. En otras palabras, es una muerte difícil de aceptar.

Para ser formales con la definición, podemos decir que el PCR es la cesación de la actividad mecánica efectiva del corazón o su afectación eléctrica.

Las estadísticas demuestran que un PCR con diagnóstico y atención oportunos por parte de personal de salud debidamente capacitado mejora siempre la sobrevida del evento.

La atención perioperatoria debe anticipar las posibles causas y poder identificar y cuantificar los factores de riesgo inherentes a la patología que el paciente presenta, sus comorbilidades, las complicaciones propias del procedimiento, para anticiparse a ellas y prevenir el evento crítico.

En el caso de que el evento sucediera, estar preparados funcional, conductual, técnica y psicológicamente para enfrentarlo. En otras palabras, la información obtenida permite mejorar los procesos y desenlaces clínicos.[1-3,5]

Se ha observado, de forma sistemática, que los signos vitales de los pacientes comienzan con un deterioro progresivo durante las horas previas a un PCR.[2,3,5,6] Nos referimos a los pacientes con patologías crónicas, internaciones prolongadas o conocidas, cuyos patrones ventilatorios, ritmo cardíaco y variación de la presión arterial en las horas previas al evento sin dudas anuncian el desenlace. Será nuestra tarea, en todos los casos, identificar estos patrones, poder corregirlos y prevenir o preparar al entorno para la correcta atención de esos pacientes.

Tanto en una unidad cerrada como en el quirófano, el paciente que sufre un PCR tiene la ventaja operativa de que puede ser diagnosticado en el mismo momento y recibir rápidamente el tratamiento. Es vital poder acortar el intervalo que existe entre el PCR, o el momento en el que el paciente deja de tener un ritmo cardíaco de perfusión, hasta que se logra dar soporte vital, transformando ese momento de "no flujo" a uno de "bajo flujo efectivo" con un masaje cardíaco de alta calidad. El objetivo final es el retorno temprano de la circulación espontánea.

Son estas características las que muestran los mejores resultados para el retorno de la circulación espontánea y sobrevida, dentro de todos los informes de PCR, a favor del evento en quirófano.[5-7]

CAUSAS

En lo que respecta al quirófano en sí, los escenarios más comunes que se asocian con estos eventos son: los estados de hipovolemia o baja precarga, cualquier evento hipóxico, sobredosis medicamentosa, laringoespasmo, broncoespasmo, intoxicación por anestésicos locales, evento embólico, hipercalemia, cuadros de hipertensión intracraneal aguda (las disfunciones de las derivaciones ventriculo-peritoneales quizás sean las más frecuentes en esta población) y, por último, pero no menos importante, la anafilaxia.

Hipovolemia-deshidratación

La **hipovolemia-deshidratación** se presenta con más frecuencia mientras más pequeño es el paciente. El subdiagnóstico es probablemente el error cometido con más frecuencia, ante la falta de corrección u optimización del paciente para el procedimiento, sobreviene el evento. La anestesia espinal, por la vasodilatación y la eventual bradicardia refleja que produce, las cirugías de reconstrucción craneofaciales, la corrección de la escoliosis, las cirugías traumatológicas de fracturas complejas para reducción y osteosíntesis y las cirugías abdominales con abundantes terceros espacios son algunos de los ejemplos más comúnmente involucrados en el PCR por hipovolemia.

Eventos hipóxico-ventilatorios

Prácticamente al mismo nivel de importancia, pero aún con mayor incidencia que la hipovolemia-deshidratación, se encuentran los problemas **hipóxico-ventilatorios**, que constituyen la principal causa de complicaciones que devienen en bradiarritmias y posterior PCR.

Dentro de este concepto hay muchos temas que podrían desarrollarse. Para comenzar, se debe recordar que, mientras más pequeño sea el paciente, este tendrá mayor tasa metabólica, mayor frecuencia cardíaca basal y, por ende, mayor consumo de oxígeno basal. Lo que es igual a decir que habrá un menor tiempo de tolerancia a la apnea.

Acompañando este último ítem, y sin desarrollarlo extensamente, también se debe recordar que las propiedades elásticas y anatómicas a edades más tempranas hacen que el punto de equilibrio físico entre la elasticidad pulmonar y torácica tiendan al colapso pulmonar. En otras palabras, esto también dará menores reserva ventilatoria y tiempo de apnea.

Como en la mayoría de los casos, las complicaciones del PCR secundarias a problemas en la vía aérea sobrevienen por no hacer una lectura correcta de los predictores anatómicos para la intubación orotraqueal dificultosa prevista, no interpretar las patologías preexistentes que pueden llevar a ella (la macroglosia en los pacientes con trisomía 21, por ejemplo); o, aun habiéndolo interpretado, no contar con los recursos mentales, operativos ni con elementos disponibles para cumplir con los algoritmos de vía aérea dificultosa prevista e imprevista. Otro factor que juega un papel preponderante en los episodios hipóxico-ventilatorios son los reflejos de la vía aérea, como el broncoespasmo y, especialmente, el laringoespasmo. Los estados intermedios de la anestesia –es decir, los momentos de inducción y educción anestésica– son los más vulnerables y reflexógenos. Hacer transitar al paciente de manera correcta estos puntos, entender cuál es el momento correcto para instrumentar o desinstrumentar la vía aérea, no estimularlo de otras formas durante esta etapa, como movilizarlo para modificar posiciones quirúrgicas, mover realces, retirar planchas de electrobisturí o higienizarlo etc. es parte del cuidado integral para evitar que esta complicación se produzca.

Por eso, de nuestra parte, queremos poner especial énfasis en esos puntos fundamentales para evitar el evento crítico.

En caso de que estas complicaciones se produzcan, el diagnóstico temprano y el control de la situación evitarán que estas lleguen al PCR por hipoxia. Mantener una correcta presión positiva de vía aérea, profundizar el plano cuando corresponda y una eventual relajación neuromuscular con posterior reinstrumentación de la vía aérea o sin ella serán las medidas que salven al paciente.

Fármacos anestésicos

Complicaciones asociadas

Con excepción de los episodios de alergia-anafilaxia, la mayoría de las descompensaciones hemodinámicas, que pueden llevar al PCR o no, tienen relación con una sobredosis de medicación por un mal cálculo ponderal, por sostener dosis altas de anestésicos inhalatorios en el tiempo o por una mala interpretación del estado previo del paciente a esa inducción anestésica. Es este último caso es probable la presencia de hipovolemia oculta o compensada que, al ser sometida a los efectos vasodilatadores e inotrópico negativo de estos fármacos, sobreviene en descompensación hemodinámica.

> **!** Es, sin dudas, el diagnóstico clínico de este estado de hipovolemia oculta o compensada el que va a prevenir este episodio y seremos nosotros los responsables de optimizar ese paciente previo al acto quirúrgico.

Es inevitable mencionar, en relación con el párrafo anterior, la importancia de cumplir correctamente las **pautas de ayuno**, no solo a favor de lograr un estómago vacío por las complicaciones de la broncoaspiración, sino también para evitar los **ayunos excesivos**, por fuera de las normas, que lo único que hacen es generar estos estados de hipovolemia

prequirúrgica e incluso hipoglucemias, sobre todo en lactantes.

Como hemos visto anteriormente, los fármacos anestésicos producen *per se* estados de vasodilatación y depresión miocárdica que, junto con la **baja precarga** presente en estos casos, también serán factores aditivos para la dificultad de los accesos venosos en estos pacientes.

Hiperpotasemia

Otra de las causas de PCR en el perioperatorio es la **hiperpotasemia**, la cual suele estar fuertemente **asociada con la transfusión de eritrocitos**. El volumen total de la transfusión, la velocidad de infusión y el tiempo de conservación previo del hemoderivado serán los factores que se deben tener en cuenta para evaluar el riesgo de evento por hiperpotasemia. Las unidades de más de dos semanas de conservación son las de mayor riesgo.[8]

> **!** Respecto de los factores de riesgo propios del paciente para el PCR por hiperpotasemia, se debe prestar especial atención a los pacientes quemados, los politraumatizados, así como también a los portadores de miopatías y ciertas enfermedades neurológicas.

Complicaciones asociadas con la transfusión de hemoderivados

De forma complementaria a los trastornos del calcio por las **transfusiones rápidas o masivas** de eritrocitos, se debe prestar especial atención a los episodios de hipotensión arterial, con posible evolución a *shock* y eventual PCR, asociados a contaminaciones bacterianas de los hemoderivados o a reacciones anafilácticas.

El aporte rápido y excesivo de volumen, sobre todo a edades tempranas, donde la relajación diastólica ventricular es más limitada y la adaptación fisiológica de estos pacientes a los cambios de volumen también es reducida, puede desencadenar un fallo cardíaco agudo por sobrecarga.

Y, por último, tener en cuenta que el citrato es parte de los anticoagulantes que se usan para la conservación de los hemocomponentes en grandes cantidades o en situaciones clínicas en las que el paciente no puede metabolizarlo correctamente a nivel hepático. Esto producirá depresión miocárdica secundaria a la quelación de calcio que este mismo fármaco produce.

> **!** Controlar la tasa de transfusión por debajo de 1,33 mL/kg/min evitaría este tipo de complicaciones.[9]

Intoxicación por anestésicos locales

Los **bloqueos regionales** en la población pediátrica tienen la particularidad de que se realizan casi siempre bajo sedación profunda o anestesia general; por lo tanto, los **signos y síntomas de intoxicación temprana no se pueden advertir** y entre estos se incluyen los trastornos de la conciencia, temblores, *tinnitus*, visión borrosa, sabor metálico y convulsiones en algunos casos.[10,11] Los parámetros de una **intoxicación por anestésicos locales** serán signos avanzados, como las arritmias y la inestabilidad cardiovascular. Los más característicos serán, en principio, las **bradiarritmias** con sus características prolongaciones del segmento PR, que incluyen desde la bradicardia sinusal hasta los bloqueos AV. La evolución de la complicación puede llegar hasta el colapso cardiovascular y PCR.

> **!** Cualquiera sea la situación clínica, se deberá tener presente que el tratamiento de elección para la intoxicación por anestésicos locales es el rescate lipídico (Lipid Rescue® o Intralipid®) al 20%. La dosis inicial es una carga de 1,5 mL/kg para administrar en 1-2 minutos y luego una dosis de mantenimiento de 0,25 mL/kg/min durante 10 minutos.

La carga puede repetirse en caso de no lograr estabilizar hemodinámicamente al paciente; en ese caso, la dosis de mantenimiento se incrementa a 0,5 mL/kg/min.[10]

Anafilaxia

La **anafilaxia** reúne muchas de las complicaciones antes descritas. Se presenta con cuadros de vía aérea: broncoespasmo, edema laríngeo, edema pulmonar, hipertensión pulmonar en algunos casos y colapso circulatorio, desde la hipotensión y taquicardia hasta el PCR. Las manifestaciones cutáneas ayudarán al diagnóstico global del cuadro clínico.

Los agentes más comúnmente involucrados son los contrastes para estudios de imágenes, los antibióticos, los relajantes musculares, los coloides –sobre todo los dextranos–, los hemocomponentes y el látex.[12]

El **algoritmo** de tratamiento incluye varios fármacos, pero la **adrenalina** será, sin dudas, la que salve la vida del paciente. Si se cuenta con un acceso vascular (IV o IO), administrar **1 a 10 µg/kg**. Si no se cuenta con acceso venoso, administrar 10 µg/kg por vía intramuscular. Se puede implementar una **dosis de mantenimiento de adrenalina** de 0,1 µg/kg/min y evaluar la necesidad de optimizar al paciente con volumen.

Los corticosteroides y antihistamínicos también serán parte del tratamiento. Administrar **difenhidramina a una dosis de 1 mg/kg por vía intravenosa** (máximo 50 mg) y, como corticosteroide, utilizar **hidrocortisona 2 a 5 mg/kg** (máximo 500 mg) y **metilprednisolona a 2 mg/kg** (máximo 100 mg).

Cuando esté disponible, es de utilidad realizar en estos pacientes la prueba de triptasa sérica, un indicador de la masiva degranulación de mastocitos que ayudará, junto con el examen clínico, al diagnóstico definitivo.

OTRAS CONSIDERACIONES

No es objetivo de este capítulo agotar las causas de PCR en pediatría. Hemos descrito aquellas que los autores consideramos más relevantes.

Las arritmias, los trastornos del medio interno, los reflejos vasovagales, la hipertermia maligna, los estados de respuesta inflamatoria sistémica y la hipertensión abdominal son solo algunos ejemplos de temas que consideramos merecen un capítulo aparte.

CONCEPTOS CLAVE

- La importancia de la valoración transoperatoria es vital para la prevención del PCR.
- Parte de los cuidados perioperatorios del PCR deben incluir un sistema de vigilancia adecuado, efectivo y de respuesta rápida y apropiada.
- Deben estar perfectamente articulados la prevención, el diagnóstico temprano, la pronta atención, la reanimación efectiva y los cuidados pos-PCR con objetivos inmediatos, mediatos y a largo plazo.
- Gran parte de las secuelas neurológicas que presentan los pacientes pos-PCR son por diagnósticos tardíos y reanimaciones inefectivas.
- El riesgo de PCR en el paciente pediátrico es inversamente proporcional a su edad. El mayor riesgo se presenta en los menores de un mes de vida.
- La tasa de supervivencia es mayor en los ritmos de PCR no desfibrilables que en los desfibrilables.
- El manejo perioperatorio debe incluir un equipo de trabajo debidamente articulado y capacitado, en el cual el líder natural que toma las decisiones por el equipo pueda tener un papel dinámico y no absoluto. De esta manera, todos los colaboradores deben tener la capacidad de cuestionar o intervenir decisiones erróneas dentro de la dinámica de equipo, siempre dentro del marco de la validación, asertividad y respeto, para que estas sean intervenciones positivas.[13]
- Más personal interviniente y entrenado en situaciones de riesgo de vida, con una correcta interacción con sus colegas y una rápida comprensión del escenario mejorará los índices del PCR, tanto en el número final como de todos sus resultados clínicos.

REFERENCIAS

1. Ahmed A, Ali M, Khan MU. An audit of perioperative cardiac arrests in a Southeast Asian university teaching hospital over 15 years. Anesth Intens Care 2008;36(5):710-6.
2. Meyer L, Stubbs B, Fahrenbruch C, et al. Incidence causes, and survival trends from cardiovascular – related sudden cardiac arrest in children and young adults 0 – 35 years of age: a 30 years review. Circulation 2012;126(11):1363.
3. Meert KL, Donaldson A, Nadkarni V, et al. Pediatric Emergency Care Applied Research Network. Multicenter cohort study of in-hospital cardiac arrest. Pediatric Critical Care Medicine 2009;10:544-53.
4. Habre W, Disma N, Virag K, et al. Incidence of severe critical events in paediatric anaesthesia (APRICOT): a prospective multicentre observational study in 261 hospitals in Europe. Lancet Respir Med 2017;5(5):412-25.
5. Bharti N, Batra YK, Kaur H. Paediatric perioperative cardiac arrest and its mortality. Eur J Anaesthesiol 2009;26(6):490-5.
6. Nurmi J, Harjola VP, Nolan J, et al. Observations and warning signs prior to cardiac arrest. Should a medical emergency team intervene earlier? Acta Anaesthesiol Scand 2005;49(5):702-6

7. Flick RP, Sprung J, Harrison TE, et al. Perioperative cardiac arrest in children between 1988 and 2005 al a tertiary referral center a study of 92.881 patients. Anesthesiology 2007;106:226-37;quiz 413-4.
8. Parshuram CS, Cox PN. Neonatal hyperkalemic – hipocalcemic cardiac arrest associated with initiation of blood – primed continuous venovenous hemofiltration. Pediatric Critical Care Medicine 2002;3:67-9.
9. Rudolph R, Boyd CR. Massive transfusión: complications and their management. South Med J 1990;83:1065-70.
10. Neal JM, Mulroy MF, Weinberg GL. American Society of Regional Anesthesia and Pain Medicine checklist for managing local anesthetic systemic toxicity: 2012 version. Reg Anesth Pain Med 2012;37(1):16-8.
11. Polaner DM, Taenzer AH, Walker BJ, et al. Pediatric Regional Anesthesia Network (PRAN): a multi-institutional study of the use and incidence of complications of pediatric regional anesthesia. Anesth Analg 2012;115(6):1353-64
12. Karila C, Brunet-Langot D, Labbez F, et al. Anaphylaxis during anesthesia: results of a 12 – years survey at French pediatric center. Allergy 2005;60:828-34.
13. Cooper JB, Taqueti VR. A brief history of the development of mannequin simulators for clinical education and training. Qual Saf Health Care 2004;13(Suppl 1):i11-8.

Mariana Julieta Cyunel y Soraya Romina Palletti

OBJETIVOS DE APRENDIZAJE

- Conocer los distintos mecanismos de transmisión del SARS-CoV-2.
- Identificar las maniobras o procedimientos de mayor o menor generación de aerosoles (PGA) en la reanimación cardiopulmonar.
- Conocer los niveles de protección y tipos de equipos de protección personal (EPP) adecuados en cada maniobra de una RCP en casos sospechosos o confirmados de COVID-19.
- Considerar la importancia en la capacitación en el uso, colocación y retiro correcto del EPP, para disminuir las tasas de contagio en el personal de salud.

21-1. Reanimación cardiopulmonar en situaciones de catástrofe

INTRODUCCIÓN

Los desastres pueden provocar un número inesperado de pacientes lesionados o enfermos, así como también de muertos, y superar la capacidad de atención del sistema de salud. Los pacientes en edad pediátrica son igualmente vulnerables que la población adulta a la catástrofe en sí, y a los daños colaterales de esta, como los peligros ambientales, la destrucción de la infraestructura en salud, la escasez de alimentos y las enfermedades transmisibles, entre otros.

Con respecto a la atención de víctimas múltiples, se debe realizar triaje con el fin de reconocer rápidamente a los pacientes que necesitan procedimientos para salvar sus vidas y adecuar los recursos al tratamiento individualizado y completo. No se debe realizar reanimación cardiopulmonar (RCP) en pacientes con muerte inminente o en casos donde los esfuerzos sean inútiles (como decapitación, rigor mortis o lividices).[1,2]

> ❗ El triage en víctimas múltiples prioriza recursos según necesidad vital, excluyendo RCP en casos de muerte inminente.

CAUSAS DE PARO CARDIORRESPIRATORIO EN MÚLTIPLES VÍCTIMAS

A continuación, se enumeran aquellos desastres que pueden causar paro cardiorespiratorio (PCR) y necesidad de realizar RCP a múltiples víctimas:

- Deslizamientos y aluviones: causan traumatismos concomitantes, muerte por sepultamiento o ahogamiento, electrocución y traumatismo vehicular.
- Erupciones volcánicas y cenizas: en nuestro país, lo más frecuente es la lluvia de cenizas, que tiene baja mortalidad. Sin embargo, puede haber lesiones traumáticas, quemaduras graves, cuadros de intoxicación y problemas respiratorios de magnitud.

- Inundaciones: causan ahogamientos, electrocuciones y lesiones por aplastamiento masivos que pueden ocasionar el colapso del sistema sanitario, ya que supera la capacidad de atención.
- Incendios silvestres: causan muerte por asfixia por inhalación de humo o quemaduras graves.
- Ola de calor: los niños pequeños o con enfermedades de base son más susceptibles a padecer cuadros graves de deshidratación y shock hipovolémico potencialmente mortales.
- Problemas con materiales tóxicos: es poco probable que la población pediátrica esté expuesta de forma directa a este tipo de noxa; sin embargo, depende del tipo de tóxico, el tipo y la magnitud del accidente y la potencialidad de causar mortalidad en este grupo de pacientes.

- Terremotos: la mortalidad está causada por lesiones por aplastamiento.
- Tornados y tormentas eléctricas: los tornados en nuestro país son de baja escala y pueden causar la muerte por lesiones por aplastamiento por objetos contundentes. Los rayos causan quemaduras o descargas eléctricas, las cuales pueden ser mortales.
- Tormentas de nieve y heladas: la mortalidad está dada por la hipotermia (a menos de 30 °C se pueden congelar partes del cuerpo descubierto en menos de 1 minuto). También es importante la intoxicación con monóxido de carbono como causa de muerte.
- Epidemias, brotes y pandemias: en la Argentina país tienen mayor potencial de riesgo la gripe, el dengue, la fiebre chikungunya, el zika y el cólera. La mortalidad depende del patógeno y la población afectada.[3]

21-2. Reanimación cardiopulmonar en situaciones de pandemia: qué se ha aprendido con el SARS-CoV-2

INTRODUCCIÓN

El 11 de marzo de 2020, la Organización Mundial de la Salud (OMS) declaró el nivel de pandemia a la infección por el nuevo coronavirus que causa el síndrome agudo respiratorio severo (SARS-CoV-2), y la denominó enfermedad por coronavirus-2019 o COVID-19, la cual comenzó en Wuhan, provincia de China, en diciembre de 2019 y rápidamente se extendió a lo largo de ese país y luego al mundo entero.[1]

Esta situación pandémica ha dado lugar a nuevos escenarios que requieren cambios en los protocolos habituales de RCP, siempre manteniendo el objetivo de asegurar que los pacientes con PCR reciban la mejor atención y, asimismo, priorizar la seguridad de los profesionales sanitarios y tratar de disminuir el riesgo de contagio.

Debido a su alta transmisibilidad a través de aerosoles, ya que es una enfermedad altamente contagiosa, los trabajadores de la salud fueron particularmente vulnerables al contagio de COVID-19, especialmente cuando realizaban procedimientos generadores de aerosoles, como aquellos que se realizan sobre la vía aérea del o las compresiones torácicas.[2-4]

A todo lo anterior, hay que sumarle que, en muchos casos, al inicio de la pandemia, hubo escasez de equipos de protección personal (EPP), sistemas de salud que colapsaron y poca capacitación en la utilización de EPP.

Esto puso de relieve una discusión ética entre conocer la importancia de la atención temprana del PCR y el deber y derecho de cada profesional de colocarse el EPP adecuado antes de iniciar las maniobras de RCP.

Si bien en mayo de 2023 la OMS dio por concluida la pandemia de COVID-19, dada la capacidad de mutación del SARS-CoV-2 y la pérdida de la inmunidad, al momento siguen ocurriendo casos de COVID-19, y las experiencias, recomendaciones y enseñanzas surgidas siguen teniendo aplicación en otras situaciones que impliquen riesgos graves de propagación de infecciones o ante la posibilidad del surgimiento de nuevas pandemias.

MECANISMOS DE TRANSMISIÓN DEL SARS-COV-2

El principal mecanismo de transmisión del SARS-CoV2 se produce a través de las secreciones respiratorias, ya sea directamente del paciente o al tocar superficies contaminadas. Las gotas caen sobre las superficies a 1-2 metros de distancia de la vía aérea del paciente, mientras que los aerosoles pueden permanecer suspendidos en el aire por períodos prolongados.[5]

Respecto de la transmisión del virus por gota, las de > 5 μm tienden a permanecer atrapadas en la vía aérea superior, mientras que las gotas < 5 μm, o núcleo de gota, tienen el potencial de ser inhaladas en la vía aérea inferior. Por eso preocupa la transmisión intrahospitalaria, especialmente cuándo se realizan procedimientos generadores de aerosoles (PGA), muchas veces inevitables, como lo es la RCP.[6]

EQUIPOS DE PROTECCIÓN PERSONAL

Frente a casos sospechosos o confirmados de COVID-19 tanto las sociedades científicas (Sociedad Argentina de Infectología [SADI], Sociedad Argentina de Terapia Intensiva [SATI], etc.) al igual que el Ministerio de Salud de la República Argentina recomendaron durante la pandemia utilizar correctamente los EPP adecuados para aislamiento de contacto y por gotas. Para aquellos procedimientos con riesgo de generación de aerosoles debió agregarse el aislamiento respiratorio.[7,8]

Tipos de equipos de protección personal

- **Nivel 1: contacto con pacientes y sin riesgo de exposición a líquidos corporales** (fig. 21-2-1):

  – Protección ocular a menos de 1 metro.
  – Barbijo quirúrgico.
  – Camisolín de contacto.
  – Guantes.

  – Cofia.

- **Nivel 2: contacto con pacientes y riesgo de exposición a líquidos corporales** (fig. 21-2-2):

  – Protección ocular.
  – Barbijo quirúrgico.
  – Camisolín hidrorrepelente.
  – Guantes.
  – Botas impermeables o cubrecalzado.
  – Cofia.

- **Nivel 3: maniobras que impliquen generación de aerosoles** (fig. 21-2-3):

  – Máscara facial.
  – Protección ocular.
  – Mascarilla N95 o FFP-2.
  – Camisolín hidrorrepelente.
  – Guantes.
  – Botas impermeables o cubrecalzado.
  – Cofia.

En una revisión de Cochrane de 2019 sobre EPP el uso de guantes dobles se asoció con menos contaminación que el uso de guantes simples.[9] También permite al personal de salud que realiza el manejo de las vías aéreas, quitarse el par de guantes más sucio sin contaminar el resto del EPP. Sería deseable también, en caso de PGA, cubrir el cuello para disminuir la contaminación por gotas y la cabeza, aunque no estén incluidas en las guías actuales de la OMS.[10]

Secuencia de colocación del equipo de protección personal[11]

Paso 1. Camisolín.

Cubrir completamente el torso desde el cuello hasta las rodillas, y los brazos hasta el final de las muñecas. Luego envolver el camisolín alrededor de la espalda. Atar los lazos la parte posterior del cuello y en la cintura.

El camisolín hemorrepelente se reservará para situaciones de contacto con el paciente.

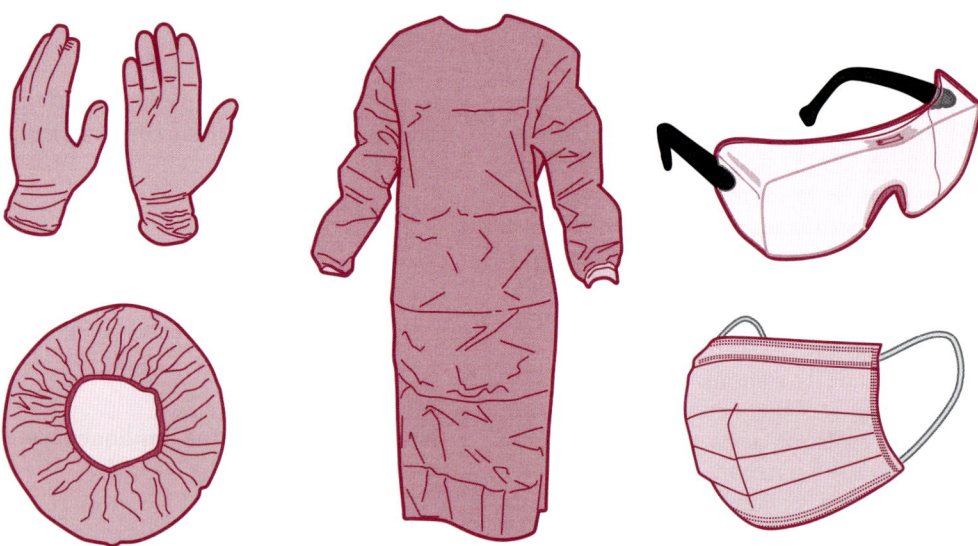

Fig. 21-2-1. EPP de nivel 1, para el contacto con pacientes sin riesgo de exposición a líquidos corporales.

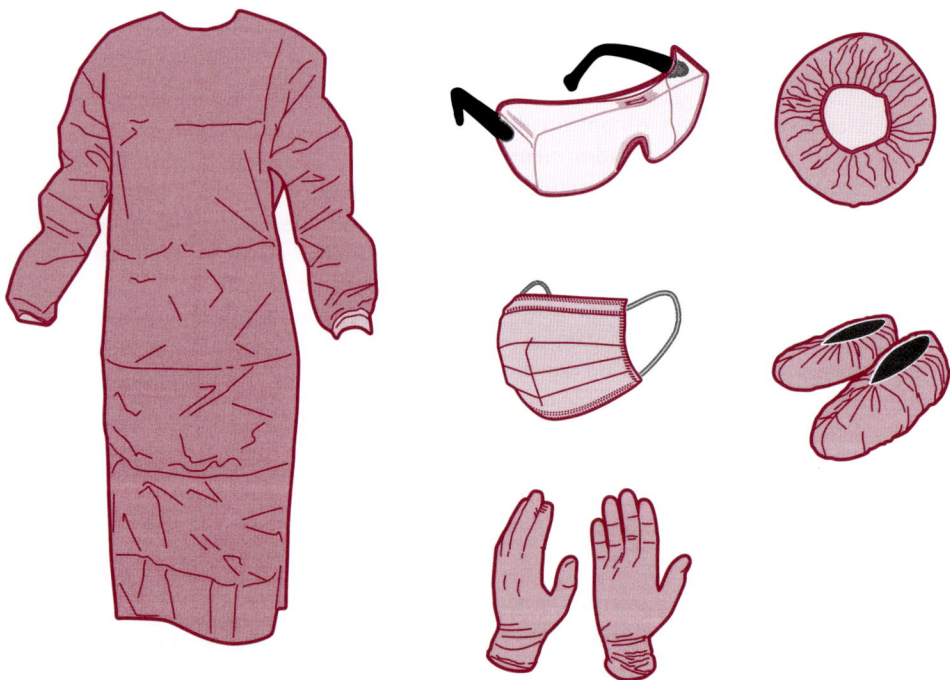

Fig. 21-2-2. EPP de nivel 2, para el contacto con pacientes con riesgo de exposición a líquidos corporales.

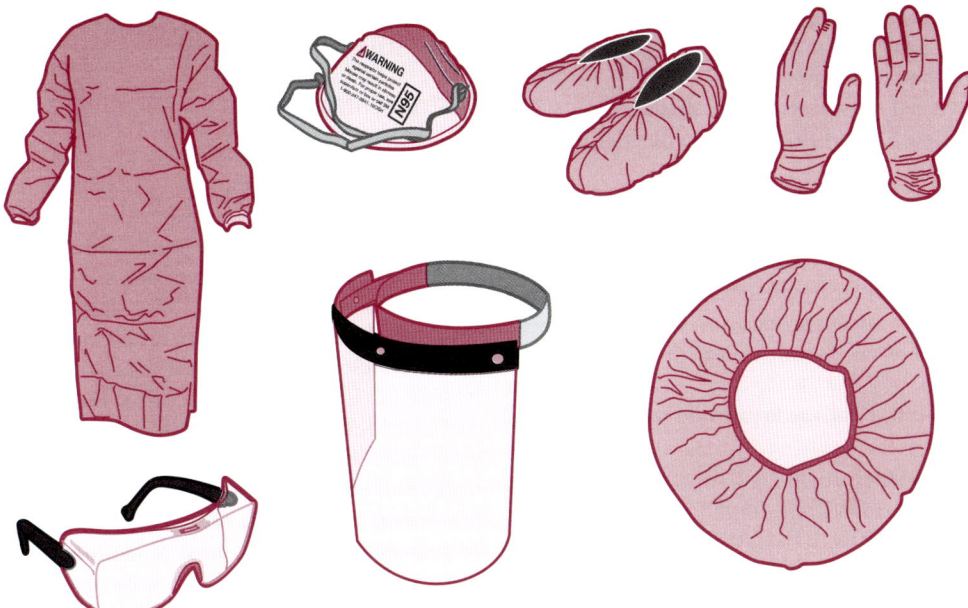

Fig. 21-2-3. EPP de nivel 3, para maniobras con riesgo de generación de aerosoles.

Paso 2. Barbijo o mascarilla de alta eficiencia.

> ! El uso de mascarilla N95 o FFP-2 se recomienda solo ante PGA.

Para su correcta colocación, atar los lazos del barbijo por detrás de la cabeza, sobre la línea de los pabellones auriculares y el cuello. Ajustar la banda flexible al puente nasal y realizar la prueba del sellado en forma eficaz. Asegúrese que quede bien ajustado a la cara por arriba de la nariz y por debajo del mentón.

Paso 3. Antiparras.

Colocarlas sobre la cara y los ojos y ajustarlas. De ser necesario, colocar la máscara facial sobre las antiparras.

Paso 4. Guantes.

Colocarlos extendiéndolos por encima del puño del camisolín, de modo que cubran las muñecas.

Recuerde mantener las manos alejadas de la cara y cambiar los guantes cuando estén rotos o muy contaminados.

Secuencia de retiro del equipo de protección personal[11]

Recuerde retirar el EPP antes de salir de la habitación. Si ocurren errores o accidentes en la secuencia, lavarse las manos antes de continuar.

Paso 1. Camisolín y guantes.

El frente y las mangas del camisolín y el exterior de los guantes están contaminados. Evitar tocarlos al retirar. Alejar el camisolín del cuerpo para romper la sujeción, tocando el exterior solo con los guantes. En un mismo movimiento, ir enrollando el camisolín mientras se retira. Por último, enrollar los guantes al mismo tiempo que se termina de retirar las mangas del camisolín. Desechar ambos elementos en el contenedor de residuos adecuado.

Paso 2. Realizar lavado de manos.

Paso 3. Antiparras y máscara facial.

Quitarse la máscara facial desde la parte posterior sin tocar la delantera, ya que está contaminada y colocarla en un recipiente para su desinfección. Lavarse las manos o utilizar un desinfectante a base de alcohol.

Retirar las antiparras desde la parte posterior o patillas y colocarlas en un recipiente apto para descontaminar.

Paso 4. Realizar lavado de manos.

Paso 5. Barbijo o mascarilla de alta eficiencia.

Sujetar los lazos inferiores del barbijo primero, luego los que están en la parte superior y quitarlos sin tocar la frente. Si las manos se contaminan, realizar un lavado o colocar desinfectante para manos a base de alcohol. Desechar en el contenedor de residuos adecuado.

Paso 6. Realizar lavado de manos.

IMPORTANCIA DE LA CAPACITACIÓN PARA EL CONTROL DE INFECCIONES, COLOCACIÓN, UTILIZACIÓN Y RETIRO CORRECTO DEL EQUIPO DE PROTECCIÓN PERSONAL

Se recomienda que todo el personal de cuidados intensivos, sala general y servicios de emergencia reciba capacitación para el control de infecciones y en los distintos EPP, así como también en su correcta colocación y retiro.

La capacitación para el control de infecciones se ha asociado fuertemente con una diminución en la tasa de infección de SARS-CoV-2 por parte de los trabajadores de la salud durante la epidemia del síndrome respiratorio agudo severo en 2003.[12] Por lo tanto, se podría esperar lo mismo para la tasa de infección por SARS-CoV-2. Es fundamental, asimismo, contar con la provisión del EPP adecuado.

Un factor importante para considerar es la familiaridad del profesional con el EPP; es decir, cuanto menos familiarizado esté el personal con el EPP, es más probable que se lo coloquen y retiren de forma incorrecta, lo que podría provocar una posible contaminación. Por lo tanto, hay que priorizar que el EPP que sea seguro y más familiar para los profesionales de la salud.

Es importante tener en cuenta también que retiro del EPP es el momento de mayor riesgo de autocontaminación.[13]

PROCEDIMIENTOS QUE GENERAN AEROSOLES

Instrumentación de la vía aérea

Los PGA generan tanto partículas en el aire (< 5-10 mm) como gotas grandes y pequeñas (> 5-10 mm).[14] La transmisión de partículas en el aire es más difícil de estudiar en comparación con la transmisión por gotas.

Muchas maniobras de las vías aéreas, incluida la ventilación con bolsa-máscara, la intubación endotraqueal y la traqueostomía (al igual que la cricotiroideotomía) se consideran PGA de alto riesgo.[15] La cantidad de aerosoles generados por la colocación y uso de un dispositivo supraglótico para manejar la vía aérea se desconoce actualmente, por lo tanto, se asume como de riesgo alto. Para todos estos casos se requiere un EPP de nivel 3.

Respecto de la extubación, se desconoce si es un PGA, pero se lo considera también de alto riesgo, quizás más alto que la intubación orotraqueal, debido a la falta de parálisis y tos potencial durante el procedimiento.[16]

Compresiones torácicas y desfibrilación durante la reanimación cardiopulmonar

El *International Liasion Committe on Resuscitation* (ILCOR) realizó una revisión sistemática enfocada en tres preguntas:[17]

- ¿La realización de compresiones torácicas es un PGA?
- ¿Realizar compresiones torácicas, desfibrilación o RCP (todas las intervenciones de RCP que incluyen compresiones torácicas) incrementa la transmisión de la infección?
- ¿Qué tipo de EPP requiere el personal que realiza compresiones torácicas, desfibrilación y RCP para prevenir la transmisión de la infección del paciente al reanimador?

La generación de aerosoles por las compresiones torácicas es plausible porque generan pequeños, pero medibles, volúmenes corrientes.[18] A las compresiones

torácicas se las puede considerar similares a las técnicas de fisioterapia respiratoria (las cuales están asociadas con la generación de aerosoles). Además, el personal que realiza compresiones torácicas está próximo a la vía aérea del paciente.

La revisión sistemática del ILCOR no ha encontrado evidencia de que la desfibrilación genere aerosoles. Si esto ocurre, el tiempo de generación de aerosoles sería breve.

Además, el uso de parches adhesivos conlleva que la desfibrilación se pueda llevar a cabo sin contacto directo entre el reanimador y el paciente.

En otra revisión de ILCOR publicada también se concluyó que no se sabe si las compresiones torácicas o la desfibrilación son PGA o transmiten COVID-19 a los rescatistas, ya que hay pruebas limitadas y hacen falta más estudios al respecto.[19]

Es por todo esto, por lo que recomendamos utilizar un EPP de nivel 3 para las compresiones torácicas y eventualmente, se podría utilizar EPP de nivel 2 solo para colocar los parches del desfibrilador y, de ser necesario, desfibrilar a distancia del paciente a la espera de que el resto del equipo de reanimación se coloque el EPP de nivel 3 para continuar con la RCP.

RECOMENDACIONES PARA LA UTILIZACIÓN DE UN EQUIPO DE PROTECCIÓN PERSONAL EN EL PARO CARDIORRESPIRATORIO

Temiendo en cuenta las recomendaciones del ILCOR y la *American Heart Association* (AHA):[17,20]

- Comunicar claramente el estado de COVID-19; si es un caso confirmado y si es sospechoso, se considerará como positivo.
- Se sugiere que las compresiones torácicas y la RCP podrían generar aerosoles (recomendación débil, muy bajo grado de evidencia).
- En la reciente pandemia de COVID-19, los rescatistas legos consideraron solo la

RCP con compresiones torácicas y desfibrilador de acceso público (declaración de buena práctica). Si estaban dispuestos, entrenados y eran capaces de realizarlas, debían dar respiración de rescate a los niños, además de compresiones torácicas (declaración de buena práctica), teniendo en cuenta que la mayoría de los PCR en niños se deben a causa hipóxica. Además, en el 70% de los PCR pediátricos fuera del hospital era probable que los reanimadores fueran miembros de la familia y, por lo tanto, hubieran tenido exposición previa al SARS-CoV-2 (si el niño estaba infectado).

- En consecuencia, durante la pandemia por COVID-19, los profesionales sanitarios debieron utilizar el EPP correcto durante la RCP y otros PGA.
- Antes de entrar a la escena, todos los rescatistas debían ponerse el EPP para evitar el contacto con partículas tanto en el aire como en gotas.
- Se podría considerar un EPP de nivel 2 para colocar los parches del desfibrilador y realizar la desfibrilación, si era necesaria, hasta que el resto del equipo se coloque el EPP de nivel 3. Se evaluaban los riesgos y beneficios y se procuraba distanciarse del paciente, en lo posible. Del mismo modo, no había que acercarse a la vía aérea para evaluarla o instrumentarla y no se debían realizar compresiones hasta tener el EPP de nivel 3 colocado.
- Las compresiones torácicas y la manipulación de la vía aérea debían realizarse siempre con EPP de nivel 3.
- Se podía considerar el uso de un dispositivo automático de compresiones torácicas si estaba disponible.
- Durante la intubación del paciente o la colocación de un dispositivo supraglótico, se debían detener las compresiones torácicas.
- Se exigía restringir el personal presente en la habitación o la escena a solo aquellos esenciales para una reanimación eficaz (3 a 4 integrantes).
- Se consideró evitar la utilización de bolsa-máscara-reservorio. En caso de utilizarla, se recomendaba hacerlo con dos operadores

para un mejor sellado y colocando un filtro de tipo *High Efficiency Particle Arresting* (HEPA, filtro viral/bacteriano). Se emplearon técnicas de secuencia rápida para la intubación, que debían ser realizadas por el personal más entrenado, y tubos endotraqueales con balón e inflados correctamente.

- Se consideró el uso de videolaringoscopia, si estaba disponible.
- Cuando se contaba con él, también se podía emplear un cubo o plástico transparente para instrumentar la vía aérea.
- Luego de intubar al paciente, se conectaba a la ventilación mecánica (VM) con filtro HEPA en la pieza en Y, luego se confirmaba su correcta colocación. Posteriormente se fijaba el tubo.
- Era importante minimizar las desconexiones del ventilador para reducir la dispersión de aerosoles. Se continuaba con la RCP con el paciente conectado a la VM de manera asincrónica (en modos controlados por volumen o por presión), FiO_2 a 1, FR: 10-12/min y con compresiones torácicas a una frecuencia de 100 a 120/min.
- Si el paciente se encontraba en decúbito prono en el momento del PCR y no estaba asegurada la vía aérea, se colocaba en posición supina para iniciar la RCP. En caso de que ya estuviera intubado, y sea un niño adolescente y de gran tamaño, se podía considerar comenzar con la reanimación en decúbito prono (entre las escápulas) y monitorizar y desfibrilar en esta posición si estaba indicado (los parches se podían colocar en posición anteroposterior o biaxial, en ambas axilas si se trataban de palas). Si la RCP no era eficaz o se necesitaba realizar alguna otra intervención, se podía colocar al paciente en posición supina y continuar con la RCP.

- Era necesario y razonable considerar las comorbilidades y la gravedad de la enfermedad para confrontar la indicación de reanimación y sus probabilidades de éxito frente a los riesgos implicados para los rescatistas y otros pacientes.

RESEÑA FINAL

La pandemia de COVID-19 ha expuesto a los profesionales de la salud no solo a riesgos físicos derivados de un posible contagio (que en muchos casos se encontraron con la muerte), sino también a situaciones de estrés, incertidumbre y dilemas éticos. Todos hemos sido afectados de una y otra forma. Se han puesto de manifiesto las desigualdades sociales y económicas. Se nos puso a prueba como sociedad e individualmente también.

La pandemia ha arrasado con conceptos básicos ya demostrados. Sabemos que la atención rápida del PCR, las compresiones de alta calidad y la desfibrilación temprana impactan sobre la supervivencia de los pacientes. También los integrantes del equipo de reanimación lograron conocer y entrenarse en una comunicación eficaz (que fue más dificultosa que lo habitual por los EPP). Pero también para los profesionales de la salud fue necesario comprender la prioridad de la seguridad de la escena y la necesidad de preservar su propia seguridad para poder continuar con la atención de otros pacientes.

Fue necesario cuidar a los compañeros y cuidarse cada uno sin improvisar, capacitarse y entrenarse en el control de las infecciones, en los distintos tipos de EPP y en su correcta colocación y retiro, de modo de evitar contagios. En estas situaciones la simulación es una herramienta fundamental.

 CONCEPTOS CLAVE

- En las situaciones presentadas en este capítulo es necesario priorizar la seguridad de la escena y su propia seguridad.
- Los profesionales deben colocarse los EPP antes de ingresar a la escena y evaluar al paciente, aunque esto retrase el inicio de la RCP.
- Considerar en EPP de nivel 2 solo para colar los parches del desfibrilador y eventualmente desfibrilar lo más lejos del paciente que se pueda (evaluar riesgo-beneficio).
- Utilizar EPP de nivel 3 para realizar las compresiones torácicas y manipular la vía aérea del paciente.

REFERENCIAS

Reanimación cardiopulmonar en situaciones de catástrofe

1. Monsieurs KG, Nolan JP, Bossaert LL, et al. European Resuscitation Council Guidelines for Resuscitation Section Executive Summary. Resuscitation 2015;95:1-80.
2. López Pérez M, Iglesias Vázquez A. Clasificación (triage) en caso de víctimas múltiples y reanimación cardiopulmonar inmediata en el trauma pediátrico. Pediatría integral. Sociedad Española de pediatría extrahospitalaria y atención primaria (Sepeap) 2013;17(Supl1).
3. Ministerio de Salud de la Nación. Salud en emergencias y desastres.[Internet}. Ministerio de Salud de la Nación [consultado: septiembre de 2020]. Disponible en https://www.argentina.gob.ar/salud/desastres/afectan.

Reanimación cardiopulmonar en situaciones de pandemia: qué se ha aprendido con el SARS-CoV-2

4. World Health Organization. WHO announces COVID-19 outbreak a pandemia [Internet]. WHO; 2021 [consultado: marzo de 2021]. Disponible en: http://www.euro. who.int/en/health-topics/health-emergencies/coronavirus-COVID-19/news/news/2020/3/who-announces-COVID-19-out-break-a-pandemic.
5. Couper K, Taylor-Phillips S, Grove A, et al. COVID-19 in cardiac arrest and infection risk to rescuers: a systematic review. Resuscitation 2020;151:59-66.
6. Chan-Yeung M. Severe acute respiratory syndrome (SARS) and healthcare workers. Int J Occup Environ Health 2004;10:421-7.
7. Loeb M, McGeer A, Henry B, et al. SARS among critical care nurses, Toronto. Emerg Infect Dis 2004;10:251-5.
8. Gralton J, Tovey E, McLaws ML, et al. The role of particle size in aerosolised pathogen transmission: a review. J Infect 2011;62:1-13.
9. Canepari A, Gaggioli M, Olguín Ciancio M, et al. Recomendaciones para el manejo del paciente pediátrico con insuficiencia respiratoria aguda en el contexto de sospecha de COVID-RATI 2020;37(3):19-42.
10. Sociedad Argentina de Infectología. Niveles de Elementos de Protección [Internet]. SADI 2020 [consulta: julio de 2023]. Disponible en https://www.sadi.org.ar/institucional/comisiones-de-trabajo/comision-de-iacs-ysp-inf-asoc-al-cuidado-de-la-salud-y-seguridad-del-paciente/item/1147-niveles-de-elementos-de-proteccion-personal.
11. Ministerio de Salud de la República Argentina. Recomendaciones para el uso de los EPP [Internet]. Ministerio de Salud; 2021 [consultado: febrero de 2021]. Disponible en: www.argentina.gob.ar/salud/coronavirus-COVID-19/recomendaciones-usoepp.
12. Verbeek JH, Rajamaki B, Ijaz S, et al. Personal protective equipment for preventing highly infectious diseases due to exposure to contaminated body fluids in healthcare staff. Cochrane Database Syst Rev 2019;4(4):CD011621.
13. World Health Organization. Rational use of personal protective equipment for coronavirus disease (COVID-19) and considerations during severe shortages: interim guidance [Internet]. WHO; 2020 [consultado: marzo de 2021]. Disponible en: https://apps.who.int/iris/handle/10665/331695.
14. Ministerio de Salud de la Ciudad de Buenos Aires. Recomendaciones para el uso de los Equipos de Protección Personal (EPP) en el manejo del paciente sospechoso de infección por COVID-19 [Internet]. Ministerio de Salud de la Ciudad de Buenos Aires; 2021 [consultado: febrero de 2021] Disponible en: https://www.buenosaires.gob.ar/ sites/gcaba/files/protocolo_equipos_de_proteccion_personalv5.pdf.
15. Raboud J, Shigayeva A, McGeer A, et al. Risk factors for SARS transmission from patients requiring intubation: a multicentre investigation in Toronto. Canada. PLoS One 2010;19;5(5):e10717.
16. Verbeek JH, Rajamaki B, Ijaz S, et al. Personal protective equipment for preventing highly infectious diseases due to exposure to contaminated body fluids in healthcare staff. Cochrane Database Syst Rev 2019;7(7):CD011621.
17. British Columbia Ministry of Health; British Columbia Centre for Disease Control. Respiratory Protection for Health Care Workers Caring for Potential or Confirmed COVID-19 Patients [Internet]. BCCDC 2020 [consultado: abril de 2020]. Disponible en: http://www.bccdc.ca/Health-Info-Site/Documents/Respiratory-protection-COVID19.pdf.
18. Tran K, Cimon K, Severn M, et al. Aerosol generating procedures and risk of transmission of acute respiratory infections to healthcare workers: a systematic review. PLoS One 2012;7(4):e35797.
19. Lockhart SL, Duggan LV, Wax RS, et al. Personal protective equipment (PPE) for both anesthesiologists and other airway managers: principles and practice during the COVID-19 pandemic Can J Anaesth 2020;67(8):1005-15.
20. Nolan JP, Monsieurs KG, Bossaert L, et al. European Resuscitation Council COVID-19 guidelines executive summary. Resuscitation 2020;153:45-55.
21. Nam HS, Yeon MY, Park JW, et al. Trabajador sanitario infectado con el síndrome respiratorio de Oriente Medio durante la reanimación cardiopulmonar en Corea, Epidemiol Health 2017; 39: e2017052.
22. Couper K, Taylor-Phillips S, Grove A, et al. COVID-19 in cardiac arrest and infection risk to rescuers: A systematic review. Resuscitation 2020;151:59-66.
23. Edelson DP, Sasson C, Chan PS, et al. Interim Guidance for basic and advanced life support in adults, children, and neonates with suspected or confirmed COVID-19: from the Emergency Cardiovascular Care Committee and get with the Guidelines-Resuscitation Adult and Pediatric Task Forces of the American Heart Association. Circulation 2020;141(25):e933-e943.

Transporte del paciente posparo cardiorrespiratorio

22

Gustavo Ariel González y Mariana Julieta Cyunel

OBJETIVOS DE APRENDIZAJE

- Describir las principales características del proceso de transporte del paciente pediátrico crítico pos-PCR.
- Proporcionar lineamientos generales para la organización del transporte del paciente pos-PCR.

INTRODUCCIÓN

Los avances en la reanimación cardiopulmonar (RCP), los cuidados iniciales de pacientes pediátricos críticos y el desarrollo de las unidades de cuidados intensivos pediátricos (UCIP) han mejorado notablemente la evolución y el pronóstico de este grupo. Sin embargo, en varias oportunidades, las lesiones o enfermedades graves no ocurren cerca de un centro de atención capacitado y se requiere transportar al paciente hacia otra institución, o bien si el paciente se encuentra admitido, este puede requerir transporte entre diferentes áreas de la misma institución (servicio de emergencias a UCIP, UCIP a quirófano, etc.).

CARACTERÍSTICAS DEL TRANSPORTE DEL PACIENTE CRÍTICO

! Durante el transporte del paciente se debe ofrecer un estándar de cuidado similar, pero nunca inferior, al de la UCIP. Este proceso se obtiene mediante un sistema de transporte pediátrico con un equipo entrenado para proveer cuidados críticos durante el traslado.[1]

Los sistemas de transporte de pacientes críticos no deben ser el resultado de la improvisación, sino estar basados en la actuación guiada por protocolos sistematizados,

desarrollados por personal calificado y sujetos a evaluación continua.[2] Se ha demostrado que esto disminuye la morbimortalidad y mejora la calidad asistencial durante el traslado del paciente, y también la evolución clínica posterior al evento.[1,3-6]

Clasificación

Transporte primario

Consiste en el transporte del paciente desde el lugar de atención inicial (domicilio, lugar del incidente, etc.) hasta un centro de atención inicial o definitivo. Puede implementarse de forma terrestre (ambulancia de soporte vital avanzado) o aéreo (sistemas de transporte de pacientes en helicóptero o *Helicopter Emegency Medical Systems*, HEMS, por sus siglas en inglés).

Transporte secundario

Consiste en el transporte del paciente desde una institución hacia otra, donde se realizará el tratamiento definitivo. Su implementación es similar al transporte primario.

El que se realiza dentro de la misma institución se denomina transporte intrahospitalario y suele implementarse con equipos de transporte institucional o mediante los sistemas de respuesta rápida intrahospitalarios.

Medio de transporte y composición del equipo

La elección del medio de transporte depende principalmente de la gravedad del paciente y la distancia entre el centro derivante y el receptor. Otros factores para considerar son el clima, las características geográficas, el estado de las vías de transporte terrestre, el tiempo del viaje, el costo y el entrenamiento del equipo que lo realizará.[2]

Ningún sistema de triage ha sido validado para determinar el medio de transporte; por lo tanto, el juicio clínico y las consideraciones mencionadas son los elementos determinantes.[7]

Transporte terrestre

Se emplea la clásica "ambulancia", la cual varía en su complejidad de acuerdo a la patología y condición clínica del paciente.

- Unidades de soporte vital básico o baja complejidad: se utilizan cuando existe bajo riesgo para un paciente estable clínicamente.
- Unidades de soporte vital avanzado, UCI móvil: son utilizadas por los sistemas de emergencias médicas (SEM) para el transporte primario, así como también para el transporte secundario de pacientes críticos o con alto riesgo de deterioro clínico durante el procedimiento.

Tienen como ventajas que están fácilmente disponibles, el paciente requiere menos transferencias (del centro derivante al vehículo y, desde este, al centro receptor), permiten realizar procedimientos (intubación, colocación accesos vasculares, etc.), son relativamente económicas, se pueden utilizar en la mayoría de las condiciones climáticas y en caso de ser necesario se pueden detener o desviar a otro centro.

Entre sus desventajas se menciona, por un lado, el tiempo de transporte prolongado cuando la distancia es larga (mayor de 100 km) y, por el otro, la limitación de su movilidad por el estado de las rutas, el tránsito y las condiciones climáticas.

Transporte aéreo

Este medio emplea dispositivos de ala móvil (helicóptero, HEMS) o de ala fija (aeronave con hélice o turbina, avión sanitario).

Los sistema de HEMS abarcan distancias entre 250-300 km, permiten su activación rápida y logran acceder a sitios donde los sistemas terrestres no lo permiten o tienen dificultades para hacerlo (montañas, mar, terrenos con geografía abrupta) (**fig. 22-1**).

Las principales desventajas son la dificultad para realizar procedimientos debido al espacio reducido y los factores como el ruido y la vibración que pueden interferir con la monitorización del paciente.[8] Al volar a baja

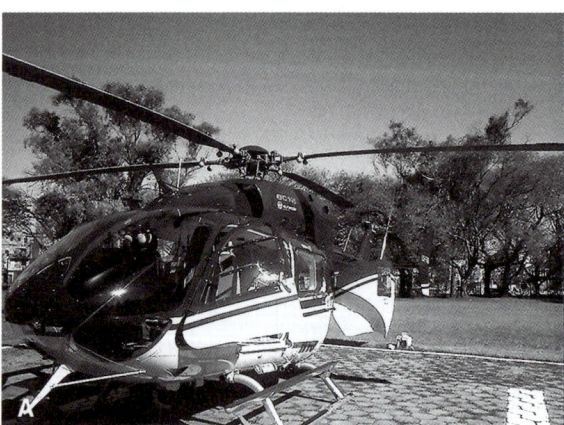
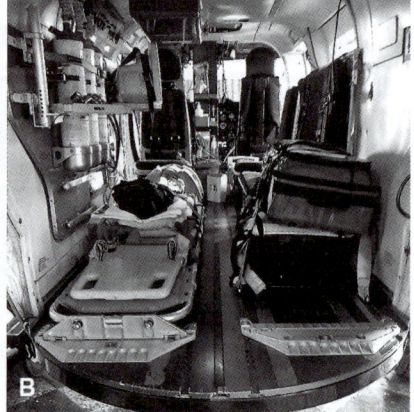

Fig. 22-1. Unidad del sistema de transporte de pacientes en helicóptero (HEMS, por sus siglas en inglés) (**A**) y vista de su interior (**B**).

altura, el clima también es un factor condicionante, así como también la disponibilidad de helipuerto, por lo que se requiere medios terrestres complementarios.

Los aviones sanitarios se emplean en transportes secundarios de larga distancia o muy remotos, son más espaciosos y cuentan con una cabina presurizada, al igual que un avión comercial. Por otro lado, requieren aeropuertos para su aterrizaje y despegue, lo que implica transferir al paciente con medios terrestres o sistemas HEMS. El paciente debe estar acondicionado clínicamente y su costo es elevado.[8]

Equipo de transporte

Recursos humanos

Los equipos multidisciplinarios compuestos por médicos, enfermeros, terapistas respiratorios y paramédicos con formación avanzada y entrenados en el manejo del paciente pediátrico crítico son la clave del éxito de estos sistemas. Este equipo puede ser independiente y estar bajo una esfera regional del sector sanitario público o ser un sistema privado. El personal adicional (p. ej., perfusionista, cirujano, etc.) dependerá del tipo de paciente y de su estado clínico, así como también la duración del transporte. Estos sistemas son recomendados para el transporte de niños críticos o gravemente lesionados, aunque implique una demora.

Por otro lado, los equipos pueden constituirse *ad-hoc*, con personal del SEM local o del centro derivante. Estos pueden tener formación en el manejo del paciente pediátrico crítico, pero en un entorno totalmente diferente como es el medio intrahospitalario.

Recursos tecnológicos

Los equipos de electromedicina deben tener un diseño compacto y poco peso, manejo sencillo, tener el doble de autonomía (duración de sus baterías) a la del tiempo de viaje estimado, y estar homologados y autorizados para el uso en transportes terrestres o aéreos. Además, deben estar debidamente sujetados con cinturones, correas o anclados para impedir su desplazamiento, evitar su deterioro o generar daños a terceros por desplazamiento ante movimiento o turbulencia. Es útil llevar también los cables de alimentación eléctrica con adaptadores de enchufes y transformadores de corriente, en caso de que el tiempo de transporte se prolongue.

Las guías establecen que se debe contar con monitorización fisiológica (electrocardiograma, presión arterial no invasiva, saturación de oxígeno y al menos un canal de presión invasiva).[9] Los sistemas móviles incorporan el desfibrilador/marcapasos externo a estos equipos (**fig. 22-2A**).

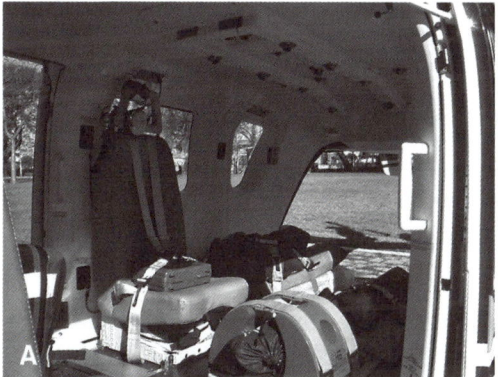
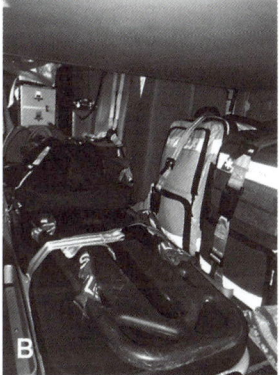

Fig. 22-2. El equipamiento de los sistemas móviles incluye un variado instrumental: desfibrilador/marcapasos externo (**A**), sistemas de suministro de oxígeno y de aspiración, ventilador portátil para traslados, bolsa tipo ambú para ventilación y bolsos con numerosos implementos más (**B**).

Se recomienda contar con ventilador de transporte, sistema de suministro de oxígeno por cilindro homologado, con una autonomía tres veces superior a la requerida por el paciente, y sistema de aspiración por vacío (**fig. 22-2B**).

Asimismo, debe contar con elementos para el manejo de pacientes traumatizados (inmovilización cervical, férulas), quemados, manejo básico y avanzado de la vía aérea y accesos vasculares, que se organizan en bolsos o mochilas desmontables. El bolso de medicación debe incluir fármacos de uso común en cuidados críticos, como los que se utilizan durante la RCP, sedantes, analgésicos, relajantes neuromusculares, corticosteroides, soluciones cristaloides isotónicas, dextrosa, etcétera. Se puede agregar medicación adicional de acuerdo al paciente que se deba trasladar. Se debe contar con material de protección personal en cantidad y tamaño adecuados.

ORGANIZACIÓN DEL TRANPORTE DEL PACIENTE CRÍTICO

Preparación previa al transporte

Cada centro derivante debe confeccionar una lista de comprobación o *check-list* con los pasos a seguir al momento de solicitar una derivación. Esto garantiza que no se pierda la información del paciente y también la continuidad del cuidado antes, durante y después del transporte.

Se deben consignar los datos de identificación del paciente (nombres completos, número de identificación y de seguridad social o asegurador), una historia detallada del evento actual que incluya los procedimientos diagnósticos y terapéuticos, así como también los fármacos utilizados. En lo posible, se deben adjuntar los resultados de exámenes complementarios.

Es fundamental que el equipo médico tratante que solicita la derivación a un centro de mayor complejidad o nivel de atención, la realice en el momento apropiado de la evolución clínica y mantenga comunicación fluida con el equipo tratante del sitio receptor. Esto es primordial para garantizar la calidad y seguridad del paciente. Para ello, se deben consignar datos de contacto del equipo médico del centro derivante, a fin de poder establecer comunicaciones posteriores que sean relevantes para el cuidado del paciente (p. ej., resultados pendientes de exámenes complementarios).

Los datos del centro receptor (dirección, teléfono, servicio y profesional receptor) deben quedar expresados con claridad, especialmente si el equipo de transporte no es el mismo que trató inicialmente al paciente.

Tanto la familia como el propio paciente deben ser informados de la necesidad y el motivo de la movilización a otra institución, y aclarar la dudas pertinentes que surjan.

Selección del método de transporte

Se deberá coordinar con el equipo de transporte el medio que se utilizará, sobre la base de los recursos disponibles, la distancia a recorrer, la gravedad de patología y la experiencia del equipo de transporte.

Estabilización previa al transporte

Independientemente del tipo de transporte, un punto importante para tener en cuenta es la estabilización previa del paciente, a fin de mitigar el impacto clínico que produce la movilización en él.[10] Esto disminuye los riesgos de deterioro de la función respiratoria, hemodinámica y neurológica, y asegura un mejor pronóstico en el lugar de destino.

> **!** En la medida de lo posible, especialmente en el transporte secundario, se debe maximizar la estabilización hemodinámica y ventilatoria previo a cualquier movilización del paciente.

Es útil comunicarse con la institución receptora antes de la partida del paciente, para informar su estado clínico y permitir la preparación de la recepción con la antelación necesaria.

Proceso de transporte

Sistema de registro

Es fundamental que el equipo de transporte utilice un sistema de registro de eventos o listas de comprobación para documentar el estado clínico del paciente durante el proceso. Además, la estandarización de la comunicación a través de la utilización de herramientas de traspaso (como la regla mnemotécnica I-PASS), así como también el uso de equipos especializados, se asocia con un mejor pronóstico en la evolución de los pacientes transportados.[1,3-6,11]

Minimizar los eventos adversos

La movilización del paciente conlleva el desarrollo de cambios fisiológicos que pueden agravar el cuadro clínico. Esto depende del modo de transporte, y es el aéreo (sobre todo el HEMS) el que más desarrolla estas alteraciones por efecto de la cinetosis, la gravedad, el ruido, las vibraciones, la temperatura, la turbulencia y la altura.

Con el objetivo de minimizar efectos, se debe evitar emplear caminos en mal estado en el caso del transporte terrestre. En pacientes helitransportados puede aparecer un fenómeno de disbarismo durante el ascenso debido a que el aire acumulado se distiende y escapa a través de las trompas de Eustaquio, y en el descenso este no ingresa fácilmente para compensarlo. A fin de minimizar este efecto, se puede pedir al paciente que bostece o abra y cierre la mandíbula de manera repetitiva.

Se deben evitar las aceleraciones y desaceleraciones bruscas, ya que pueden potenciar cuadros vagales, náuseas, elevar la presión intracraneal y generar hipotensión y taquicardia. Para ello, es necesario conducir de forma prudente, anclar la camilla al vehículo y asegurar correctamente al paciente.

El ruido es un factor generado por las sirenas, el tránsito circundante, los dispositivos de monitorización, y este es mayor en el traslado por vía aérea. Es posible evitarlo colocando elementos de protección auditiva tanto al paciente como a los miembros del equipo. La sirena solo se debe utilizar cuando es realmente necesario.

Se debe tener presente que pueden ocurrir imprevistos, como cortes de ruta, embotellamientos de tránsito, por lo que es aconsejable planificar un camino alternativo para llegar a destino. También al planificar el recorrido, tanto por tierra como por aire, se recomienda tener conocimiento de los hospitales y centros de atención en caso de requerirlos.

Al llegar al centro receptor se debe contar con información sobre los puntos de ingreso, rampas, ascensores y localización de la unidad que recibe al paciente.

Transporte intrahospitalario

A menudo es necesario movilizar al paciente desde un sitio a otro dentro de la misma institución, por ejemplo para realizar estudios complementarios o cuidado definitivo (quirófano o UCIP). El paciente parte desde un punto de origen seguro hasta un destino que debe tener un grado similar de seguridad, a través de un trayecto que prevé un alto nivel de inseguridad y durante un tiempo difícil de determinar.

Este proceso debe realizarse en condiciones de estabilidad clínica, de modo que las intervenciones que se requieran queden limitadas a las mínimas e imprescindibles, tanto por su frecuencia como por su complejidad.

La preparación del equipo no difiere con otros métodos de transporte, y se debe recordar que el nivel de cuidado debe ser el máximo posible durante este proceso.

El lugar de destino debe proporcionar un nivel de seguridad similar al de origen, por lo que es necesario disponer de los recursos humanos, materiales y físicos apropiados. En caso contrario, el riesgo del paciente aumenta considerablemente y será necesario asegurar el nivel de atención mediante el refuerzo del equipo de transporte, que se puede anticipar con la preparación de aparatos de monitorización o medicación.

Antes de la partida se deberá dar aviso al lugar de destino del estado clínico y los requisitos del paciente y asegurarse de compilar la documentación necesaria. Por último, se le debe comunicar tanto al paciente como a la familia el motivo del transporte y, en lo posible, permitir que esta acompañe durante el trayecto. Durante el transporte intrahospitalario se deberá mantener comunicación permanente con el resto del equipo para que puedan ir despejando el camino, abrir puertas, tener listos los ascensores, etcétera.

Al finalizar el procedimiento, el recorrido es el inverso hasta el lugar de origen, pero se mantienen las mismas premisas.

CONCEPTOS CLAVE

- Los sistemas de transporte no deben ser el resultado de la improvisación, se deben basar en la actuación guiada por protocolos, deben estar sistematizados y desarrollados por personal calificado y continuamente en evaluación.
- La capacitación mediante simulacros de situaciones de emergencia puede mejorar el trabajo en equipo, el liderazgo y la mejora en el manejo del recurso de crisis.
- El transporte realizado por equipos especializados mejora la morbimortalidad y la calidad asistencial durante el traslado (reconocimiento rápido y tratamiento oportuno de las complicaciones), con la consecuente mejoría en la evolución posterior.
- En caso de transporte aéreo, el equipo tratante debe conocer y estar familiarizado con el medio. Se recomiendan los sistemas HEMS establecidos, ya sean locales o regionales.
- Es fundamental la estabilización óptima de los pacientes previo al transporte. Establecer el uso de listas de comprobación o check-list, realizadas por cada equipo o institución.
- Una forma estandarizada de comunicación y un plan de cuidado reducen los errores en la comunicación y en el registro, y disminuyen el error humano evitable.[12]

REFERENCIAS

1. Orr RA, Felmet KA, Han Y, et al. Pediatric specialized transport teams are associated with improved outcomes. Pediatrics 2009;124(1):40-8.
2. Jaimovich DG. Transporte de pacientes pediátricos críticos: entrando en una nueva era. An Esp Pediatr 2001;54:209-12.
3. Martinón Sánchez JM, Martinón Torres F, Rodríguez Núñez A y cols. Visión pediátrica del transporte medicalizado. An Pediatr (Barc) 2001;54:260-6.
4. Colyer E. The effect of team configuration on the incidence of adverse events in pediatric critical care transport. Air Med J 2018;37:186-98.
5. Deane SA, Gaudry PL, Woods WP, et al. Interhospital transport in the management of acute trauma. Aust N Z J Surg 1990;60:441e6.
6. Gentleman D, Jennett B. Hazards of interhospital transfer of a comatose head injured patients. Lancet 1981;2:853e5.
7. Jaimovich DG. Transporte de pacientes pediátricos críticos: entrando en una nueva era. An Esp Pediatr 2001;54:209-12.
8. Munford B, Beehan S. Development of a model for air rescue services. En: ADAC/International Society of Aeromedical Services Airmed 1996 congress report. Munich: Wolfsfellner Medizin Verlag; 1997. Pp. 597e602.
9. Comité Nacional de Emergencias y Cuidados Críticos. Consenso sobre el transporte de niños críticamente enfermos. Arch Argent Pediatr 2019;117(Supl 1):S1-23.
10. Carreras-Gonzalez S, Brió-Sanagustin, Equipo de transporte. Prevención de complicaciones en el transporte interhospitalario aéreo del paciente crítico pediátrico. An Pediatr (Barc) 2014;81(4):205-11.
11. Foronda C, Van Graafeiland B, Quon R, et al. Handover and transport of critically ill children: An integrative review. Int J Nurs Stud 2016;62:207-25.
12. Villois F, Moreno GE, Prudencio C y cols. Seguridad en el transporte intrahospitalario de pacientes críticos en pediatría. Medicina Infantil 2014;XXI:237-43.

Nuevos conceptos aplicados a la reanimación cardiopulmonar

6

Simulación clínica

23

Norma Beatriz Raúl y Marcela Verónica Cuartas

 OBJETIVOS DE APRENDIZAJE

- Introducir la simulación como estrategia docente en la enseñanza de la reanimación cardiopulmonar (RCP).
- Presentar las herramientas de uso en la simulación clínica.
- Facilitar el trabajo en equipo, la toma de decisiones en un ambiente protegido, la práctica reflexiva y la motivación del aprendizaje.
- Educar, evaluar y mejorar el trabajo en los equipos de profesionales del cuidado de la salud.

INTRODUCCIÓN

La educación en simulación médica tiene un marco teórico y conceptual centrado en el concepto de competencias. Las competencias, entendidas como el conjunto de actitudes, destrezas, habilidades y conocimientos requeridos para realizar la labor profesional con calidad,[1] se refieren el trabajo en equipo, liderazgo, profesionalismo, destrezas en la relación interpersonal y de comunicación, toma de decisiones y algunas conductas que minimizan el riesgo de errores médicos los cuales favorecen la seguridad del paciente.[1,2]

En 2004, la *American Heart Association* (AHA) estableció un subcomité de educación, formado por miembros expertos en metodología de enseñanza, que ratificó varios principios educativos como conceptos y se definen en el **cuadro 23-1**.[3]

La práctica deliberada y el aprendizaje para la comprensión, los aprendizajes cortos y espaciados, el aprendizaje contextualizado, la retroalimentación y el *debriefing* (conversación reflexiva sobre lo practicado y actuado en un caso real o simulado; véase más adelante), la evaluación y otras estrategias educativas innovadoras se incluyen en los cursos de formación en RCP.

La estrategia consiste en mejorar el diseño instruccional en estos contextos para mejorar los resultados educativos (es decir, los conocimientos, las habilidades y las actitudes del reanimador), lo que finalmente se traducirá en mejores resultados y mayor supervivencia de los pacientes después de un paro cardiorrespiratorio (PCR).[4]

DEFINICIÓN DE SIMULACIÓN CLÍNICA

La Sociedad Argentina de Simulación en Ciencias de la Salud y Seguridad del Paciente (SASiM) define a la simulación clínica (SC) como una técnica que crea una situación o ambiente que permite que las personas experimenten una representación de un evento real con el propósito de practicar, aprender, evaluar, probar u obtener comprensión de sistemas o acciones humanas.[5] La simulación se ha diseminado alrededor del mundo, atravesando todas las disciplinas, y se ha instalado en la educación en salud, tanto en el pregrado como en la formación continua de posgrado, trabajando en temas como habilidades técnicas específicas, comunicación, liderazgo y

Cuadro 23-1. Conceptos básicos para la educación	
Simplificación	Los contenidos deben ser simplificados, tanto en su presentación como en su amplitud, con el fin de facilitar el logro de los objetivos del curso
Consistencia	Los contenidos y habilidades mostrados en los cursos deben presentarse de forma coherente, mediante videos o la observación de instructores. El video es el método ideal para la formación de las habilidades básicas porque reduce la variabilidad del instructor y las posibles distracciones que pueden desviar de lo previsto para el curso
Basada en objetivos	Los objetivos cognitivos, psicomotores y afectivos deberían incluirse en todos los cursos
Prácticos	El entrenamiento práctico es fundamental para cumplir los objetivos de desempeño de habilidades psicomotoras
Contextual al medio	La formación de los participantes debe realizarse en escenarios acordes al medio en el que ellos se desenvuelven habitualmente
Basada en competencia	El alumno debe mostrar que ha adquirido las capacidades propuestas como objetivos del curso, más que solo la asistencia durante un tiempo determinado
Práctica de las habilidades	Las competencias y contenidos del curso deben repetirse en forma periódica para mantener el entrenamiento en reanimación
Evaluación	Las evaluaciones deben medir competencias y promover el aprendizaje. Estas competencias deben ser claras y medibles

Modificado de: Dávila-Cervantes A. Simulación en Educación Médica. Investigación en Educación Médica 2014;3(10):100-5.

manejo de recursos en crisis. Se trabaja sobre el error para acelerar la curva de aprendizaje y fomentar la autorreflexión de la propia práctica.[6]

> **!** El uso de la SC se ha establecido como una forma de mejorar la formación de los profesionales del cuidado de la salud en todas las etapas del proceso educativo y como una forma de favorecer la seguridad de los pacientes y de evitar los errores en el cuidado de la salud.

La SC es necesaria para mejorar el nivel de capacitación de los profesionales del cuidado de la salud implicado en la atención del paciente grave, a fin de optimizar el desempeño y los resultados frente al PCR.

Herramientas utilizadas en simulación[7-9]

Simuladores de partes y de baja tecnología

Son modelos que replican solo un parte del organismo, permiten el desarrollo de habilidades psicomotoras básicas (p. ej., punciones venosas) e incluyen modelos sencillos para el aprendizaje de técnicas de intubación endotraqueal con simuladores o como paso previo para los sistema de mayor complejidad de RCP. Son muy accesibles tanto por su precio como por su baja complejidad de manejo.

Pacientes simulados o estandarizados o personas simuladas

Son actores entrenados para actuar como pacientes, familiares o profesionales del cuidado de la salud. El uso de este tipo de recurso facilita el entrenamiento de las habilidades de comunicación y la adquisición de competencias fundamentales, como realizar la historia clínica y la exploración física. Aunque ninguna simulación es más realista que un paciente real, los pacientes simulados se aproximan mucho y constituyen un instrumento de transición para enfrentarse a la situación clínica, y son muy útiles para proporcionar una retroalimentación directa o *feedback* sobre las habilidades desarrolladas por los estudiantes.

Los pacientes simulados, al ser capaces de presentar el mismo cuadro de forma repetida, evitan las molestias excesivas a los enfermos. Si bien alcanzan su máxima utilidad para adquirir habilidades de tipo genérico e inespecíficas del caso, no son útiles para la enseñanza de las habilidades de procedimientos técnicos.

A pesar de que los costos de selección, entrenamiento y utilización de este tipo de "pacientes actores" son altos, son costo-eficientes en relación al costo de tiempo del profesorado necesario para alcanzar resultados similares.

Simuladores virtuales de pantalla

Estos tipos de modelos incluyen desde programas informáticos no interactivos hasta interactivos complejos. Pueden utilizarse tanto en la enseñanza de ciencias básicas (anatomía, fisiología y farmacología) como de SC.

Facilitan el aprendizaje de los conocimientos, pero también el razonamiento clínico y la capacidad para tomar decisiones. El uso de estas simulaciones presenta ventajas educativas respecto del empleo de pacientes reales en un considerable número de escenarios o situaciones clínicas. Todos los estudiantes pueden estudiar el mismo caso, es fácil dar una retroalimentación en sus niveles de conocimientos y habilidades, el estudiante puede cometer errores sin consecuencias y permiten disponer de diferentes patologías de las que no siempre en la realidad se presentan a la vez.

Su objetivo es entrenar y evaluar conocimientos y toma de decisiones. Su ventaja es que permite el uso de varios participantes. El aprendizaje con simulaciones virtuales resuelve algunos de los problemas del aprendizaje con pacientes reales y compromete a los estudiantes con el entrenamiento, tanto intelectual como emocional. Se dispone ya de una gran cantidad de estos programas de simulación en todos los campos de la enseñanza de

la medicina. El uso de simulaciones de pantalla resurgió como estrategia de enseñanza virtual equiparable muchas veces a la práctica presencial durante la última pandemia.

Simuladores de tarea compleja

Mediante el uso de modelos y dispositivos electrónicos, computacionales y mecánicos de alta fidelidad visual, auditiva y táctil se logra una representación tridimensional de un espacio anatómico para el entrenamiento de tareas complejas. Estos modelos reproducen diversas tareas clínicas en diversos campos, como auscultación cardíaca, cateterización cardíaca, broncoscopia, colonoscopia, artrocentesis y endoscopia.

Estas habilidades se dirigen más a la formación especializada que a la formación de grado. Permiten desarrollar habilidades manuales y de orientación tridimensional, adquirir conocimientos teóricos y mejorar la toma de decisiones.

Simuladores de paciente completo

Son maniquíes de tamaño real, es decir, modelos robotizados ligados a sistemas informáticos que simulan aspectos anatómicos y fisiológicos. La simulación reproduce un cuerpo humano completo, con un *software* que dota al muñeco de todas las funciones fisiológicas y vitales, lo que permite diseñar síndromes o casos clínicos completos.

Permiten desarrollar competencias en el manejo de situaciones clínicas complejas y el trabajo en equipo. Otra virtud de este tipo de entrenamiento, que no se consigue con otro método docente, es que enseña a los distintos miembros de un equipo de trabajo habilidades de coordinación, liderazgo y comunicación en situaciones críticas, de emergencia o en complicaciones vitales. El *debriefing* del desempeño dentro de un entorno realista permite al alumno observar errores de comportamiento que no se perciben con otros métodos. Recrean un nivel de realismo muy bueno.

Concepto de fidelidad en simulación

Habíamos definido a la SC como una técnica que crea una representación de un evento real, que requiere considerar el grado de realismo del evento para lograrlo.

> **!** Una manera de definir el concepto de fidelidad consiste en mirar la calidad de la interacción entre el simulador y el estudiante. La experiencia simulada en cierto grado imita una tarea que despierta una cadena de pensamientos, acciones y hasta emociones en el alumno.

Más aún, el simulador también puede reproducir claves visuales y sensoriales en el ambiente que rodea la tarea en cuestión, y acercarse detalladamente a la experiencia real. Considerando estas tres dimensiones es que la fidelidad puede clasificarse en: tecnológica o del equipo, psicológica y ambiental.[10]

Fidelidad tecnológica (del equipo)

Se refiere al grado con que el simulador duplica la apariencia y la sensación de realismo. Pueden ser de alta o baja fidelidad y abarcan desde los simuladores de tarea hasta los maniquíes de alta tecnología.

Fidelidad ambiental

Replica los efectos visuales, auditivos, de movimiento y sentimiento del medioambiente donde se desarrolla el escenario para evaluar las competencias técnicas o no técnicas del estudiante.

Fidelidad psicológica

Se relaciona con el grado con el que el alumno percibe la simulación como creíble; es decir, que este sienta que está desarrollando la tarea real durante la simulación. La fidelidad tecnológica y la ambiental pueden maximizar el desarrollo de la fidelidad psicológica, pero nunca suplirla. Por tal motivo, se la considera la piedra angular del desarrollo de la fidelidad en simulación.

El nivel de fidelidad requerido en cada escenario se elige en función del tipo de tarea, los objetivos y las competencias a investigar, tomando siempre en cuenta, como base, la etapa de formación del estudiante.

> **!** Siguiendo la definición multidimensional de la simulación que propone Rehmann, es posible clasificar la simulación como de alta, mediana o baja fidelidad, en cada uno de los tipos descritos anteriormente: tecnológica, ambiental y psicológica.[11]

DEBRIEFING

Una parte fundamental de la SC es el *debriefing*, un método efectivo para mejorar la calidad de la RCP de forma continua después de los episodios de PCR.

> **!** El debriefing es una conversación entre varias personas para revisar un evento real o simulado, en el que se analizan las acciones individuales y el rendimiento del equipo.

Esta técnica puede resultar sumamente eficaz para mejorar el rendimiento de los equipos de RCP, en ella se revisa la calidad de la RCP, mientras los pasos están nítidos en el recuerdo de los reanimadores. Una forma de realizarlo consiste en que los profesionales "se reúnan" después del intento de RCP para intercambiar brevemente sus opiniones acerca de la calidad de la atención al paciente y qué aspectos podrían haberse mejorado.[12]

El *debriefing* está dirigido por un facilitador que participa en la discusión de los eventos, en la reflexión y asimilación de las actividades de los participantes para generar un aprendizaje duradero. Por lo tanto, se requiere un conjunto de habilidades por parte del instructor de simulación, quien debe ser capaz de generar pensamiento crítico y autodescubrimiento en el alumno. Además de conducir y guiar al alumno a través de preguntas abiertas a alcanzar los objetivos, también debe poder facilitar que este se involucre en la mayor medida posible.[13]

Estructura del *debriefing*[13,14]

En una primera etapa se debe orientar al participante en lo que se hará, cómo y porqué se hará, y se permitirá que este verbalice sus emociones, aquellas que siente en ese momento y las que sintió al realizar la simulación, tanto desde la perspectiva del líder como de los otros miembros del equipo.

Luego, en una segunda etapa, se realizará la reconstrucción del caso simulado y es importante que esta sea llevada a cabo por los participantes de la SC, evocando lo que experimentó y contrastándolo con lo que percibieron sus pares. Se deben buscar las causas detrás de las acciones; es decir, los modelos mentales que llevaron a diagnosticar y plantear posibles tratamientos. El facilitador puede intervenir realizando preguntas de sondeo.

En la fase final, o de cierre, el docente debe evaluar el conocimiento científico y hacer observaciones, que pueden ser buenas o malas, pero siempre se debe reforzar los aspectos positivos, resumir lo aprendido e identificar el aprendizaje de los alumnos.

 Mediante el *debriefing* se busca favorecer la construcción del aprendizaje. Para ello, el educador debe ser empático, tener escucha activa y capacidad argumentativa para conducirlo en forma eficiente; es decir, estar bien formado en lo que hace.

Intervalo de reentrenamiento

Los intervalos de reentrenamiento para RCP básica y avanzada recomendados por AHA son de un máximo de dos años, a pesar de que existe evidencia que indica que las habilidades y conocimientos decaen luego de un período de tres a doce meses de la formación inicial.[15] También hay evidencia de que el entrenamiento frecuente mejora las habilidades de RCP, la confianza del personal de respuesta y la voluntad para realizar RCP. Sin embargo, no hay evidencia suficiente para recomendar un intervalo óptimo para el reentrenamiento.[16]

RECOMENDACIONES DE AHA

Las Guías 2020 en RCP y atención cardiovascular de urgencia sugieren:

- Se sugiere el uso de simuladores de alta fidelidad cuando los centros de formación tengan la infraestructura, el personal capacitado y los recursos para mantener el programa.
- Si no se dispone de simuladores de alta fidelidad, se sugiere el uso de equipos de baja fidelidad para la capacitación estándar de soporte vital avanzado en un entorno educativo.
- Se sugiere realizar un *debriefing* después de un PCR basado en datos y centrado en el desempeño.
- Se sugiere el uso de dispositivos que proporcionen retroalimentación directa sobre la compresión, profundidad, liberación y posición de la mano durante el entrenamiento en RCP. Si estos dispositivos no están disponibles, se sugiere el uso de guía tonal (música o metrónomo) para mejorar la tasa de compresiones torácicas solamente.
- Se sugiere incluir la formación específica de equipos y liderazgo como parte de la capacitación en soporte vital avanzado para proveedores de atención médica.

CONCEPTOS CLAVE

- La SC es una técnica que crea una situación o ambiente que permite que las personas experimenten una representación de un evento real con el propósito de practicar, aprender, evaluar, probar u obtener comprensión de sistemas o acciones humanas.[5]
- La implementación de la SC permite brindar un mejor entrenamiento a los alumnos y una evaluación más objetiva por parte del docente, facilita el pensamiento reflexivo y motiva el aprendizaje, puede encontrar errores en el acto médico en un ambiente seguro y controlado, priorizando priorizar el respeto hacia el alumno.
- Es importante reconocer las diferentes herramientas utilizadas en la SC y el concepto de fidelidad que se refiere al grado con que el simulador duplica la apariencia y la sensación de la realidad.
- El debriefing es una conversación entre varias personas para revisar un evento real o simulado, en el que se analizan las acciones individuales y el rendimiento del equipo.

REFERENCIAS

1. Dávila-Cervantes A. Simulación en educación médica. Investigación en Educación Médica 2014;3(10):100-5.
2. Millán Núñez-Cortés J, Palés Argullós JL, Morán-Barrios J. Principios de educación médica: desde el grado hasta el desarrollo profesional. Madrid: Editorial Médica Panamericana; 2015.
3. Bhanji F, Mancini M, Sinz E, et al. Part 16: education, implementation, and teams: 2010 American Heart Association Guidelines for Cardiopulmonary Resuscitation and Emergency Cardiovascular Care. Circulation [Internet]. 2010 [consultado: 18 abril de 2020];122(18 Suppl 3):S920-Disponible en: www.ahajournals.org
4. Cheng A, Nadkarni VM, Mancini MB, et al. Resuscitation education science: Educational strategies to improve outcomes from cardiac arrest: A scientific statement from the American Heart Association. Circulation 2018;138(6):e82-122.
5. Society for Simulation in Healthcare. SSH Resources [Internet]. SSH; 2023[consultado: julio de 2023]. Disponible en: http://www.ssih.org/dictionary.
6. Raúl N, de Echave JL. Importancia de la simulación en la formación continua del equipo de salud en las unidades de cuidados críticos. En: Gallesio A, Schinitzler E, Cosenza S y cols. (eds). Gestión de Áreas Críticas. 1.ª ed. Buenos Aires: Editorial Médica Panamericana; 2018.
7. Corvetto M, Bravo MP, Montaña R y cols. Simulación en educación médica: una sinopsis [Internet]. Rev Méd Chile 2013[consultado: 01 de diciembre de 2020];141(1):70-Disponible en: https://scielo.conicyt.cl/scielo.php?script=sci_arttext&pid=S0034-98872013000100010&lng=es. http://dx.doi.org/10.4067/S0034-98872013000100010.
8. Ziv A, Wolpe PR, Small SD, et al. Simulation-based medical education: an ethical imperative. Acad Med 2003;78(8):783-8.
9. Palés Argullós J, Gomar Sancho C. El uso de las simulaciones en educación médica. Teoría de la Educación. Educación y Cultura en la Sociedad de la Información 2010;11(2):147-69.
10. Berner JE, Ewertz E. Bases teóricas del uso simulación para el entrenamiento en cirugía. Revista Chilena de Cirugía 2018;70(4):382-8.
11. Sociedad Latinoamericana de Cuidados Intensivos Pediátricos. Manual de Simulación Clínica de la SLACIP [Internet]. 1.ª ed. Editorial Malevaje; 2017 [consultado: 15 de julio de 2020]. Disponible en: https://slacip.org/descargas/Manual_de_Simulacion_Clinica-SLACIP.pdf.
12. Meaney PA, Bobrow BJ, Mancini ME, et al. Cardiopulmonary resuscitation quality: [corrected] improving cardiac resuscitation outcomes both inside and outside the hospital: a consensus statement from the American Heart Association: A consensus statement from the American heart association. Circulation 2013;128(4):417-35.
13. Díaz-Guío DA, Cimadevilla-Calvo B. Educación basada en simulación: debriefing, sus fundamentos, bondades y dificultades. Simulación Clínica 2019;1(2):95-103.
14. Fanning RM, Gaba DM. The role of debriefing in simulation-based learning. Simul Healthc 2007;2(2):115-25.
15. Bhanji F, Donoghue AJ, Wolff MS, et al. Part 14: Education: 2015 American heart association guidelines update for cardiopulmonary resuscitation and emergency cardiovascular care. Circulation. 2015;132(18 suppl 2):S561-73.
16. Greif R, Bhanji F, Bigham BL, et al. Education, implementation, and teams: 2020 International Consensus on Cardiopulmonary Resuscitation and Emergency Cardiovascular Care Science With Treatment Recommendations. Resuscitation 2020;156:A188-239.

Trabajo en equipo en la reanimación cardiopulmonar

24

Marcela Verónica Cuartas y Norma Beatriz Raúl

OBJETIVOS DE APRENDIZAJE

- Incorporar el concepto de trabajo en equipo para realizar una RCP básica y avanzada de forma eficaz y mejorar la calidad de atención y sobrevida de los pacientes.
- Reconocer la importancia de lograr una comunicación efectiva entre los integrantes del equipo de trabajo.
- Describir las competencias necesarias para realizar el trabajo en equipo.
- Incorporar el concepto de líder.
- Introducir la figura del *coach* en RCP como miembro del equipo.

INTRODUCCIÓN

El paro cardiorrespiratorio (PCR) tiene una elevada mortalidad y, si bien las habilidades técnicas, el entrenamiento repetido y el uso de algoritmos mejoran la sobrevida, la mayoría de los intentos de reanimación exitosos requieren varias intervenciones en forma simultánea. Por consiguiente, se requiere la participación de varios profesionales que reúnan esfuerzos para lograrlo.

Los factores humanos, incluida la interacción del equipo, la comunicación y el liderazgo, influyen fuertemente en el desempeño de la reanimación cardiopulmonar (RCP).[1]

> ! El concepto de factores humanos es amplio e incluye las habilidades sociales, las habilidades cognitivas y la toma de decisiones, y cómo interactúan el entorno, la organización y la psicología humana.

CONCEPTO DE TRABAJO EN EQUIPO Y COMUNICACIÓN

Baker y cols., en su publicación titulada *Trabajo en equipo y seguridad del paciente*,[2] definen al equipo como *"dos o más personas con conocimientos y habilidades especializadas que desempeñan roles específicos y completan tareas interdependientes para lograr un objetivo común"*.

El trabajo en equipo es una tarea llevada a cabo por un conjunto de integrantes que tienen un objetivo común y, para conseguirlo, cada miembro desempeña una función individual. Los equipos se conforman para aportar conocimiento, compartir información y lograr un objetivo común a través de las tareas que desarrolla cada miembro.

En RCP, un equipo de reanimación eficaz está integrado por personal idóneo con entrenamiento y competencias para llevar a cabo una reanimación eficaz. Este equipo debe estar formado por un líder, y el resto de los integrantes deben tener funciones previamente definidas y ser capaces de trabajar de manera coordinada y mantener una comunicación óptima entre los miembros.

Cada miembro del equipo tiene conocimientos individuales que compartirá con el resto del equipo durante la reanimación. Habitualmente estas situaciones son muy estresantes y caóticas, y todos los miembros del equipo deben realizar tareas complejas y coordinadas con el resto de los proveedores.

Es aquí donde es primordial poseer competencias para:

- Comunicarse de manera efectiva, con un tono adecuado de voz y de manera respetuosa.
- Cerrar el círculo de información: recepción o pregunta-respuesta (aplicación de circuito cerrado). De esta manera, la información se transmite en forma homogénea y el receptor confirma su recepción y comprensión.
- Realizar el seguimiento del desempeño de los compañeros de equipo y corregir errores de manera respetuosa.

Para mejorar la comunicación y aumentar la seguridad del paciente en futuras situaciones de RCP, tanto el *European Resuscitation Council* (ERC) como la *American Heart Association* (AHA)[3,4] recomiendan la realización de un *debriefing*.

El *debriefing* en el equipo de RCP es clave. Este es un análisis que puede realizarse "en caliente", inmediatamente al finalizar la RCP, o "en frío", donde se difiere su práctica dependiendo de la complejidad, la situación emocional o el resultado.

El trabajo en equipo comprende aquellos comportamientos que promueven la interacción efectiva de sus miembros, incluido el liderazgo y el seguimiento mutuo del desempeño. Los integrantes deben poseer competencias de interacción de equipo para funcionar con eficacia, es decir, conocimientos, habilidades y actitudes relacionados con el trabajo en equipo.

Los ejemplos de cada tipo de competencia incluyen el **conocimiento** (comprensión compartida de la situación y familiaridad con las habilidades de los compañeros de equipo), **habilidades** (comunicación efectiva, cómo cerrar el círculo, cómo controlar el desempeño de los compañeros) y **actitudes** (cohesión de equipo y confianza mutua).[5]

Existe evidencia creciente que sugiere que al fomentar el trabajo en equipo y el liderazgo se afecta la adherencia a los algoritmos y, por lo tanto, el resultado de la RCP. Esto demuestra que el trabajo en equipo y la capacitación en

liderazgo mejoran el desempeño del equipo durante la reanimación.[6]

> ⚠ La evidencia ha demostrado que las interrupciones en las compresiones torácicas, la demora en el análisis del ritmo y en la detección temprana de la fibrilación empobrecen el pronóstico pos-RCP. La capacitación continua en trabajo y liderazgo de equipos de reanimación, fomentando el aprendizaje constructivo, la distribución de tareas y el *coaching* durante la RCP contribuye a mejorar el pronóstico post-RCP.

La formación en trabajo en equipo y liderazgo también favorece la disminución de las interrupciones innecesarias durante la RCP, ya que hay evidencia de que estas interrupciones desvían la atención de los proveedores de RCP hacia esa actividad secundaria (uso del desfibrilador, monitoreo del ritmo de PCR, etc.) y llevan a deficiencias en la realización de las tareas. Por lo tanto, es necesario hacer hincapié en la importancia de la capacitación en el trabajo en equipo y liderazgo, el conocimiento de la situación y la distribución de tareas.[7]

CONFORMACIÓN DEL EQUIPO Y FUNCIONES DE SUS INTEGRANTES

La AHA sugiere conformar un equipo con seis integrantes, en el que cada uno de ellos debe conocer su función y sus responsabilidades.

Líder. Asigna roles a los miembros del equipo, toma las decisiones sobre el tratamiento, brinda retroalimentación de acuerdo con lo que crea que necesite el resto de los integrantes del equipo y asume la responsabilidad sobre las funciones no asignadas. En las guías ERC se aconseja que el líder dirija la RCP desde afuera; es decir, sin realizar actividad asistencial, aunque esto no es siempre posible y cada lugar deberá adaptarse a su sistema sanitario y a la conformación de equipo con el recurso humano disponible.

Manejo de la vía aérea. Permeabiliza y mantiene la vía aérea, proporciona ventilaciones y se encarga de introducir los dispositivos basicos y avanzados para la vía aérea.

Compresiones torácicas. Evalúa al paciente, realiza ciclos de compresiones torácicas y se intercambia con el integrante encargado del monitor/desfibrilador cada dos minutos, o antes si alguno está cansado.

Monitor/desfibrilador. Ubica y moviliza el carro de PCR que contiene el monitor/desfibrilador, y se encarga de la colocación inicial de las paletas o parches autoadhesivos,, la comprobación del ritmo cardíaco y la administración de la descarga eléctrica si se requiere.

Se intercambia con el integrante encargado de realizar las compresiones cada dos minutos, o antes si alguno está cansado.

Acceso vascular/fármacos. Coloca el acceso intravenoso o intraóseo, administra la medicación indicada durante la RCP de acuerdo con los protocolos establecidos.

Registro. Registra el horario de las intervenciones (compresiones torácicas, intubación, desfibrilación, infusión de fármacos, etc.) que se realizan durante la RCP. Alerta cuando es necesario realizar intervenciones puntuales, como administrar dosis subsecuentes de adrenalina y comprobar ritmo y pulso. Para asegurar la calidad de la RCP, debe registrar también las interrupciones durante las compresiones torácicas y su duración. Debe transmitir estos datos al líder o al resto del equipo.

Coach del equipo. En la actualización 2020 de las guías AHA de Atención Cardiovascular de Urgencia se ha propuesto un nuevo integrante, llamado "Coach de RCP" (en español podría definirse como un entrenador o consejero). Es un miembro más del equipo, cuya responsabilidad principal es "asesorar" o "coachear" en tiempo real y brindar comentarios sobre el desempeño de los integrantes del equipo de RCP, lo que permite que el líder se concentre en el seguimiento del algoritmo de soporte vital avanzado y el manejo de las causas reversibles. Parte de su función es centrarse en la mecánica, el tiempo y la comunicación entre los miembros del equipo de RCP. La retroalimentación en las compresiones torácicas puede apoyarse con

el uso de un dispositivo de retroalimentación que algunos tipos de desfibriladores tienen en los parches autoadhesivos o como sistemas externos.

> **!** En este punto es importante referirse al *coaching* en salud, que se define como observación y retroalimentación entre dos colegas que trabajan juntos, y que ha sido una herramienta para el desarrollo del profesorado en educación de ciencias de salud.

Hay estudios que evaluaron la carga de trabajo del equipo con la incorporación de un *coach* de RCP, y demostraron que su incorporación al equipo aumenta la carga de trabajo físico y disminuye la carga de trabajo mental de los reanimadores. Cheng y cols. adaptaron el concepto de *coaching* entre pares a un entorno clínico de alto riesgo basado en equipos; aquí los proveedores de RCP pueden distraerse con los eventos que los rodean, lo que afecta su desempeño. El *coach* de RCP proporciona un conducto de comunicación entre el dispositivo de retroalimentación y el proveedor de compresiones torácicas y asegura la realización de una RCP de alta calidad en forma continua.[8] También se describió cómo los líderes de equipo experimentan altos niveles de carga de trabajo mental durante la simulación cardíaca. Este estudio evidenció que, en el grupo que incluía un *coach*, los líderes del equipo RCP sintieron menos carga de trabajo mental durante la RCP y proporcionaron así más espacio cognitivo para la toma de decisiones.

Asimismo, hay estudios que demuestran un mayor cumplimiento de los algoritmos de RCP en equipos que incluyen un instructor o *coach* en RCP, lo cual mejora sus resultados. Esto podría explicarse, en parte, porque a través de esta figura se produce una mejor distribución de la carga de trabajo en el equipo de RCP. Varios estudios evaluaron la carga de trabajo utilizando el índice de carga de tareas de la Administración Nacional de Aeronáutica y del Espacio (NASA-TLX) de los Estados Unidos, una herramienta multidimensional diseñada para evaluar la carga de trabajo que ha sido validada en múltiples entornos.[9] Esta herramienta tiene seis dominios separados en dos secciones:

- Cargas de trabajo impuestas a los participantes:
  - Demanda mental.
  - Demanda física.
  - Demanda temporal.

- Interacción del participante con la tarea:
  - Desempeño.
  - Esfuerzo.
  - Frustración.

 La incorporación del *coach* disminuye la carga de trabajo mental durante la RCP y mejora sus resultados.

 CONCEPTOS CLAVE

- Es fundamental fomentar el trabajo conjunto, ejercer roles de liderazgo y desarrollar habilidades comunicativas. La capacitación en trabajo en equipo y comunicación disminuye el estrés, divide roles, facilita la búsqueda de opiniones o el pedido de ayuda y mejora el respeto hacia los otros integrantes.
- La capacitación en trabajo en equipo se debe considerar como una tarea primordial y los profesionales que participen de ella deben ser conscientes de que la estructuración temprana del equipo de reanimación es un requisito previo para la ejecución oportuna y eficaz de la RCP.[10]
- Se necesitan más estudios para encontrar herramientas validadas que permitan entrenar y evaluar los factores humanos en situaciones críticas, teniendo en cuenta la idiosincrasia y los recursos disponibles a nivel local.

REFERENCIAS

1. Hunziker S, Tschan F, Semmer NK, et al. Human factors in resuscitation: Lessons learned from simulator studies. J Emerg Trauma Shock 2010;3(4):389-94.
2. Baker DP, Gustafson S, Beaubien J, et al. Medical Team work and Patient Safety: The Evidence-based Relation. Agency of Healthcare Research and Quality, AHRQ Pub. No. 05-0053, April 2005.
3. Greif R, Lockey A, Breckwoldt J, et al. European Resuscitation Council Guidelines 2021: Education for resuscitation. Resuscitation 2021;161:388-407.
4. Cheng A, Magid DJ, Auerbach M, et al. Part 6: Resuscitation education science: 2020 American heart association guidelines for cardiopulmonary resuscitation and emergency cardiovascular care. Circulation 2020;142(16_suppl_2):S551-79.
5. Eppich WJ, Brannen M, Hunt EA. Team training: implications for emergency and critical care pediatrics. Curr Opin Pediatr 2008;20(3):255-60.
6. Hunziker S, Johansson AC, Tschan F, et al. Teamwork and leadership in cardiopulmonary resuscitation. J Am Coll Cardiol 2011;57(24):2381-8.
7. Tschan F, Vetterli M, Semmer NK, et al. Activities during interruptions in cardiopulmonary resuscitation: a simulator study. Resuscitation 2011;82(11):1419-23.
8. Cheng A, Duff JP, Kessler D, et al. Optimizing CPR performance with CPR coaching for pediatric cardiac arrest: A randomized simulation-based clinical trial. Resuscitation 2018;132:33-40.
9. Buyck M, Shayan Y, Gravel J, et al. CPR coaching during cardiac arrest improves adherence to PALS guidelines: a prospective, simulation-based trial. Resusc Plus 2021;5(100058):100058.
10. Tofil NM, Cheng A, Lin Y, et al. Effect of a cardiopulmonary resuscitation coach on workload during pediatric cardiopulmonary arrest: A multicenter, simulation-based study. Pediatr Crit Care Med 2020;21(5):e274-81.
11. Hunziker S, Tschan F, Semmer NK, et al. Hands-on time during cardiopulmonary resuscitation is affected by the process of teambuilding: a prospective randomised simulator-based trial. BMC Emerg Med 2009;9(1).

Papel de los programas de acceso público a la desfibrilación

25

José Alberto Lozano

OBJETIVOS DE APRENDIZAJE

- Conocer los fundamentos para sostener programas de acceso público a la desfibrilación.
- Conocer el marco legal de la implementación de estos programas en la Argentina.
- Conocer el manejo de este tipo de equipamiento.

INTRODUCCIÓN

Los programas de acceso público a la desfibrilación (APD) deberían desarrollarse en lugares de alta afluencia de público, donde el paro cardiorrespiratorio (PCR) puede ser presenciado por reanimadores entrenados que puedan asistir con rapidez a la víctima. Estos lugares pueden ser aeropuertos, estaciones de tren o metro, centros de práctica de deportes, centros industriales, centros comerciales, oficinas, casinos y aviones. Los programas de APD con reanimadores legos y tiempos de respuesta cortos han sido efectivos, tal es el ejemplo de los APD que han utilizado policías como primeros intervinientes y han demostrado tasas de supervivencia del 49 al 74%.

> ! La supervivencia de un PCR fuera del hospital dependerá de la ayuda de emergencia rápida, la cual incluye la reanimación cardiopulmonar (RCP) proporcionada por la persona más cercana.

Por lo tanto, los programas de APD solo tendrán éxito si se dispone de un número suficiente reanimadores entrenados y de desfibriladores externos automáticos (DEA). No obstante, dado que el 80% de los PCR ocurren en el hogar o en áreas residenciales, el gran beneficio de los DEA no se ha conseguido todavía, ya que estos por lo general se utilizan en lugares públicos.

GENERALIDADES

Los programas de APD y de DEA con primeros socorristas pueden aumentar el número de víctimas que reciben RCP por parte de testigos y desfibrilación de manera temprana. Cuando se desarrolla un programa de DEA, los responsables deben considerar factores, como la localización adecuada de los dispositivos, los cuales pueden basarse en análisis de incidencia de eventos previos o en afluencia de personas; y la formación de un equipo con responsabilidades para monitorizar y mantener los equipos, formar a las personas que potencialmente utilizarán el DEA y, si es posible, la identificación de individuos voluntarios que se comprometan a emplearlo en las víctimas de PCR (voluntariado o programas comunitarios de paramedicina).

Para que la instalación de los DEA sea efectiva y los APD maximicen su efectividad, se destaca la importancia de que estos estén conformados por diferentes elementos:

- Organización y planificación de la respuesta ante una situación de emergencia: entrenamiento de los posibles reanimadores, tanto en el manejo del DEA como en las técnicas de RCP.

- Conexión con el servicio de emergencias médicas local.
- Establecimiento de un proceso de mejora continua de la calidad, que analice desde el adecuado estado de funcionamiento de los DEA y sus insumos hasta el adecuado sistema de respuesta establecido y el grado de competencia de los reanimadores.

Se ha demostrado que los lugares que tienen instalado un DEA sin estos elementos, poco pueden mejorar la supervivencia del PCR, dado que la sola presencia del equipo no asegura que sea utilizado en caso de necesidad, o de manera correcta.

La instalación de un DEA en áreas residenciales aún ha sido evaluada y la adquisición para uso individual en el hogar, incluso para aquellos individuos considerados de alto riesgo de sufrir un PCR, no se ha probado.

MARCO LEGAL ARGENTINO

Ley 26835. Promoción y capacitación en las técnicas de reanimación cardiopulmonar básicas

El proyecto de ley "RCP Argentina" fue aprobado por el Senado de la Nación bajo la Ley 26835 (promulgada de hecho el 8 de enero de 2013). Impulsado por el Dr. Daniel López Rosetti (Médico Cardiólogo Argentino), dispone las medidas necesarias para prevenir eventos de muerte súbita en espacios públicos, e implementa la enseñanza de las técnicas de RCP como parte integrante de los programas educativos de nivel secundario y terciario en todo el territorio nacional.

Todos los ciudadanos pueden aprender qué hacer en caso de una muerte súbita y no es necesario ser profesional relacionado con el ámbito de la salud para proporcionar RCP. Se crea la Comisión RCP Argentina, órgano de carácter consultivo en la esfera del Ministerio de Educación.

Ley 27159. Muerte súbita-Sistema de prevención integral

Esta ley fue sancionada el 1 de julio de 2015 y promulgada de hecho el 24 de julio

del mismo año. El artículo 2 contiene las definiciones de desfibrilación, DEA y el uso del equipo por personal lego. Asimismo, el artículo 4 promueve la implementación de programas de entrenamiento en RCP y DEA a la comunidad y los artículos subsiguientes normatizan la instalación de los DEA de lugares de alta afluencia.

PASOS PARA EL USO DE UN DESFIBRILADOR EXTERNO AUTOMÁTICO POR PERSONAL LEGO

Las características de los DEA pueden variar según los distintos fabricantes. Estas variaciones pueden estar relacionadas con su forma, peso y mecanismo de interacción con el usuario (texto o voz), así como también por la cantidad de energía que administran al realizar una descarga. Sin embargo, la mayoría de los dispositivos manejan tres pasos generales para su uso.

- Encendido y colocación de parches.
- Análisis del ritmo cardíaco.
- Descarga o choque eléctrico.

De manera práctica, podemos distinguir seis pasos universales que pueden aplicarse para utilizar cualquier DEA.

1. Abrir el DEA y encenderlo: la mayoría de los dispositivos suelen venir en un maletín de transporte. Algunos se encienden inmediatamente después de su apertura, mientras que otros incluyen un botón de encendido para su activación. Una vez encendido el DEA, este comienza a dar indicaciones para completar el proceso.

2. Colocar los parches sobre el pecho desnudo del paciente: un parche se coloca del lado derecho del esternón, por debajo de la clavícula, y el otro a la altura de la línea axilar media izquierda. Los parches cuentan con un diagrama que indica la posición en la que se deben colocar. En las mujeres se debe evitar colocarlos sobre las mamas. Los parches del DEA tienen una superficie autoadhesiva cubierta con una lámina protectora. Una vez adheridos, se deben conectar los cables al dispositivo.

3. Análisis del ritmo cardíaco: cuando el DEA lo indique, se debe evitar cualquier

contacto con la víctima para que el dispositivo pueda analizar el ritmo cardíaco. En algunos dispositivos puede ser necesario presionar un botón de análisis para iniciar este proceso.

No se deben suspender las compresiones torácicas durante la colocación de los parches. Sin embargo, para el análisis del ritmo y la descarga es necesario parar las compresiones torácicas y evitar tocar a la víctima.

4. Si el DEA recomienda realizar una descarga, se pedirá que todos los reanimadores se alejen del paciente. Después de verificar que ninguna persona esté en contacto con la víctima (paciente con ritmo desfibrilable), se presionará el botón para realizar la descarga. En la actualidad, los DEA utilizan una de descarga de onda bifásica que produce una descarga entre 120 a 200 J, que se puede utilizar con seguridad en adultos y niños a partir de los 8 años. En niños menores idealmente se utilizarán atenuadores de descarga y parches pediátricos, los cuales disminuirán los Joules de descarga.

5. Después de realizar una descarga, se debe reiniciar inmediatamente la RCP.

6. Luego de dos minutos se repetirán los pasos del 3 al 5.

En el caso de que el colapso de la víctima haya sido presenciado por un solo reanimador y se disponga de un DEA en el sitio, este debe conectarse al paciente y permanecer encendido antes de iniciar las maniobras de reanimación.

Consideraciones del uso del desfibrilador externo automático en pediatría

De acuerdo a la cadena de sobrevida pediátrica, el primer paso es activar el servicio de emergencias médicas o el equipo de respuesta intrahospitalaria, quienes proveerán de un desfibrilador con sus adaptadores pediátricos. Mientras se aguarda el arribo, se deberá comprobar si el niño tiene pulso, en el caso de que

no lo tenga, se debería realizar RCP hasta la llegada de estos equipos.

Los DEA convencionales pueden utilizarse en pacientes pediátricos, si estos están rápidamente disponibles, puesto que su uso no se debe demorar mientras se aguarda la llegada de un desfibrilador pediátrico.

¿Cómo colocar los electrodos de los desfibriladores en niños?

La posición en la que se colocan los electrodos también es diferente de la que se coloca en los adultos. La razón principal es que el tórax del niño no es el igual al de un adulto.

Una de las almohadillas debe colocarse sobre el hombro derecho, justo debajo de clavícula, y la otra 10 cm por debajo de la axila izquierda. Las almohadillas ya están señalizadas para que la persona que las utilice sepa diferenciar entre las de adulto y las pediátricas.

Consideraciones del uso del desfibrilador externo automático en niños menores de 8 años

En niños desde 1 a 8 años se utilizarán DEA con atenuadores de descarga y parches pediátricos. Algunos modelos tienen un interruptor para administrar una descarga pediátrica, que debe de activarse al utilizarlo en un niño. En otros modelos, el atenuador se incorpora a los parches pediátricos. Si no se cuenta con parches pediátricos, se pueden utilizar los de adulto.

En el niño pequeño se puede colocar un parche en la región frontal del tórax y el otro en la espalda. Los parches no deben tocarse entre sí. Nunca se deben cortar los parches de adulto para colocarlos en un niño.

En lactantes se recomienda el uso inicial de un desfibrilador manual. Si no se dispone de este equipo se puede utilizar un DEA con atenuador y, de no tenerlo disponible, se puede utilizar uno sin atenuador.

CONCEPTOS CLAVE

- Los DEA son dispositivos de manejo sencillo que están cada vez más disponibles en nuestro medio y constituyen el primer dispositivo utilizable para la desfibrilación a nivel prehospitalario y por personal no médico, entrenado de forma específica.
- Las evidencias actuales indican que los DEA son capaces de detectar de forma sensible y específica las arritmias pediátricas, y son seguros y efectivos para la desfibrilación de niños entre 1 y 8 años. Por lo tanto, sin duda, pueden contribuir a mejorar el pronóstico de los PCR prehospitalarios en esos pacientes.
- En los cursos de formación en DEA para personal no sanitario deben introducirse simuladores de entrenamiento y casos clínicos pediátricos, y extender la información de la posibilidad del DEA en niños a todo el personal sanitario que tenga la posibilidad de poder utilizarlo.

BIBLIOGRAFÍA

Ley 26835: Ley de promoción y capacitación en las técnicas de reanimación cardiopulmonar básicas [Internet]. Buenos Aires: InfoLEG [consultado: 20 de mayo de 2022]. Disponible en: http://servicios.infoleg.gob.ar/infolegInternet/anexos/205000-209999/207654/norma.htm.

Ley 27159: Muerte Súbita. Sistema de Prevención Integral. [Internet]. Buenos Aires: InfoLEG [consultado: 20 de mayo de 2022]. Disponible en: http://servicios.infoleg.gob.ar/infolegInternet/anexos/245000-249999/249563/norma.htm.

Maconochie IK, Aickin R, Hazinski MF, et al. Pediatric life support: 2020 international consensus on Cardiopulmonary Resuscitation and emergency cardiovascular care science with treatment recommendations. Circulation 2020;142(16_suppl_1).

Nichol G, Sayre MR, Guerra F, Poole J. Defibrillation for ventricular fibrillation. J Am Coll Cardiol 2017;70(12):1496-509.

Olasveengen TM, Mancini ME, Perkins GD, et al. Adult basic life support: 2020 international consensus on Cardiopulmonary Resuscitation and emergency cardiovascular care science with treatment recommendations. Circulation. 2020;142(16_suppl_1).

Patil KD, Halperin HR, Becker LB. Cardiac arrest. Circulation Research 2015;116(12):2041-9.

Perkins GD, Handley AJ, Koster RW, et al. European Resuscitation Council Guidelines for Resuscitation 2015: Section 2. Adult basic life support and automated external defibrillation. Resuscitation 2015;95:81-99.

Conceptos éticos en reanimación cardiopulmonar pediátrica

7

Presencia y comunicación con la familia durante la reanimación cardiopulmonar

26

Mónica Graciela Garea y Dinah Magnante

OBJETIVOS DE APRENDIZAJE

- Identificar los aspectos positivos y negativos que describe la literatura científica en relación con la presencia de familiares durante la reanimación cardiopulmonar (RCP).
- Mejorar la gestión del duelo familiar en situaciones de RCP, promoviendo la empatía y la comunicación eficaz para dar apoyo durante el proceso de RCP.
- Contribuir a fortalecer la humanización del cuidado del paciente crítico, valorar más el programa del hospital amigo y fundamentar la necesidad de formular protocolos que mejoren la calidad en la salud.

> *"No puedo enseñar nada a nadie, solo les puedo hacer pensar".*
> *"La verdadera sabiduría está en reconocer la propia ignorancia".*
> Sócrates

INTRODUCCIÓN

La reanimación cardiopulmonar (RCP) es uno de los procedimientos más importantes en el proceso de mantener la vida, por lo que el desarrollo de estas habilidades es fundamental para el desempeño de los profesionales de la salud, ya que en el caso de un paro cardiorrespiratorio (PCR) la toma de decisiones correctas e inmediatas determinan un aumento de las posibilidades de los pacientes a sobrevivir sin secuelas o que estas sean mínimas.

 La presencia de los padres durante la RCP debe ser una práctica común en pediatría.

Esto ha sido analizado durante algunas décadas. Sin embargo, esta práctica no ha sido completamente aceptada por los profesionales del equipo de salud, quienes se basan en conjeturas y percepciones de evidencia empírica.

Estas actitudes de los profesionales médicos y de enfermería son las mayores barreras para establecer esos programas. Existen estudios cuyos resultados evidencian percepciones negativas y positivas de los diferentes participantes (médicos, enfermeros, familia y el paciente). Investigaciones desarrolladas en diversos países reflejan que el personal de salud presenta cierto escepticismo en la práctica, y que esta no se encuentra tan extendida.

La presencia de familiares durante los procedimientos de RCP no siempre es deseable o posible. Sin embargo, en los hospitales existen programas que permitirían la presencia de familiares, según sus deseos. La presencia de los progenitores se constituye no solo el derecho a una familia, sino también el del paciente.

Los miembros del equipo de salud que participan en la RCP pediátrica están preparados para presenciar la muerte de muchos niños, por lo que también deben ser responsables del apoyo a las familias.

Esto último produce y, en consecuencia, pone mayor énfasis en la información científica y técnica para resolver el PCR, y no da la suficiente importancia que se merece la comunicación con los padres y hermanos para acompañar en el duelo.

La cuestión de permitir la presencia de la familia durante la RCP o no es relevante para la asistencia médica. Los profesionales del cuidado de la salud por lo general evitan la presencia de los familiares para prevenir posibles malas interpretaciones de sus acciones o palabras, y también por la incertidumbre respecto de las reacciones que podrían tener los familiares, como el temor a que estos interrumpan las maniobras. A su vez, se plantea la necesidad de sostener una situación ideal y de control, y la posible presión que puedan ejercer los familiares hacia los profesionales e influenciar en las decisiones. Todos estos factores conllevan, muchas veces, a considerar como un aspecto negativo la presencia del entorno afectivo del paciente.

Otra de causas que influyen para que no se plantee la RCP presenciada es el temor que existe en los profesionales respecto de que la familia considere que la muerte del paciente es consecuencia de una mala actuación. No obstante, el "control de la situación" es un elemento necesario en la formación tanto como la confianza en habilidades y conocimiento profesional, y también la coordinación del equipo. Todos estos aspectos deberían favorecer la práctica.

> **!** Tanto la *American Heart Association* como el *European Resuscitation Council* sugieren el derecho de la familia a estar presente durante las maniobras de RCP y enfatizan que la toma de decisiones debe ser conjunta entre los profesionales y la familia.

Los equipos de salud con experiencia en RCP presenciada han dado cuenta de que a veces les resulta más fácil la aceptación de la interrupción de las maniobras, y son los mismos familiares quienes abandonan voluntariamente la escena.

No existen "fórmulas", hay familias que refieren que los protocolos no ayudan debido a su rigidez, y lo que realmente necesitan en esos momentos difíciles es una comunicación individualizada y comprensiva. La mayoría solo necesita empatía y sinceridad por parte de los integrantes del equipo de salud en momentos tan complicados como es el de la pérdida de un ser querido.

> **!** En los casos en los que las maniobras de RCP han sido infructuosas, es clave asegurar el apoyo que en el momento de la muerte los familiares de los niños necesitan para poder transitar mejor el duelo.

Para ello se dispone de profesionales de salud mental, trabajadores sociales, religiosos o voluntarios que prestan ayuda en esos momentos tan cruciales. La empatía y la sinceridad se vuelven indispensables.

Por lo tanto, el equipo de salud tiene el deber de diseñar la "política" orientada a la creación de escenarios básicos y avanzados para mejorar la participación de la familia del paciente en el proceso salud-enfermedad y la creación de una orientación estructurada para la toma de decisiones durante la RCP que tenga en cuenta la condición clínica y el pronóstico, y proporcione una mirada más humanizada al contexto de la reanimación.

Muchos padres consideran que su presencia es un derecho fundamental; así es que, ha sido muy positivo en quienes han podido presenciar las maniobras de RCP. Por lo tanto, es relevante que, para una práctica clínica, se promueva un enfoque más integral y centrado en la familia. La creación de políticas y la formación de profesionales de la salud que profundicen la humanización de estas prácticas mitigaría la angustia moral que estos pueden experimentar en la toma de decisiones complejas durante estos eventos.

NECESIDAD DE LA FAMILIA

Es importante disponer de un ambiente confortable, con privacidad, luminoso y, sobre todo, silencioso para la comunicación con los familiares. Esto otorga libertad para que ellos puedan expresar su pesar, hablar y consolarse entre sí. El apoyo emocional debe darse inmediatamente y la comunicación debe ser fácilmente comprensible, ya que la situación por la que atraviesa su hijo ocasiona una gran conmoción en ellos.

Es conveniente que los miembros del equipo sean conocidos por los familiares porque esto podría reducir el estrés y mejorar la compresión de una pérdida en la familia. Es clave que sientan que no están abandonados, mantener el contacto con ellos y darles el lugar que precisan si quieren estar solos.

Escuchar a los padres, compartir recuerdos, proyectos, e incluso la impotencia que sienten, y ser respetuosos de los silencios es muy importante en estas circunstancias. No se debe perder el profesionalismo, pero sí transmitir sentimientos a través de palabras y lenguaje corporal, reconocer su dolor y ayudarlos a abrazar a su hijo muerto.

Siempre hay preguntas, a veces reiteradas para intentar comprender y aceptar el momento, que se deben responder de una forma simple, comprensiva y honesta. El equipo profesional debe garantizar que la familia reciba el apoyo de asesores y grupos de apoyo.

La mayoría de las veces, el equipo de salud manifiesta sentimientos encontrados, sin embargo muchos sostienen que los familiares tuvieron una mejor aceptación del duelo porque pudieron ver cómo se realizaron los esfuerzos necesarios por mantener con vida a su ser querido.

> **!** Las recomendaciones enfatizan la necesidad de que un profesional acompañe a los familiares durante las maniobras de RCP, les explique el proceso y brinde apoyo, con el fin de que no sea una experiencia traumática. Que los familiares observen "que se ha hecho todo lo posible" por su ser querido supone un efecto positivo para ellos.

La presencia de la familia durante la RCP puede ayudarles a comprender que se ha hecho todo lo posible para el regreso del paciente a la vida y favorece la elaboración del duelo. Facilita la resolución de dudas e inquietudes respecto de lo que está ocurriendo, así como también disminuyen posibles sentimientos de ansiedad y preocupación en los familiares al evidenciar de manera directa que el personal de la salud ha tomado las medidas pertinentes.

La presencia de familiares durante la RCP permite despejar las sospechas que podrían surgir sobre los esfuerzos de esta cuando esta se realiza a puertas cerradas. Además, el miembro de la familia presente puede tener la oportunidad de dar un último adiós y su presencia puede contribuir a comprender la realidad de la muerte, encauzar mejor el proceso de duelo para que este no se prolongue ni se complique con un duelo patológico ni que derive en un trastorno de estrés postraumático (TEPT).

EL EQUIPO DE SALUD

Esta práctica no ha sido del todo aceptada por los profesionales del equipo de salud (médicos o personal de enfermería). Sus actitudes son las mayores barreras para establecer esos programas.

Asimismo, se destaca el papel fundamental que desempeña el especialista que reconoce en la familia un sujeto de cuidado.

Es importante tener en cuenta que las opiniones siempre estarán divididas en cuanto a lo que se cree pertinente o no en cuanto a la presencia de familiares durante la RCP, ya que es una situación en la que el equipo de salud necesita tranquilidad, y la familia podría representar un obstáculo, ya que se desconocen las reacciones que sus miembros pueden tener ante determinadas acciones que pueden resultar agresivas hacia su ser querido.

Fue la *American Heart Association* la que por primera vez mencionó y recomendó la presencia de familiares durante las maniobras de RCP, sea que esta se realice en un lugar público o intrahospitalario, como ocurre en el caso de la sala de urgencias y las unidades de cuidados intensivos (UCI), dando lugar a las peticiones de algunos pacientes que referían su deseo de tener a su ser querido al lado en los momentos finales de la vida, así como también responder a las necesidades emocionales de los familiares.

En 1995, un grupo de enfermeras de las *Emergency Nurses Association* (ENA) de los Estados Unidos desarrolló una guía basada en el apoyo a la familia centrada en la presencia de esta en el escenario de la RCP. Se descubrió una infinidad de beneficios no solo para la familia, sino también para el paciente y el equipo reanimador.

Estas recomendaciones no han sido atendidas de lleno en todos los hospitales, y son pocos los que han adoptado este tipo de políticas y las han ido desarrollando con el paso del tiempo. Es importante destacar que los pocos estudios realizados hasta la fecha son muy limitados en cuanto a muestra, por lo tanto la mayoría terminan siendo anecdóticos.

Los profesionales de salud tienen percepciones diferentes sobre la presencia de la familia durante la RCP y estas varían de acuerdo al tipo de especialidad y las experiencias pasadas; por ejemplo, los profesionales de enfermería son más abiertos respecto de los médicos.

La mayoría de los profesionales percibe más riesgos que beneficios, y se muestran desfavorables a permitir la presencia de familiares debido a una actitud paternalista y al miedo de las reacciones que estos pudieran presentar hacia el equipo. A pesar de ello, el personal de los servicios de emergencias médicas extrahospitalarias parece más abierto a permitir esta práctica.

Uno de los motivos por los cuales puede haber conflicto y nerviosismo, tanto del líder como de los participantes de la RCP, es cuando los materiales son escasos o están inutilizados, como el cardiodesfibrilador. También la falta de formación y el escaso conocimiento técnico hace que actúen en forma insegura y, en consecuencia, realicen maniobras poco eficientes.

Actualmente para estas situaciones de inseguridad se utilizan sesiones posparo llamadas *debriefing* (del término anglicismo militar) que sirven para extraer conclusiones y aprender de los errores de quienes participaron de la RCP, afianzando así los conocimientos futuros.

Esta formación debería reforzarse desde la educación teórico-práctica continua, ya que la práctica con los meses se olvida. No hay que olvidar la comunicación verbal y no verbal, ya que cuando no ocurre de manera efectiva, la seguridad del paciente se encuentra en riesgo.

Papel de la ética médica

Desde la ética del cuidado se acentúa siempre la necesidad de que el paciente pueda estar acompañado por sus afectos en los momentos finales.

En los últimos años se ha avanzado mucho en el acompañamiento de familiares de pacientes ingresados en UCI, y en algunas de estas unidades se permite la visita de mascotas, con las debidas precauciones.

Esto se transforma en un dilema ético y un desafío para la salud pública. Por lo que se requieren altos niveles de solidaridad e integridad personal, social e institucional. Por ello, es fundamental que los profesionales de salud puedan mantener la empatía con sus pacientes y familiares, ya que es crucial para proporcionar una atención eficaz durante una crisis. Esto facilita la resolución de dudas e inquietudes por parte de los miembros de la familia respecto de lo que está ocurriendo, y también disminuyen los posibles sentimientos de ansiedad y preocupación en los familiares al evidenciar de manera directa que el personal de la salud se encuentra tomando las medidas pertinentes.

Se facilita el proceso de duelo y disminuye el riesgo de demanda médico/legal en caso de resultados negativos (muerte del paciente). Cuando las medidas de reanimación no consiguen ser efectivas, el familiar tiene la oportunidad de presenciar y despedirse de su ser querido en un momento sentimental especial que los procesos institucionales con frecuencia no toman en cuenta.

COMUNICACIÓN DE MALAS NOTICIAS

Definir "mala noticia" es bastante difícil porque depende, en gran parte, de la subjetividad de quien la recibe. La mala noticia tiene al menos un componente objetivo (la gravedad de la mala noticia a la que se hace referencia cuando se comunican enfermedades graves) y otro componente subjetivo que depende del propio entorno del paciente.

Se trata de cualquier información que altera drásticamente las expectativas que una persona tiene acerca de su futuro. El resultado es un desarreglo emocional o un comportamiento que persiste un tiempo después de que la mala noticia es recibida.

Difundir malas noticias en el campo de la salud no es una tarea fácil, y mucho menos aprender a hacerlo. Cuando se desea saber cómo adquirir esta habilidad, la mayoría de los profesionales podría decir que inicialmente se logra imitando los ejemplos de colegas más experimentados.

Siempre debe valorarse la relación médico-paciente.

Resolver los obstáculos en la comunicación de malas noticias

Entre los factores que dificultan la comunicación de malas noticias se incluyen factores socioculturales, otros vinculados con el paciente y los vinculados con el médico.

Las medidas recomendadas para despejar estos factores incluyen:

- Buscar un lugar adecuado y tranquilo donde se respete la intimidad, evitar interrupciones (silenciar el teléfono móvil) y, si es posible, con la presencia del médico que conoce al paciente.
- Es conveniente estar acompañado por más de un familiar (asegurarse de que la información llegue). También, saludar y demostrar interés en el proceso con un lenguaje verbal y corporal apropiado (mantener la conexión ocular y el contacto físico: mano en el hombro).
- Tomarse el tiempo suficiente para poder responder las preguntas que surjan del familiar, mostrarse seguro y sin prisa. Descubrir qué es lo que sabe el paciente, utilizar preguntas sencillas del tipo: "¿qué le han dicho?", "¿qué le preocupa?".
- Con esta información se puede adaptar la comunicación de malas noticias según el nivel sociocultural y de comprensión que tenga el familiar, y así lograr mayor eficacia.
- Descubrir lo que sabe el paciente o el familiar sobre la gravedad y las perspectivas futuras, y prestar atención al lenguaje corporal.
- Estar atentos a las reacciones (verbales y no verbales) del paciente o de los familiares: que no miren al profesional cuando este habla o que digan: "lo dejamos en sus manos, doctor" es probable que indique que no quieran saber más; en ese caso, decir que "haremos todo lo posible" suele ayudar.
- Compartir información utilizando un lenguaje sencillo y conciso, evitar en la medida de lo posible el uso de terminología médica e intentar simplificar al máximo la comprensión del mensaje.
- No crear confusión y tener en cuenta la congruencia informativa. Evitar el optimismo engañoso.
- El profesional debe estar atento a que el oyente entiende, comprende y asimila la información que se le transmite. Solicitar al finalizar que explique con las propias palabras lo que ha escuchado puede ayudar a evaluar lo que realmente ha entendido y a evitar interpretaciones falaces.
- Siempre se deben mantener abiertos los canales de comunicación para brindar una mayor aclaración sobre el proceso, ya que la influencia emocional puede bloquear la comprensión, y este ofrecimiento puede proporcionar menos angustia.

Reacciones de la familia

Es importante desarrollar con los familiares la comprensión y la empatía, ayudarlos a comprender y a aceptar su dolor. Tener en cuenta que pueden negarse a recibir información. No debe tomarse como algo absoluto ni debe lucharse en forma frontal contra esta actitud porque puede corresponder a la primera fase del duelo. Sin embargo, el silencio nunca es una buena opción y se debe intentar que el familiar exprese sus emociones para intentar ayudarlo. A veces, un corto silencio puede hacer que reaccionen.

Es necesario manifestar a la familia que los profesionales están de su lado, que no están solos y que recibirán apoyo durante todo el proceso.

Comunicar malas noticias en el ámbito de la medicina crítica

La familia juega un papel fundamental en la UCI y en las decisiones de cuidado del paciente crítico.

Aproximadamente un 30-50% de los pacientes en la UCI mueren tras decisiones de limitación/retiro de las medidas de soporte vital. Estas decisiones son difíciles de tomar y deberán ser consensuadas entre los médicos y los familiares más directos. En este contexto, una buena comunicación entre ambas partes es clave para la toma de decisiones.

Se deben establecer puntos de referencia generales donde se considere la información acerca de si se están respetando las necesidades del paciente y sus familiares.

Protocolo de 10 pasos para comunicar malas noticias

1. Valorar la urgencia de la comunicación.
2. Preparar la comunicación.
3. Procurar un entorno adecuado.
4. Presentación al interlocutor (clarificar el motivo de la entrevista).
5. Agrupar a los interlocutores.
6. Hacer la comunicación.
7. Esperar la reacción, tolerar y contener.
8. Atender demandas y necesidades.
9. Facilitar gestiones o cuestiones prácticas.
10. Finalización y despedida.

La familia del paciente crítico sufre la angustia que supone la amenaza de la muerte inminente, se encuentra bajo el impacto emocional de su pérdida brusca de salud ("¡pero si estaba bien ayer!") y apenas entiende lo imprevisible de su evolución clínica en cortos períodos de tiempo. Debe tenerse presente que el ingreso de un paciente a la UCI es en sí considerado una mala noticia por su familia, y que el ambiente lleno de aparatos y cables de estas unidades puede ser muy intimidatorio para los familiares, quienes se encuentran desbordados. En este contexto es indispensable una comunicación franca y fluida entre los responsables del cuidado del paciente crítico y su familia. El cumplimiento escrupuloso de los pasos del protocolo de Baile-Buckman,

descrito previamente, es una herramienta fundamental para conseguir este objetivo. Es especialmente útil emplear un lenguaje sencillo sin tecnicismos, dedicar el tiempo necesario y realizar la entrevista en una estancia suficientemente confortable y con el nivel de privacidad adecuado.

El contenido de la información será lo más coherente posible. La incertidumbre sobre el pronóstico de todos los pacientes críticamente enfermos debe manejarse con prudencia. Se deben establecer objetivos de tratamiento y redefinir el pronóstico todos los días. Es fundamental que la familia conozca que existe un plan, y que se cuenta con uno alternativo si los resultados no son suficientes. Esta adaptación fortalecerá la confianza de la familia en el equipo médico y aliviará su sufrimiento.

Ha sido de gran utilidad la participación del personal de enfermería en las tareas de información familiar. Las investigaciones han confirmado, de manera reiterada, que para los familiares tiene gran importancia la información de enfermería, incluso sobre aquellos aspectos en los que los familiares pueden participar bajo la supervisión del equipo de enfermería. Esta participación permitirá que la familia se sienta útil y fortalecerá la comunicación con el equipo médico.

La formación, capacitación y concientización para enfrentar situaciones de mucho dolor y el acompañamiento en el duro trance de la pérdida de un hijo exige que el equipo de salud que participa tenga un mayor control de la tarea asignada. Esto mejora la calidad y eficiencia y reduce así los niveles de miedo y angustia. Es recomendable establecer puntos de referencia generales que pueden proporcionar información sobre si se están considerando las necesidades del paciente.

La estrategia instrumento que guía y permite definir las características del equipo de salud asegura la efectividad, que es dinámica y cambiante, y se adapta a los cambios institucionales y de su entorno.

CONCEPTOS CLAVE

- En la medida de lo posible, se debe respetar el derecho de la familia a estar presente durante las maniobras de RCP, y permitir la toma conjunta de decisiones sobre su finalización.
- Comunicar malas noticias es una tarea compleja para la cual nunca se está lo suficientemente preparado, razón fundamental para que se multipliquen las instancias que propicien su aprendizaje.
- Si se considera que la manera de comunicar una mala noticia tiene un efecto profundo en los pacientes, familiares y en el mismo profesional, se enfatiza la importancia de generar instancias educativas que permitan flexibilizar este proceso comunicacional identificando las propias dificultades y reconociendo que los pacientes y familia presentan distintas necesidades y preferencias. Cuanto mayor sea la brecha entre el médico y el paciente, más difícil será transmitir estas malas noticias, y viceversa.
- Sin duda, queda mucho por hacer para la mejora de nuestras capacidades de comunicación. Los profesionales de la salud encontrarán una enorme gratificación al poder ayudar mejor a los pacientes y familiares en los momentos en que más lo necesitan. No hay que defraudarlos. Para ello hay que encaminarse ya en esta tarea.
- El cambio cultural en estos eventos es un desafío de capital importancia para conseguir una gestión adecuada que satisfaga los más altos propósitos planteados.

BIBLIOGRAFÍA

Altamirano BD. Soporte vital básico pediátrico. Facultad de Enfermería y Obstetricia. Licenciatura en Enfermería. México: Universidad Autónoma de la Ciudad de México; 2014.

American Heart Association. Aspectos destacados de la actualización de las guías AHA para RCP y ACE de 2015 [Internet]. AHA 2015 [consultado el 31 de marzo de 2019]. Disponible en: https://eccguidelines.heart.org/wpcontent/uploads/2015/10/2015-AHA-Guidelines-Highlights-Spanish.pdf.

Arango OJ, García Laverde GE, Zerrate NH. Percepciones de los actores implicados en la reanimación Cerebro cardiopulmonar ante la presencia de la familia del Paciente crítico. Bogotá: Pontificia Universidad Javeriana Facultad de Enfermería; 2011.

Asencio-Gutiérrez JM, Reguera-Burgos I. The opinion of health professionals regarding the presence of relatives during cardiopulmonary resuscitation. Enfermería Intensiva 2017;28(4):144-59.

Bernardo Y y Brunet N. Comunicación de malas noticias. Cuadernos de crisis 2010;2(9):48-58. Disponible en: https://www.cuadernosdecrisis.com/docs/2010/Num9 Vol2-2010.pdf [Consultado en noviembre 2023].

Cacchiarelli San Román N, Musso CG. Enseñando a comunicar malas noticias en medicina. Una experiencia en el Hospital Italiano. Rev Hosp Ital B Aires 2012;32(4).

Díaz Aguila HR, Véliz Sánchez M, Mestre Arceo J. Encuesta sobre la presencia familiar durante los procederes invasivos y la reanimación. Revista Electrónica de Medicina Intensiva 2006;6(4).

European Resuscitation Council. Recomendaciones 2005 en Resucitación Cardiopulmonar del European Resuscitation Council - Traducción oficial autorizada [Internet]. ERC 2005 [consultado: agosto de 2023]. Disponible en: http://www.seslap.com/seslap/html/fcontinuada/pdf/nr_rcp.pdf.

García Díaz F. Comunicando malas noticias en medicina: recomendaciones para hacer de la necesidad virtud. Medicina Intensiva 2006;30(9):452-9.

García Salido C. Percepción del personal sanitario ante una parada cardiorespiratoria intrahospitalaria. Elche: Universidad Miguel Hernández; 2017.

Herrera A, Ríos M, Manríquez JM. Rojas. Entrega de malas noticias en la práctica clínica. Rev Med Chile 2014;142:1306-15.

Lorente F. Programa de entrenamiento urgente para intérpretes. Cuadernos de Crisis 2002;1:4-8.

Magnante D. Bioética en tiempos de COVID-19 toma de decisiones. Relación médico-paciente-familia. Buenos Aires: Visión Jurídica Ediciones; 2021.

Navarro-Vargas JR, Amaya-Moreno A, Bautista-Palacios MA, et al. ¿Se debe permitir la presencia de familiares en reanimación? Universidad Nacional de Colombia Anest Analg Reanim 2018;31(1).

Organización Panamericana de la Salud. Guías e instrumentos para evaluar la calidad de la atención. Secretaría de Estado de Salud Pública y Asistencia Social; 2003.

Ptacek JT. Parents' perceptions of receiving bad news about cancer. J Clin Oncol 2001;19:4160-4.

Silva Dall'Orso M, Jara Concha P. Presencia familiar durante la reanimación cardiopulmonar: la mirada de enfermeros y familiares (Internet). Scielo Chile; 2012 [consultado: agosto de 2023]. Disponible en: https://scielo.conicyt.cl/scielo.php.

Donación y trasplante de órganos y tejidos

27

Mariana Julieta Cyunel

◎ OBJETIVOS DE APRENDIZAJE

- Adquirir conocimientos básicos acerca de la donación y trasplante de órganos.
- Obtener información acerca del proceso de donación-trasplante en la Argentina.

INTRODUCCIÓN

Muchos pacientes que requieren reanimación cardiopulmonar (RCP) no sobreviven. Los miembros del equipo de salud que atienden a pacientes pediátricos en estado crítico tienen también la responsabilidad de apoyar a sus familiares, quienes pueden estar emocionalmente desvastados.[1]

La donación de órganos puede representar un componente importante del duelo para algunas familias,[1] y es una parte importante en la atención al final de la vida que puede ayudar en el proceso de curación de las familias y del equipo tratante después de la muerte de un paciente. El proceso de donación de órganos requiere que el personal de salud trabaje activamente para preservar la opción de donación ante el fallecimiento del paciente y garantizar que esta ocurra después de que se haya obtenido la autorización de la familia.[2]

GENERALIDADES DEL PROCESO DE DONACIÓN-TRASPLANTE

En la Argentina, la actividad vinculada a los trasplantes está regulada por el Instituto Nacional Central Único de Ablación e Implante (INCUCAI) y sus 24 organismos provinciales, coordinados bajo el Programa Nacional de Procuración.[3]

 Todos los pacientes que fallecen son potenciales donantes de órganos y tejidos. Aquellos que evolucionan a muerte encefálica (ME) o muerte bajo criterios neurológicos internados en unidades de cuidados intensivos (UCI) son los "donantes a corazón batiente" y pueden donar órganos y tejidos. Los que presentan paro cardiorrespiratorio (PCR) pueden donar tejidos.

Los órganos que se trasplantan en la Argentina son: riñón, hígado, corazón, pulmón, páncreas e intestino; mientras que los tejidos son: córneas, piel, huesos y válvulas cardíacas. Por cada donante se pueden realizar siete trasplantes de órganos sólidos y varios más de tejidos.

Los órganos se destinan a los pacientes que han sido incorporados a la lista de espera única y nacional debido a su gravedad clínica, la cual está coordinada por el INCUCAI. Este sistema asegura que los órganos donados se distribuyan con prioridad para los que están en situación más crítica y aquellos que poseen características similares a las del donante.[4]

Muerte encefálica o muerte bajo criterios neurológicos

Las principales causas de ME o de muerte bajo criterios neurológicos en pacientes pediátricos son el traumatismo de cráneo grave, las infecciones, los tumores, los accidentes cerebrovasculares o la lesión hipóxico-isquémica global aguda después de una insuficiencia respiratoria grave, shock o PCR.[5-7]

La incidencia de ME registrada en dos estudios multicéntricos realizados en el país representó el 13,4% de la mortalidad en uno y el 11% de las muertes en el otro; estos datos son similares a los valores observados en otros estudios internacionales.[5,8]

Durante la internación en la UCI, el paciente con lesión encefálica de gran magnitud puede desarrollar un cuadro clínico de ME; en ese caso, la situación debe ser notificada al organismo jurisdiccional correspondiente para que se proceda a activar el protocolo de diagnóstico de ME vigente en todo el territorio nacional.[9]

> **!** En este momento comienza el tratamiento del potencial donante (PD), que no es más que la extensión natural del cuidado de un enfermo crítico hasta la confirmación de la ME y, en caso de voluntad de donación, la posterior ablación de los órganos y tejidos, o la no confirmación de la ME y seguimiento de los cuidados habituales.

Las recomendaciones de tratamiento de los pacientes con ME se basan en la extrapolación de evidencias sobre el manejo general de enfermos en UCI o en razonamientos fisiopatológicos específicos de la ME, cuya finalidad es mantener la función fisiológica de los órganos para garantizar una función satisfactoria después del implante. Esta ausencia de evidencia sólida para realizar recomendaciones se da en todos los grupos etarios, pero, sobre todo, en el grupo de los potenciales donantes pediátricos y se debe a la falta de ensayos controlados y aleatorizados sobre el tema.[10,11]

El Protocolo Nacional para Diagnóstico de ME y el tratamiento del PD exceden a los fines de este capítulo. Para más información dirigirse a la página web del INCUCAI https://www.argentina.gob.ar/salud/incucai.

Muerte por paro cardiorrespiratorio

En cuanto a los pacientes que mueren a causa de un PCR y son posibles donantes de tejidos, se debe notificar la defunción al organismo jurisdiccional para evaluar al donante (patologías de base, peso, edad y otros parámetros) y comenzar con los cuidados del cuerpo para proceder a la ablación de los tejidos, si corresponde.

SITUACIÓN LEGAL EN LA ARGENTINA

Cada país tiene leyes y protocolos que regulan y garantizan la certificación de la ME, la ablación de órganos y tejidos, y su distribución e implante.

En la Argentina, a partir del 3 de agosto de 2018 entró en vigencia la Ley 27447 de Órganos, Tejidos y Células de Argentina que regula las actividades relacionadas con la obtención y utilización de órganos, tejidos y células de origen humano.

> **!** La ME o la muerte bajo criterios neurológicos equivalen, desde un punto de vista científico, ético y legal, a la muerte del individuo.[12]

Como artículos importantes, cabe destacar el artículo 33 que establece que, en el caso de los mayores de 18 años, luego del fallecimiento se debe verificar la expresión de voluntad de la persona y, de no encontrarse restringida la voluntad afirmativa, se procede a la evaluación del caso para comenzar con la donación.

> **!** Para los menores de 18 años fallecidos, el artículo 34 expresa que la autorización para la obtención de los órganos y tejidos debe ser efectuada por ambos progenitores o por aquel que se encuentre presente, o el representante legal del menor. La oposición de uno de los padres elimina la posibilidad de la donación.

Independientemente de la forma en la que ocurra la muerte, el artículo 39 especifica que todo médico que certifique el fallecimiento de una persona debe iniciar el proceso de donación, conforme las normas que a dichos fines dicte el INCUCAI. La notificación es obligatoria en todo el país.[13]

CONCEPTOS CLAVE

- El ofrecimiento de la donación de órganos y tejidos a los familiares de pacientes fallecidos puede ser una herramienta útil en la aceptación de la muerte de un hijo/a. También para el equipo de salud tratante.
- Un donante de órganos y tejidos puede permitir realizar hasta siete trasplantes de órganos y muchos más de tejidos, lo que permite salvar muchas vidas o mejorar la calidad de estas.
- La procuración debe ser considerada una actividad asistencial habitual por todo el personal sanitario. Para ello, se deben aplicar todos los medios necesarios disponibles.
- El INCUCAI es el organismo responsable en la Argentina de garantizar que el proceso se lleve a cabo. Para ello, brinda información a todos los actores involucrados.
- Sin donación no hay trasplante.

REFERENCIAS

1. American Heart Asociación. Manual de Soporte Vital Avanzado Pediátrico-Manual para proveedores. Edición en español. AHA; 2003.
2. Nakagawa T, Shemie S, Dryden-Palmer K. Organ donation following neurologic and circulatory determination of death. Pediatr Crit Care Med 2018;19(8S Suppl 2):S26-S32.
3. Ministerio de Salud de la Nación Argentina. INCUCAI [Internet]. Argentina.gob.ar; 2023 [consultado: agosto de 2023]. Disponible en: https://www.argentina.gob.ar/salud/incucai.
4. Cyunel M, Garea M, Neira P. Procuración y Trasplante de órganos y tejidos. Rev Hosp Niños 2019;61(273):88-94.
5. Bonetto G, Taffarel P, Gamerman M, et al. Brain death and organ donation in Argentine pediatric intensive care units. A multicenter study. Arch Argent Pediatr 2018;116(1):e54-e60.
6. Joffe AR, Shemie SD, Farrell C, et al. Brain death in Canadian PICUs: Demographics, timing, and irreversibility. Pediatr Crit Care Med 2013;14:1-9.
7. Burns PJ, Sellers ED, Meyer CE, et al. Epidemiology of death in the pediatric intensive care unit at five U.S. teaching hospitals. Crit Care Med 2014;42(9):2101-8.
8. Althabe M, Cardigni G, Vassalo J, et al. Dying in the intensive care unit: collaborative multicenter study about forgoing life-sustaining treatment in Argentine Pediatric Intensive Care Units. Pediatr Crit Care Med 2003;4(2):164-9.
9. Boletín oficial de la República Argentina. Protocolo Nacional para la Determinación del Cese irreversible de las funciones encefálicas. Resolución 716/2019. Anexo – 1 [Internet]. Presidencia de la Nación Argentina; 2019 [consultado: agosto de 2023]. Disponible en: https://www.boletinoficial.gob.ar/detalleAviso/primera/206448/20190429.
10. Kotloff RM, Blosser S, Fulda GJ, et al. Management of the potential organ donor in the ICU: Society of Critical Care Medicine/American College of Chest Physicians/Association of Organ Procurement Organizations Consensus Statement. Crit Care Med 2015;43:1291-25.
11. Rocchetti NS, Centeno P, Cyunel MJ y cols. Actualización de las recomendaciones para el tratamiento del donante cadavérico adulto y pediátrico luego de la muerte encefálica. Revisión narrativa. Revista Argentina de Terapia Intensiva 2020;37(3):67-76.
12. Matesanz R. El diagnóstico de la muerte encefálica en Latinoamérica. Med Intensiva 2009;33(9):413-4.
13. Ley 27447 de Órganos, Tejidos y Células de Argentina. Artículos 33, 34 y 39. Horonable Congreso de la Nación Argentina; 2018.

Índice analítico

Los números de página seguidos de una "c" indican un cuadro y los seguidos de una "f" una figura.